Angela Luppen & Harlich H. Stavemann

Integrative Kognitive Verhaltenstherapie (IKVT) in der Neuropsychologie

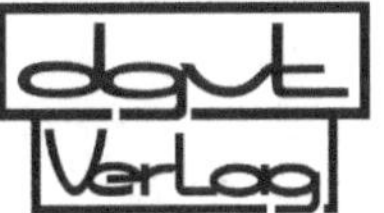

Angela Luppen & Harlich H. Stavemann

Integrative Kognitive Verhaltenstherapie (IKVT) in der Neuropsychologie

2., überarbeitete Auflage

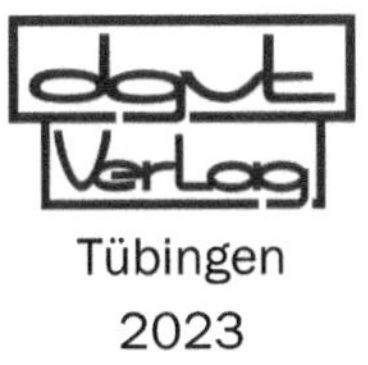

Tübingen
2023

Kontaktadressen

Dipl.-Psych. Angela Luppen
Praxis für Neuropsychologie und kognitive Verhaltenstherapie
Badehaus I, Herforder Str. 45
32545 Bad Oeynhausen
E-Mail: info@praxis-luppen.de
www.praxis-luppen.de

Dipl.-Psych. Dr. Harlich H. Stavemann
Institut für Integrative Verhaltenstherapie
Osterkamp 58
22043 Hamburg
E-Mail: stavemann@i-v-t.de
www.i-v-t.de

Bibliografische Information der Deutschen Nationalbibliothek
Die Deutsche Nationalbibliothek verzeichnet diese Publikation in der Deutschen Nationalbibliografie; detaillierte bibliografische Daten sind im Internet über http://dnb.d-nb.de abrufbar.

2., überarbeitete Auflage 2023

Im Sudhaus
Hechinger Straße 203
72072 Tübingen
E-Mail: mail@dgvt-Verlag.de
Internet: www.dgvt-Verlag.de

Umschlaggestaltung: Vogelsang Design, Jens Vogelsang, Aachen
Umschlagfoto: iStockphoto, © art-skvortsova
Layout: VMR, Monika Rohde, Leipzig
Druck und Bindung: CPI buch bücher GmbH, Birkach

Auch als E-Book erhältlich: ISBN 978-3-87159-465-6

ISBN 978-3-87159-165-5

Inhalt

Vorwort

Dieses Buch beschreibt den praktischen Einsatz Integrativer Kognitiver Verhaltenstherapie (IKVT) in der neurologischen Rehabilitation. Es wendet sich an Neuropsycholog*innen, die hirnorganische Störungen feststellen und behandeln und die das Ziel verfolgen, psychische Störungen sowie daraus entstehende psychosoziale Beeinträchtigungen und Aktivitätseinschränkungen zu erkennen, zu heilen oder zu lindern. Um den neuropsychologisch tätigen Kolleg*innen die Einsatzmöglichkeiten der Integrativen KVT in Verbindung mit Neuropsychologie vorzustellen, ist das Buch nach Einsatz- und Arbeitsbereichen gegliedert.

In *neurologischen Rehabilitationskliniken* (Kap. 2) arbeiten Neuropsycholog*innen mit Patient*innen, die „aus heiterem Himmel" von schweren neurologischen Erkrankungen wie Schlaganfällen, Hirnblutungen, Hirntumoren, Entzündungen des Gehirns oder Multipler Sklerose betroffen sind oder die sich mit einer durch Unfall erlittenen Kopfverletzung wie z. B. einem Schädel-Hirn-Trauma konfrontiert sehen. Bei diesen Patient*innen geht es häufig zunächst darum, durch Funktionstherapie ein Verbessern von Leistungsstörungen zu erreichen. Hier gelingt es mit dem IKVT-Ansatz, Ressentiments gegenüber vermeintlichem „Kindergartenkram" oder „Computerspielen" abzubauen, z. B. indem die Therapeut*innen darauf abzielen, ein ursprünglich leistungsorientiertes Selbstwertbestimmen von Erfolgs- und Effizienzkriterien zu entkoppeln. Aber auch psychoreaktive Störungen wie z. B. Depressionen und Angsterkrankungen werden in der Klinik mithilfe kognitiv-verhaltenstherapeutischer Methoden behandelt.

Einen gewissen Anteil der Patient*innen in Rehabilitationskliniken machen die „Wiederkehrer" aus. Das sind diejenigen, denen zum Erhalt der Arbeitsfähigkeit oder zum Erhalt des wieder erreichten Funktionsniveaus regelmäßige Klinikaufenthalte als „Heilverfahren" ermöglicht werden. Für solche Patient*innen bietet sich die *Arbeit in Gruppen* an, wenn es darum geht, die Krankheitsfolgen zu bewältigen und die subjektive Lebenszufriedenheit zu steigern. Hierzu wird in Kapitel 3 das Konzept einer über mehrere Jahre im Klinikalltag erprobten „IKVT-Gruppe" für Schädel-Hirn-Trauma-Patient*innen vorgestellt.

*Ambulant tätige Neuropsycholog*innen* sehen sich in der Regel Patient*innen gegenüber, deren Erkrankungsbeginn mindestens einige Wochen, häufig auch Monate zurückliegt. Häufig realisieren diese erst nach ihrer Entlassung aus der Klinik in ihrem gewohnten Umfeld Leistungseinschränkungen und sind dadurch motiviert, Hilfe in ambulanten Praxen zu suchen (Kap. 4). So ergeben sich z. T. andere Behandlungsschwerpunkte als in der Rehabilitationsklinik. Die Kompensation von Leistungseinschränkungen durch den Einsatz individueller Stärken, das Vermitteln neuer Strategien und das Neustrukturieren der Umwelt rücken zunehmend in den Fokus der Therapie. Bei vorhandenen psychoreaktiven Störungen steht ein vergleichbarer Zeitrahmen wie bei einer „Standard“-Psychotherapie zur Verfügung. Hier ergeben sich ebenfalls Möglichkeiten für den Einsatz IKVT-basierter Behandlungsstrategien.

Weiterhin wendet sich dieses Buch an Neuropsycholog*innen, die Kinder und Jugendliche im Rahmen der *schulischen und beruflichen Rehabilitation* begleiten (Kap. 5). Zu Beginn der Behandlung bzw. des von ambulant tätigen Neuropsycholog*innen häufig geforderten Case-Managements steht in der Regel neben der neuropsychologischen Therapie das Organisieren von Schulbesuch, Nachhilfe, Eltern- und Lehrerberatung. Über die Jahre verschiebt sich der Therapieschwerpunkt meist auf das Begrenzen psychoreaktiver Störungen, die oftmals aufgrund häufiger Misserfolgserlebnisse trotz der enormen Anstrengung der Patient*innen (z. B. bei der Benotung schulischer Leistungen) nahezu unausweichlich erscheinen.

Schließlich beschäftigt sich Kapitel 6 mit *der Beratung von Angehörigen,* da diese einen wesentlichen Teil des sozialen Alltags ausmachen, in den die Patient*innen reintegriert werden sollen.

Nach den langjährigen Erfahrungen der Autor*innen als Neuropsycholog*innen und IKVT-Therapeut*innen sind die Grundhaltungen der IKVT wie die Übernahme von Eigenverantwortung, der Mut zur Selbstbestimmung und das Festlegen neuer Lebensinhalte, Lebensziele und moralischer Normen auch oder besonders bei neurologisch erkrankten Patient*innen heilsam und führen zu langfristig wirksamen Effekten.

Die Autor*innen bedanken sich herzlich bei den Kolleginnen Frau Dipl.-Psych. Jutta Hunke, Frau Dipl.-Psych. Anja Schneider-Kleine und Frau Dipl.-Psych. Kerstin Zuschke, tätig als klinische Neuropsychologinnen und Psychotherapeutinnen, für ihre Mitarbeit an den Kapiteln 3, 5 und 6.

Angela Luppen
Harlich H. Stavemann
Bad Oeynhausen und Vaisala (Savaii), im Winter 2022/23

1 Einführung

Neuropsychologie

In der Neuropsychologie befassen wir uns mit der Diagnostik und der Therapie hirnorganischer Störungen infolge von Verletzungen und Erkrankungen des Gehirns. Als typische Ursachen kommen infrage: Schlaganfall/Hirnblutung, Schädel-Hirn-Trauma, Hirntumore, Entzündungen des Gehirns, Multiple Sklerose, Morbus Parkinson etc.

Wenn neurologische Erkrankungen zu Schädigungen des Gehirns führen, bewirken sie regelmäßig dauerhafte körperliche und psychische Funktionsbeeinträchtigungen. Langfristig führen diese Beeinträchtigungen oft zu Einschränkungen im privaten und beruflichen Alltag.

Hirnschädigungen und psychische Störungen

Verschiedene Studien weisen darauf hin, dass erworbene Hirnschädigungen häufig psychische Störungen nach sich ziehen (s. z. B. De Wit, Putman, Baert & Lincoln, 2008; Fann, Burington, Leonetti, Jaffe, Katon & Thompson, 2004). Klinische Neuropsycholog*innen werden daher in ihrem Alltag oftmals mit affektiven Störungen wie Depressionen und Angsterkrankungen sowie mit Belastungs- und Anpassungsstörungen konfrontiert. Die Wahrscheinlichkeit, an diesen Störungen zu erkranken, variiert in Abhängigkeit vom Zeitraum nach dem Beginn der neurologischen Erkrankung.

Psychische Störungen führen zu geringeren Funktionsverbesserungen und stärkeren Einschränkungen in Alltagsaktivitäten und in der Selbstständigkeit der Patient*innen. Sie sind assoziiert mit Einbußen der erlebten gesundheitsbezogenen Lebensqualität.

Ziel der neuropsychologischen Therapie ist es, psychische Gesundheitsstörungen und die daraus folgenden psychosozialen Beeinträchtigungen zu erkennen und zu heilen oder zu lindern.

1.1 Neuropsychologie und Kognitive Verhaltenstherapie (KVT)

Neuropsychologie und KVT ergänzen sich in hervorragender Weise. Die Gesellschaft für Neuropsychologie (GNP) formuliert in ihren Leitlinien in der *Zeitschrift für Neuropsychologie* (Gesellschaft für Neuropsychologie, 2005), dass die im Rahmen neurologischer Erkrankungen auftretenden affektiv-motivationalen Veränderungen und Persönlichkeitsveränderungen den Verlauf der Rehabilitation erheblich beeinflussen. Als häufig auftretende Beeinträchtigungen werden Antriebsstörungen, Angst, Irritabilität, Aggressivität, euphorische und subeuphorische Stimmungen sowie subklinische und manifeste depressive Störungen benannt. Die Leitlinien empfehlen neben einsichtsorientierten Ansätzen für die Behandlung dieses Problembereichs kognitiv-verhaltenstherapeutische Verfahren.

Für die Autor*innen steht außer Frage, dass kognitiv-verhaltenstherapeutische Methoden und Inhalte beim Behandeln neuropsychologischer Patient*innen sinnvoll eingesetzt werden können. Dieses Buch trägt die langjährigen praktischen Erfahrungen mit dieser therapeutischen Methode und neuropsychologischen Patient*innen zusammen.

Kognitive Störungen und KVT

Die Patient*innen, die bei Neuropsycholog*innen vorstellig werden, leiden in der Regel unter mehr oder weniger ausgeprägten kognitiven Beeinträchtigungen, insbesondere in den Bereichen Aufmerksamkeit, Gedächtnis und Exekutivfunktionen (ein Bündel von Funktionen, die für die flexible Verhaltenssteuerung in Abhängigkeit von Prozessen in der Umwelt notwendig sind). Der logische und nachvollziehbare Aufbau kognitiv-verhaltenstherapeutischer Modelle macht es möglich, den Therapieverlauf diesen Beeinträchtigungen anzupassen. In angemessenem Tempo und in adäquater Sprache werden für die einzelnen Patient*innen basale Bausteine der KVT erarbeitet (z. B.: Welche Gefühle kenne ich? Wie entstehen Gefühle? Kann ich meine Gefühle beeinflussen? Was ist ein wertvoller Mensch?). Im Rahmen der Therapie wird immer wieder geprüft, auf welchem „Erkenntnisstand“ sich die Patient*innen aktuell befinden, sodass entsprechend Wiederholungen oder Dispute im Therapieprozess eingesetzt werden. Diese Vorgehensweise wird u. a. exemplarisch bei einer „Schädel-Hirn-Trauma-Gruppe“ vorgestellt, von der auch kognitiv erheblich eingeschränkte Patient*innen profitieren konnten.

Ziele der KVT-Behandlung

KVT betont in ihrer genuin stoisch-philosophischen Tradition die Übernahme von Eigenverantwortung, den Mut zur Selbstbestimmung und das Festlegen eigener Lebensinhalte, Lebensziele und moralischer Normen (vgl. Epiktet, 2009, 2021; Stavemann, 2023a). Dies steht häufig in drastischem Gegensatz zu den Alltagserfahrungen der Patient*innen, die sich oft mit wohlmeinendem Bevormunden durch medizinisches Personal, Angehörige und den Freundeskreis konfrontiert sehen. KVT ermöglicht es Patient*innen, ihre Defizite zu akzeptieren und dennoch im Rahmen ihrer individuellen Möglichkeiten und unter Berücksichtigung ihrer individuellen (erreichbaren) Ziele ein Leben zu führen, das von subjektiv guter Lebensqualität geprägt ist.

In Verlauf der Kognitiven Verhaltenstherapie erarbeiten Patient*innen eigenverantwortlich und selbstbestimmt eigene Ziele und Wege dorthin, sie werden nicht von ihren Therapeut*innen „ins Ziel getragen". Auf diese Weise lernen sie, dass sie trotz krankheitsbedingter Defizite aufgefordert bleiben, eigene Entscheidungen zu treffen und diese dann auch selbst zu verantworten. Die eigenverantwortlich getroffenen Entscheidungen steigern die (Therapie-)Motivation in allen Bereichen (z. B. das PC-Training zum Verbessern der Aufmerksamkeit zu absolvieren, obwohl es vielen wie „Kinderkram" erscheint).

1.2 Arbeitsbereiche für neuropsychologische Therapie

Nachfolgend betrachten wir die Einsatzmöglichkeiten kognitiv-verhaltenstherapeutischer Methoden in der neuropsychologischen Therapie. Diese Therapie findet an verschiedenen Stellen des Gesundheitssystems statt. Eine große Zahl von Neuropsycholog*innen arbeitet in neurologischen Rehabilitationskliniken, ein zurzeit noch kleinerer Teil in ambulanten Praxen.

Stationäre oder ambulante neuropsychologische Therapie?

Grundsätzlich beschäftigen sich beide Gruppen von Neuropsycholog*innen mit denselben Krankheitsbildern bzw. mit den gleichen Patient*innengruppen. Für die Behandlungsplanung ist der Zeitpunkt entscheidend, zu dem die Patient*innen vorstellig werden.

Stationäre Therapie. Zur stationären Rehabilitationsbehandlung werden die Patient*innen häufig wenige Tage bis Wochen nach Diagnosestellung aufgenommen (s. Kap. 2). Zu diesem Zeitpunkt sind sie und auch die Neuropsycholog*innen noch nicht in der Lage, die Auswirkungen der Erkrankung auf die Fähigkeit, mittel- und langfristig alltägliche Anforderungen zu bewältigen, verlässlich einzuschätzen. Häufig geht es um eine erste vorsichtige neuropsychologische Diagnostik und Funktionstherapie, um eine psychische Stabilisierung und um den Umgang mit der Angst von Patient*innen, z. B. vor einem weiteren Schlaganfall oder einem Verschlimmern der Krankheitsfolgen (z. B. bei Multipler Sklerose). Hier ergeben sich andere Fragestellungen und Therapieansätze als im Rahmen einer ambulanten Therapie.

Ambulante Therapie. Die ambulante neuropsychologische Therapie findet meist im Anschluss an den Klinikaufenthalt, nach Rückkehr ins häusliche und unter Umständen auch berufliche Umfeld statt (s. Kap. 1.3 und Kap. 4).

Über das tatsächliche Ausmaß von körperlichen und kognitiven Funktionsbeeinträchtigungen und die damit verbundenen Beeinträchtigungen im Alltag und Beruf werden sich Patient*innen häufig erst einige Wochen oder Monate nach der Rückkehr in den „normalen" Alltag klar. Umso wichtiger erscheint zu diesem Zeitpunkt eine professionelle psychotherapeutische Begleitung durch klinische Neuropsycholog*innen. Sie unterstützen die Patient*innen beim Kompensieren von Leistungseinschränkungen durch das Nutzen individueller Stärken, durch das Vermitteln neuer Strategien, durch das Neustrukturieren der Umwelt, durch das Fördern der Krankheitsverarbeitung und durch das Behandeln psychoreaktiver Störungen.

Schulische und berufliche Rehabilitation bei Kindern und Jugendlichen

Kapitel 5 dieses Buches thematisiert den neuropsychologischen Bereich der schulischen und beruflichen Rehabilitation von Kindern und Jugendlichen. Die Begleitung der schulischen und beruflichen Rehabilitation von Kindern und Jugendlichen erstreckt sich in der Regel über mehrere Jahre und erfordert ein hohes Maß an „Kreativität" bzgl. möglicher Hilfestellungen im Alltag. Hier sind die KVT-Therapeut*innen gefragt, psychoreaktive Störungen zu heilen oder zu lindern.

KVT in der Angehörigenberatung neurologischer Patient*innen

Den unmittelbaren Bezugspersonen neurologischer bzw. Schädel-Hirn-verletzter Patient*innen kommt eine erhebliche Bedeutung für deren Reintegration in den sozialen und beruflichen Alltag zu. Um diese Hilfestellung zu ermöglichen, ist es wichtig, die Angehörigen über die Erkrankung und deren Alltagsfolgen, über die Therapien und über zielführendes oder eher zielboykottierendes Angehörigenverhalten zu informieren.

Darüber hinaus zielt die Angehörigenberatung auf eine psychische Stabilisierung der Angehörigen selbst ab. Themenschwerpunkte sind z. B. der Umgang mit Verhaltens- und Wesensänderungen der Patient*innen und mit veränderten Rollen in der Partnerschaft und der Familie (s. Kap. 6).

Die Gliederung in den jeweiligen Kapiteln orientiert sich am Arbeitsalltag klinischer Neuropsycholog*innen und geht auch anhand von Fallbeispielen auf die dort auftretenden „typischen Fragestellungen" und die häufig zu beobachtenden „Probleme und Widerstände" ein.

1.3 Indikation und Kostenträger für neuropsychologische Therapie

Rehabilitationskliniken

Indikation. Als Indikation für die neurologische Rehabilitation gelten alle Erkrankungen, Verletzungen und vorausgegangenen Operationen des zentralen und peripheren Nervensystems, die das Nervensystem nachhaltig geschädigt haben. Hierzu gehören zum Beispiel:

- zerebrovaskuläre Erkrankungen, insbesondere Hirninfarkt und Hirnblutung
- Zustand nach Schädel-/Hirnverletzungen mit und ohne begleitende Polytraumatisierung
- entzündliche, degenerative, metabolische und toxisch erworbene Erkrankungen des Gehirns
- Zustand nach Tumoroperationen bzw. Tumorbestrahlung des Gehirns und Rückenmarks.

Kostenträger. Nach einem Aufenthalt im Akutkrankenhaus, z. B. nach Unfall, Operation oder Schlaganfall, besteht die Möglichkeit einer anschließenden stationären medizinischen Rehabilitationsmaßnahme. Die Kosten hierfür übernimmt bei Rentner*innen die Krankenkasse, bei berufstätigen Personen in der Regel die Rentenversicherung. Bei Rentner*innen spricht man von einer „Anschlussrehabilitation" (AR), bei Berufstätigen von einer Anschlussheilbehandlung (AHB). Die Empfehlung erfolgt durch die behandelnden Ärzt*innen im Krankenhaus. Bei der Antragstellung werden die Betroffenen durch den Sozialdienst des Krankenhauses unterstützt.

Es gibt aber auch den Fall, dass Betroffene nach eigener Einschätzung eine Reha-Maßnahme benötigen. In einem solchen Fall stellen sie als Berufstätige zusammen mit den Haus- oder Fachärzt*innen einen Antrag auf Rehabilitation beim Rentenversicherungsträger. Rentner*innen stellen den Antrag direkt bei ihrer Krankenkasse, Privatpatient*innen bei ihrem Versicherungsunternehmen als Leistungsträger.

Bei Arbeitsunfällen und Berufskrankheiten gelten besondere versicherungsrechtliche Grundsätze. Bei Arbeits- und Wegeunfällen ist in der Regel die gesetzliche Unfallversicherung zuständig, in der alle Arbeitnehmer*innen durch ihre Arbeitgeber*innen pflichtversichert sind. Der Unfallversicherungsträger wird tätig, sobald von den Arbeitgeber*innen ein Unfall oder eine Berufskrankheit angezeigt wird oder ein entsprechender Arztbericht eingeht. Ein Antrag der geschädigten Person auf Rehabilitationsleistungen ist deshalb grundsätzlich nicht notwendig. Die Anspruchsvoraussetzungen werden von den Unfallversicherungsträgern geprüft. Sie können Zeug*innen zum Unfall befragen oder ein ärztliches Gutachten einholen. Der Bescheid über die gewährten Rehabilitationsleistungen geht den Betroffenen schriftlich zu.

Ambulante neuropsychologische Therapie

Indikation. Wie bereits ausgeführt behandeln ambulant tätige Kolleg*innen im Grundsatz die gleichen Patient*innengruppen wie in Rehabilitationskliniken tätige Neuropsycholog*innen.

Für Patient*innen der gesetzlichen Krankenversicherungen (GKV) gelten laut Bundesministerium für Gesundheit seit dem 23.02.2012 folgende Indikationen zur ambulanten neuropsychologischen Therapie gemäß ICD-10 (Bundesministerium für Gesundheit, 2012, Bundesanzeiger Nr. 31, S. 747):

1. F04 Organisches amnestisches Syndrom, nicht durch Alkohol oder andere psychotrope Substanzen bedingt,
2. F06.6 Organische emotional labile (asthenische) Störung,
3. F06.7 Leichte kognitive Störung,
4. F06.8 Sonstige näher bezeichnete organische psychische Störungen aufgrund einer Schädigung oder Funktionsstörung des Gehirns oder einer körperlichen Krankheit,
5. F06.9 Nicht näher bezeichnete organische psychische Störungen aufgrund einer Schädigung oder Funktionsstörung des Gehirns oder einer körperlichen Krankheit,
6. F07 Persönlichkeits- und Verhaltensstörung aufgrund einer Krankheit, Schädigung oder Funktionsstörung des Gehirns

jeweils nach insbesondere im Rahmen eines akuten Ereignisses z. B. Schlaganfall oder Schädel-Hirn-Trauma erworbener Hirnschädigung oder Hirnerkrankung (hirnorganische Störung).

Neuropsychologische Therapie „ist dabei nur zulässig bei krankheitswertigen Störungen in den folgenden Hirnleistungsfunktionen (Teilleistungsbereichen):

1. Lernen und Gedächtnis,
2. Höhere Aufmerksamkeitsleistungen,
3. Wahrnehmung, räumliche Leistungen,
4. Denken, Planen und Handeln,
5. Psychische Störungen bei organischen Störungen" (ebd.).

Kostenträger. Neben den gesetzlichen und privaten Krankenversicherungen (z. T. in Kombination mit der Beihilfe) kommen als Kostenträger für die ambulante neuropsychologische Behandlung z. B. bei einem Arbeitsunfall oder einem Verkehrsunfall auch die gesetzlichen oder privaten Unfallversicherungen sowie die Haftpflichtversicherungen der Unfallgegner*innen infrage.

Kostenträger für die neuropsychologische Begleitung der schulischen und beruflichen Rehabilitation Schädel-Hirn-verletzter Kinder und Jugendlicher sind in der Regel die Unfallkassen (bei Schul- bzw. Schulwegunfällen), die gegnerischen Versicherungen bei Haftpflichtschäden oder private Unfallversicherungen sowie die gesetzlichen und privaten Krankenversicherungen.

Therapeutische Interventionsformen

Die therapeutischen Interventionsformen (laut „Richtlinie Methoden vertragsärztliche Versorgung: Neuropsychologische Therapie", veröffentlicht im Bundesanzeiger Nr. 31 vom 23.02.2012, S. 747, s. Bundesministerium für Gesundheit, 2012) sind im Folgenden aufgeführt:

Restitutive Therapie. Hierunter versteht man Maßnahmen mit dem Ziel einer neuronalen Reorganisation, z. B. spezifische und unspezifische Stimulation, Beeinflussung inhibitorischer Prozesse, Aktivierung.

Kompensatorische Therapie. Das sind Maßnahmen mit dem Ziel der Anpassung an kognitive Störungen und zum Erlernen von Ersatz- und Bewältigungsstrategien, z. B. das Erlernen neuer Verarbeitungsstrategien oder das Anpassen der eigenen Ansprüche und Erwartungen.

Integrative Therapie. Hiermit sind Maßnahmen mit dem Ziel der Verarbeitung und psychosozialen Anpassung und zur Reintegration in das soziale, schulische und berufliche Umfeld gemeint. Hierzu nutzt man z. B. auf lerntheoretischen Grundlagen basierende Programme zum Verhaltensmanagement.

Arbeit mit Bezugspersonen. In der G-BA-Richtlinie (G-BA: Gemeinsamer Bundesausschuss, veröffentlicht im Bundesanzeiger Nr. 31 vom 23.02.2012, S. 747, s. Bundesministerium für Gesundheit, 2012) wird mehrfach die „Einbeziehung von Bezugspersonen" als Option bei der neuropsychologischen Behandlung erwähnt. In Kapitel 6 dieses Buches wird auf die Einsatzmöglichkeiten Kognitiver Verhaltenstherapie bei der Angehörigenberatung eingegangen.

Bei manchen Kostenträgern, insbesondere bei Berufsgenossenschaften, besteht auch die Möglichkeit, mit Arbeitgeber*innen oder der Schule von Patient*innen Kontakt aufzunehmen, z. B. um gemeinsam Konzepte für die schulische und berufliche Reintegration vor Ort unter Berücksichtigen der Einzelfallbedingungen zu entwickeln. Am Arbeitsplatz oder in der Schule ergeben sich zudem häufig Möglichkeiten, durch kleine Veränderungen im Setting spürbare Erleichterungen für die Patient*innen zu erzielen.

1.4 Therapieziele

Ein Ziel der Rehabilitation ist immer das Minimieren von Krankheitsfolgen und somit das Vermeiden von Benachteiligungen durch die Krankheit. Praktisch bedeutet dies die Reintegration der Patient*innen in den sozialen und beruflichen Alltag.

In Reha-Kliniken

Aufgrund der nur wenige Wochen umfassenden Verweildauer in der Klinik ist es in der Regel unmöglich, den vollständigen Ablauf einer ambulanten Integrativen Kognitiven Verhaltenstherapie (nachfolgend: IKVT) in seinen acht Phasen zu durchlaufen (genauer: Stavemann, 2023a). Im günstigen Fall können in der stationären Behandlung die therapievorbereitenden Punkte 1 bis 5 bearbeitet und vermittelt werden (s. nachstehenden Kasten „Phasen einer ambulanten IKVT").

Die ersten beiden Phasen dienen dem Verständnis von Patient*innen und ihren Problemen sowie der Problemanalyse.

Phase 3 dient dem Prüfen der momentan von Patient*innen verfolgten Ziele. Viele neurologisch dauerhaft beeinträchtigte Patient*innen haben aus unterschiedlichen Gründen versäumt oder lehnen es dezidiert ab, ihre alten (Lebens-)Ziele daraufhin zu überprüfen, ob sie unter den gegebenen Umständen noch realitätsnah sind, um sie entsprechend anpassen zu können. Daher geht es in der Therapie immer wieder mithilfe einer Lebenszielanalyse und Lebenszielplanung (zum Vorgehen s. Stavemann, 2017, 2018) auch um das Überprüfen bzw. Modifizieren von Lebenszielen, insbesondere um das Entwickeln einer beruflichen und privaten Lebenssituation, die trotz körperlicher und/oder kognitiver Einschränkungen über längere Zeit „lebbar" ist.

Phase 4 dient dem Aufbau bzw. dem Stärken vom Krankheitsverständnis (insbesondere dem der psychogenen Ursachen) und der Veränderungsmotivation.

Letzteres soll auch in Phase 5 erreicht werden, wenn prinzipiell in die Entstehung, Aufrechterhaltung und Veränderbarkeit emotionaler Konflikte und Beschwerden eingeführt wird. Die Patient*innen lernen hier, dass sie ihren Gefühlen nicht hilflos ausgeliefert sind, sondern an ihrem Verändern und ihrem Abbau selbstständig und eigenverantwortlich mitwirken können.

In der Regel belassen es die Therapeut*innen bei dieser generellen Einführung und beginnen nicht mit dem eigentlichen therapeutischen Prozess, um die Patient*innen nicht kurz darauf „an-therapiert" entlassen und auf sich allein gestellt (ver-)lassen zu müssen. Sie motivieren vielmehr die so in ihrer Veränderungsbereitschaft gestärkten Patient*innen zu einer anschließenden ambulanten neuropsychologischen Behandlung oder Psychotherapie.

Schwerpunkte der therapeutischen Ziele in der Klinik bleiben meist die Beratung bzgl. aktueller Fragen (s. Kap. 2) und der Aufbau von Therapiemotivation für die Zeit nach dem Klinikaufenthalt.

In ambulanter Therapie

Im Rahmen ambulanter Therapie ist es sinnvoll, alle acht Phasen der IKVT laut nachstehender Übersicht zu behandeln.

Phasen einer ambulanten IKVT (aus Stavemann, 2023a)

1. Erstkontakt/Sprechstunde:
Problem(e) und emotionale Belastung herausarbeiten, provisorisch diagnostisch einordnen, Überblick über einen möglichen Therapieablauf geben, Therapiemotivation und Krankheitseinsicht prüfen, organisatorische Fragen klären.

2. Exploration, Anamnese, Diagnose und Therapieplanung:
Problem(e) und zugehörige emotionale, kognitive, physiologische/organische und Verhaltenssymptome explorieren, diagnostische Verfahren, Diagnose, Problemgenese, Problem- und Verhaltensanalyse mit aufrechterhaltenden Bedingungen erarbeiten, Behandlungsziel festlegen, Therapieplan mit Prognose erstellen.

3. Lebensziele analysieren und planen: (falls problemrelevant)
Vorhandene Lebensziele erarbeiten und auf Realitätsbezug, Funktionalität, logische Konsistenz und Widerspruchsfreiheit prüfen, ggf. neu formulieren bzw. Lebensziele neu aufbauen oder reduzieren lassen.

4. Problemeinsicht, Veränderungsmotivation und reflexive Persönlichkeit aufbauen bzw. stärken: (falls problemrelevant)
Krankheitsbezogene Informationen vermitteln, z. B. bei psychosomatischen Erkrankungen: Wie funktioniert der Kreislauf? Zusammenhang zwischen seelischen Stress-/hohen Erregungsniveaus und organischen Reaktionen aufzeigen, Zusammenhänge zwischen selbst initiiertem Erregungsanstieg (z. B. durch internen Alarm) und physiologischen Reaktionen (z. B. Herzrasen, Erröten) erklären, dysfunktionale Erklärungen reattribuieren.

5. Das kognitive Modell zum Entstehen und Steuern von Emotionen vermitteln:
Emotionsdefinition vermitteln und das kognitive Modell zum Entstehen und Steuern von Emotionen erarbeiten, das SKR-Modell vermitteln (S: Situation, K: Kognitionen, R: Reaktionen, s. Abschn. 1.5).

6. Bewusste Konzepte und Denkstile erfassen und unbewusste rekonstruieren:
Arten dysfunktionaler Konzepte und Denkstile vermitteln, das SKR-Modell zum Rekonstruieren eigener Konzepte und Denkstile anwenden.

7. Identifizierte Konzepte und Denkstile auf Funktionalität prüfen und ggf. neue, funktionale erstellen:
Situationsbezogene Ziele erstellen und auf Funktionalität prüfen lassen, Prüftechniken vermitteln, kognitive Prozesse anhand der erstellten Ziele mithilfe von Disputtechniken und Sokratischen Dialogen auf Funktionalität prüfen, ggf. funktionale Alternativen (K^{neu}) erstellen, das Modell zur Selbstanalyse von Emotionen (SAE-Modell) einführen und trainieren.

8. Neue Konzepte bahnen:
Funktionale Übungen sammeln, Übungsleitern erstellen, Techniken zum Gedankenstopp und Drehbuchschreiben vermitteln, Drehbücher zu den einzelnen Übungen erstellen lassen, K^{neu} theoretisch mithilfe von SAE-Modellen in sensu mit Imaginationsübungen und mit In-vivo-Übungen trainieren lassen.

Psychoedukation und Begleitlektüre. Nicht nur Patient*innen, die unter Reizbarkeit und mangelnder Impulskontrolle leiden, sondern auch die, die aufgrund ihrer schädlichen Selbstwertkonzepte mit Angst, Scham und Depression reagieren, sollten darüber informiert sein, wie Gefühle entstehen und wie sie beeinflusst werden können. Da diese Patient*innen i. d. R. Einschränkungen in ihrer Konzentrations- und Lernfähigkeit aufweisen, sind bei der Psychoedukation schriftliche Unterlagen und patientengerechte Begleitlektüre (z. B. Luppen & Stavemann, 2022; Stavemann, 2023b, 2022a, 2021, 2020, 2018) besonders nützlich, damit die Patient*innen die erarbeiteten Inhalte so oft wie nötig nachlesen und nachbereiten können.

1.5 KVT-Basisvariablen

Die therapeutische Grundhaltung

IKVT-Therapeut*innen zeigen eine neutrale, akzeptierende, nicht wertende Haltung, um gemeinsam mit den Patient*innen die für sie optimale Lösung zu suchen und zu finden und sie beim anschließenden Umsetzen dieser individuell richtigen Lösungen anzuleiten.

Problemkategorien

In der Regel lassen sich emotionale oder psychische Störungen, mit denen Neuropsycholog*innen konfrontiert sind (Depression, Angst, Belastungs- und Anpassungsstörungen), den Problembereichen Selbstwertproblem, existenzielles Problem (hierbei ist *nicht* die berufliche Existenz gemeint) oder Problemen wegen Frustrationsintoleranz zuordnen. Häufig liegen Probleme in mehr als einer dieser Kategorien vor (vgl. folgenden Kasten oder ausführlicher Stavemann, 2023a, 2023b).

Drei Problembereiche (Stavemann, 2023a, 2023b)

Betrachtet man die Ursachen für lerngeschichtlich erworbenes oder verstärktes, krank machendes emotionales Leid, so lassen sich diese wie gerade geschildert relativ einfach auf nur wenige zugrunde liegende Problembereiche zurückführen: auf Selbstwertprobleme, auf Frustrationsintoleranzprobleme und auf existenzielle Probleme.

Dieses Kategorisieren erleichtert nicht nur, die symptomatischen Reaktionen von Klient*innen, deren Funktionalität und Symptomgewinne leichter zu verstehen, sondern sie helfen auch dabei, einen aus der Diagnose abgeleiteten adäquaten, an der Problembeseitigung orientierten Behandlungsplan aufzustellen.

Die drei Problembereiche sind folgendermaßen gekennzeichnet:

- **Selbstwertprobleme (SWP)** entstehen, wenn das verwendete Selbstwertkonzept zu unangemessenem, unnötigem psychischem Leid führt. Die Hauptursachen dafür bestehen (1.) im Verwenden generalisierender und pauschalisierender Selbstwertkonzepte, in der von einer oder wenigen Eigenschaften, Fähigkeiten, in vielen Fällen sogar von einer einzigen (Fehl-)Leistung der gesamte Wert einer Person definiert wird, und (2.) in „Kategorienfehlern" (Ryle, 2015), wenn Unvergleichbares miteinander zu einem Gesamtwert verrechnet wird. Selbstwertprobleme sind i. d. R. bereits in der Kindheit durch Modelllernen erworben und stark von soziokulturellen Einflüssen, Moralvorstellungen und Erziehungsnormen geprägt (genauer zu Selbstwertproblemen s. Stavemann, Scholz & Scholz, 2020; Stavemann, 2020).
- **Frustrationsintoleranzprobleme (FIP)** entstehen, wenn jemand nicht gelernt hat, mit Enttäuschungen oder Frustrationen angemessen umzugehen. Frustrationstoleranz gilt einerseits als Persönlichkeitseigenschaft, als Disposition, in bestimmten Situationen entsprechend typisch zu reagieren, andererseits als in der frühen Sozialisation vermittelt und erlernt. Sie ist jedoch auch noch im Alter trainierbar.
  Jemand mit Frustrationsintoleranz neigt dazu, eigene Ziele aufzugeben, wenn etwas nicht problemlos verläuft, und gerät in emotionale Turbulenzen. Manche Betroffene reagieren auf empfundene Frustration wütend und aggressiv (Typ A: Forderer-Typus), andere geben deprimiert auf oder vermeiden (Typ B: Prokrastinations-Typus). Typische Situationen, in denen Menschen mit einem FIP sich in enormen emotionalen Stress begeben, sind die, wenn etwas Unerwünschtes eintritt, etwas Gewünschtes ausbleibt, wenn das Leben gerade als „zu schwer" empfunden wird, wenn man auf etwas Angenehmes verzichten soll oder wenn ein Ziel nicht ohne den dafür erforderlichen Aufwand zu erreichen ist. Die emotionalen Turbulenzen treten meist in Form von starkem Ärger, latenter Unzufriedenheit, Deprimiertheit oder Angst auf (genauer zu Frustrationsintoleranzproblemen s. Stavemann & Hülsner, 2016; Stavemann, 2021).
- **Existenzielle Probleme (ExP)** liegen vor, wenn Menschen wegen echter oder vermeintlicher Bedrohungen der eigenen physischen Existenz in emotionale Turbulenzen geraten. Sie befürchten, jetzt gleich oder demnächst sterben zu müssen, oder sind deprimiert, weil sie bereits jede Hoffnung aufgegeben haben, jemals „in Sicherheit" zu sein. (Differenzialdiagnostisch gehört eine empfundene Bedrohung des eigenen materiellen oder sozialen Status nicht zu den ExP, sondern zu den SWP.) Zentral im Denken von Klient*innen mit existenziellen Problemen ist deren vehemente Forderung nach Sicherheit und Kontrolle. Si-

tuationen, die mit Unsicherheit und Kontrollverlust verknüpft werden, sind zunächst stark angstbesetzt, können bei entsprechend negativer Prognose der Betroffenen aber auch schnell in Hoffnungslosigkeit und Deprimiertheit übergehen (genauer zu existenziellen Problemen s. Stavemann & Hülsner, 2019; Stavemann, 2022a).

Das kognitive Modell zum Entstehen und Modifizieren von Emotionen

IKVT-Therapeut*innen erarbeiten das kognitive Modell zum Entstehen und Modifizieren von Emotionen mithilfe Sokratischer Gesprächsführung (vgl. z. B. Stavemann, 2023a, 2015). Nach diesem Modell lassen sich alle Gefühle den Kategorien Scham, Trauer, Angst, Ärger, Abneigung, Niedergeschlagenheit, Zuneigung, Freude und Gleichgültigkeit zuordnen. Diese Emotionen sind bis auf Niedergeschlagenheit und Gleichgültigkeit mit erhöhten Erregungsniveaus und entsprechenden Körperreaktionen verbunden, was ein Einteilen der Gefühle nach ihrer „Stärke" von 1 (ganz schwach) bis 10 (maximal ausgeprägt) erlaubt, um so emotionalen Stress zu erkennen. Bei Gleichgültigkeit liegt das sogenannte Grunderregungsniveau vor, bei Niedergeschlagenheit drosselt der Körper das Erregungsniveau, sodass man z. B. antriebslos und schwach oder und nicht in der Lage ist, morgens aus dem Bett aufzustehen, zu duschen oder sonstige alltägliche Verrichtungen zu erledigen. Schließlich wird auf den Zeitbezug der Emotionen eingegangen: Angst ist in die Zukunft gerichtet, alle anderen Emotionen beziehen sich auf die Gegenwart und die Vergangenheit. Lediglich Niedergeschlagenheit berücksichtigt Gegenwart, Vergangenheit und Zukunft.

Nach dem Erarbeiten der Gefühlsdefinition wird die Frage nach dem Entstehen von Gefühlen angegangen. Ziel ist die Erkenntnis, dass nicht etwa die Situation selbst, sondern das individuelle Bewerten von Situation, Personen oder Sachen emotionale Reaktionen determinieren. Diese Erkenntnis sollen die Patient*innen selbst erarbeiten, um sie künftig begründet vertreten zu können.

Im Anschluss hieran erfolgt die Einführung des SKR-Modells.

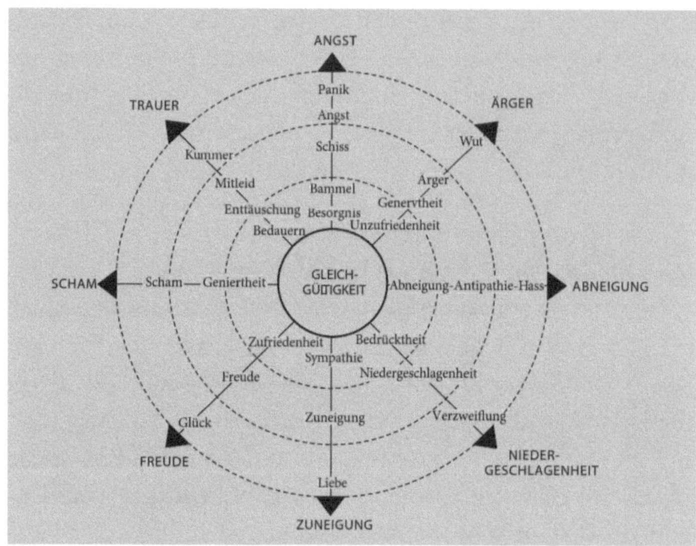

Abbildung 1: *Der Gefühlsstern (aus Stavemann, 2023b, mit freundlicher Genehmigung des Beltz Verlags)*

Das SKR-Modell zum Rekonstruieren bewusster und unbewusster Konzepte. Das SKR-Modell wird vermittelt, um den Patient*innen zu verdeutlichen, dass sich unangemessene oder unangemessen starke Emotionen verändern lassen. Anhand verschiedener Beispiele für Gefühlsreaktionen im Alltag werden folgende Punkte erarbeitet:

- die Situation **S**: der konkrete Zeitpunkt, auf den man mit einem Gefühl reagiert hat
- die unterschiedlichen Kognitionen **K** in dieser Situation
- die darauf folgenden Reaktionen **R**: die Gefühls- und die Verhaltensreaktion.

Sobald die Patient*innen zu der Einschätzung gelangen, dass dieses Modell tatsächlich ihre Alltagsrealität beschreibt, wird es explizit eingeführt:

Tabelle 1: *SKR-Modell: Inhalt und Struktur (s. Stavemann, 2023a)*

Die folgende Übersicht zeigt das Emotionsmodell der IKVT im Zusammenhang.

	Was steht hier?	**Mit welchen Hilfsfragen finde ich das heraus?**	
Situation S	Möglichst sachliches Beschreiben der Situation	Was geschieht gerade zu dem Zeitpunkt, als ich diesen Gedanken bzw. dieses Gefühl habe? Was kann jeder Mensch ohne Vorwissen in dieser Situation wahrnehmen und beschreiben?	
Kognitionen K	Alle bewussten und unbewussten Gedanken zum Zeitpunkt S	$K_{Perspektive}$:	Was sehe ich mit meinem Vorwissen und meinen Zielen und Normen in der Situation?
		$K_{Schlüsse}$:	Was schließe ich daraus, welche persönlichen Konsequenzen vermute ich?
		$K_{Bewerten}$:	Wie finde (bzw. fände) ich das?
		$K_{Strategie}$:	Wie will ich spontan mit dieser Situation umgehen?
Reaktionen R	Gefühlsreaktion	$R_{Emotion}$:	Welches Gefühl habe ich nach dem Bewerten?
	Körperreaktion	$R_{Physiologie}$:	Spüre ich körperliche Begleitsymptome?
	Verhaltensreaktion	$R_{Verhalten}$:	Was genau tue ich daraufhin?

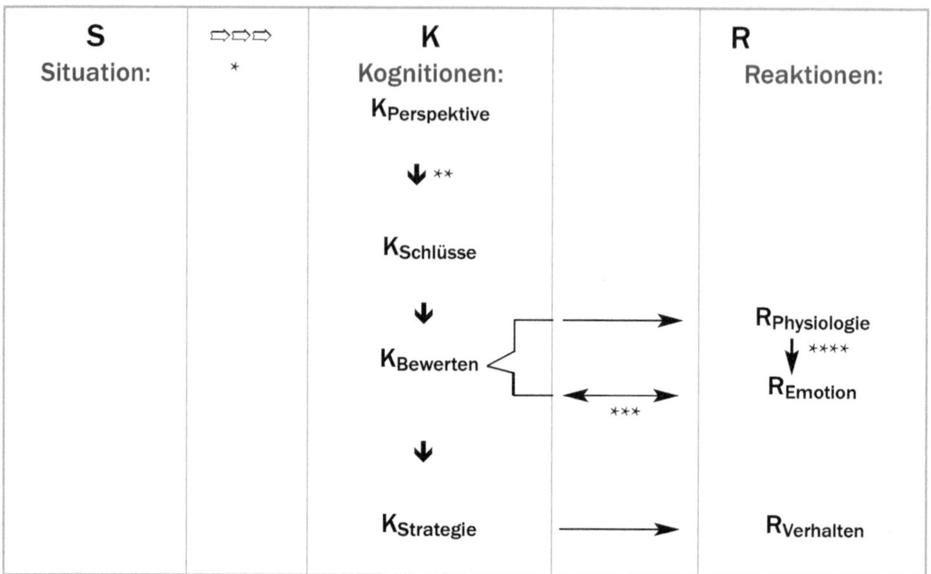

Abbildung 2: *Zeitlicher Ablauf des SKR-Modells*

Zur Bedeutung der Pfeile:

* K bezieht sich auf den Zeitpunkt S. K kann sich inhaltlich auf S beziehen, muss es aber nicht.

** Die kognitiven Prozesse verlaufen zeitlich aufeinanderfolgend.

*** Die Bewertungs-Gefühls-Logik ermöglicht ein Rekonstruieren des K-Prozesses „von unten".

**** Die Arousal-Höhe beeinflusst die Intensität der wahrgenommenen Emotion.

Eineindeutige Bewertungs-Gefühls-Logik. Zwischen der Bewertung ($K_{Bewerten}$) und der emotionalen Reaktion ($R_{Emotion}$) besteht eine eineindeutige Beziehung, die es ermöglicht, auch inzwischen unbewusst ablaufende kognitive Konzepte „von unten", d. h. vom emotionalen Ergebnis ausgehend, zu rekonstruieren. Dies deswegen, weil jede Emotion eine eindeutige Bewertung voraussetzt. Diese Zusammenhänge zeigt folgende Übersicht:

Emotion ($R_{Emotion}$)		Bewertung ($K_{Bewerten}$)
Freude	←——→	Das finde ich toll, schön.
Ärger	←——→	Das finde ich eine Sauerei, Frechheit.
Scham	←——→	Das finde ich peinlich.
Trauer	←——→	Das finde ich schade, schlimm.
Niedergeschlagenheit	←——→	Das finde ich hoffnungslos und furchtbar.
Sympathie	←——→	Den/die finde ich toll.
Angst	←——→	Das fände ich furchtbar.
Ablehnung	←——→	Die/den finde ich ätzend!
Gleichgültigkeit	←——→	Das finde ich egal.

Abbildung 3: *Übersicht über die Beziehung zwischen Bewertung und Emotion*

Mithilfe des SKR-Modells und der Bewertungs-Gefühls-Logik lassen sich bewusste und unbewusste Denkmuster folgendermaßen rekonstruieren:

Kann man die Emotion ($R_{Emotion}$) in einer konkreten Situation S benennen, ohne sich an die zuvor abgelaufenen Gedanken zu erinnern, dann kann mithilfe der Bewertungs-Gefühls-Logik von der Emotion auf die dieser Emotion zugrunde liegende Bewertung ($K_{Bewerten}$) logisch geschlossen werden. Davon ausgehend lassen sich die dazugehörigen Schlussfolgerungen und vermuteten persönlichen Konsequenzen ($K_{Schlüsse}$) sowie die persönliche Sichtweise der Situation ($K_{Perspektive}$) erfragen.

Auf $K_{Schlüsse}$ kann allerdings nur indirekt logisch zurückgeschlossen werden, denn jede Emotion lässt dort einen ganz bestimmten kognitiven Inhalt erwarten, den man zum Rekonstruieren des kognitiven Systems nutzen kann:

- bei Freude steht hier der Gewinn, das, was jemand toll findet
- bei Zuneigung was man so gern an jemandem mag
- bei Trauer der Verlust, das, was man schlimm findet
- bei Angst müssen die Befürchtungen auftauchen, das, was furchtbar wäre
- bei Ärger eine Normenverletzung, also das, was man für eine Sauerei hält

- bei Niedergeschlagenheit das, was so aussichtslos ist und bleibt
- bei Ablehnung das, was man so unsympathisch oder abstoßend findet
- bei Scham das, was jemand für nicht in Ordnung bei sich selbst hält (und meist mit einer Selbstabwertung verbindet).

Bei $K_{Perspektive}$ stehen die persönlichen Vorerfahrungen, das Vorwissen und die überdauernden Lebensphilosophien und Grundsätze, die für die gezogenen Schlussfolgerungen und vermuteten persönlichen Konsequenzen verantwortlich sind. Es lässt sich daher mit der Antwort auf die Frage erheben „Wie komme ich darauf, dass … (was ich bei $K_{Schlüsse}$ abgeleitet habe)?"

Die nachfolgende Tabelle zeigt für alle Gefühlsdimensionen die entsprechende Bewertung und die Fragen, mit denen die vorangegangenen $K_{Schlüsse}$ und $K_{Perspektive}$ zu ermitteln sind.

Tabelle 2: *Gefühlsdimensionen mit Bewertungen und Fragen*

Emotion	$K_{Bewerten}$	Frage nach $K_{Schlüsse}$
Freude	toll, schön	Was finde ich toll? Worin sehe ich einen Gewinn?
Ärger	Sauerei, Frechheit	Was finde ich eine Sauerei? Wer hat welche Norm verletzt?
Scham	peinlich	Was finde ich peinlich? Wogegen habe ich verstoßen?
Trauer	schade, schlimm	Was finde ich daran so schlimm? Wie heißt der Verlust?
Niedergeschlagenheit	hoffnungslos u. furchtbar	Was finde ich so hoffnungslos und furchtbar?
Sympathie	Der/die/das ist toll.	Was finde ich an ihr/ihm so toll?
Angst	Das wäre furchtbar.	Was fände ich so furchtbar? Was befürchte ich?
Ablehnung	Die/den/das finde ich ätzend!	Was mag ich an der Person nicht?

Gleichgültigkeit	Egal	Was ist mir egal?
Frage nach $K_{Perspektive}$: Um von $K_{Schlüsse}$ auf $K_{Perspektive}$ rückzuschließen, fragt man: „Wie kommen Sie darauf?“		

Auf diese Weise ergibt sich die Möglichkeit, dysfunktionale Konzepte und Denkmuster zu identifizieren (zu den unterschiedlichen „Denkfallen“ vgl. Stavemann, 2023a, 2023b) und mittels verschiedener Techniken zu disputieren.

Disputtechniken und Sokratische Dialoge

IKVT-Therapeut*innen versuchen grundsätzlich, notwendige kognitive Umstrukturierungen bei Patient*innen dadurch zu erreichen, dass diese ihre Antworten und Erkenntnisse auf die untersuchten Fragen selbst finden. Hierzu nutzen sie verschiedene Frage- und Disputtechniken sowie die Sokratische Gesprächsführung.

Disputtechniken. Unter Disputtechniken werden therapeutische Argumentationstechniken verstanden, die mithilfe „naiver“ Fragen einzelne dysfunktionale Sichtweisen, Prognosen, Behauptungen oder Bewertungen der Patient*innen daraufhin prüfen, ob sie rational zu begründen und haltbar sind. Dabei können fünf Disputtechniken unterschieden werden (in Klammern werden beispielhaft typische Prüffragen aufgeführt):

1. Empirischer Disput. Erwartungen oder Beschreibungen werden auf verzerrte Eintrittswahrscheinlichkeiten untersucht, Patient*innenaussagen auf ihren empirischen Wahrheitsgehalt geprüft und realitätsgerecht korrigiert. („Ist das zwangsläufig so?“, „Immer?“, „Bei allen?“)
2. Logischer Disput. Logische Dispute prüfen Ableitungen und Schlussfolgerungen auf Zwangsläufigkeit und reflektieren Widersprüche. („Wie kommen Sie darauf?“, „Woraus schließen Sie das?“, „Wie passt das zusammen?“)
3. Normativer Disput. Normative Dispute prüfen Einstellungen, Ziele oder Handlungen daraufhin, ob sie zum übergeordneten moralischen Normensystem der Patient*innen passen und demnach als moralisch anzusehen sind oder nicht. („Woher kennen Sie diese Norm?“; „Welche anderen Sichtweisen kennen Sie?“)
4. Funktionaler Disput. Er wird eingesetzt, wenn Haltungen, Einstellungen oder Handlungen auf Zielgerichtetheit geprüft werden sollen. („Hilft das dabei, Ihr …-Ziel zu erreichen?“)

5. Hedonistischer Disput. Er wird genutzt, um die langfristigen Effekte von Haltungen, Einstellungen oder Handlungen auf die Zufriedenheit und das Wohlbefinden zu prüfen. („Hilft Ihnen dieser Gedanke/dieses Verhalten kurzfristig oder langfristig dabei, Ihre Lebenszufriedenheit zu maximieren?“)

Sokratische Gesprächsführung. Die Sokratische Gesprächsführung beschreibt eine typische Haltung von IKVT-Psychotherapeut*innen, mit deren Hilfe sie empathisch die jeweilige Perspektive der Patient*innen erfragen und verstehen können. Gemeinsam mit den Patient*innen prüfen sie diese Perspektive vor dem Hintergrund der jeweiligen Patient*innenprämissen in Form von moralischen, religiösen und sozialen Werthaltungen und ihrer (Lebens-)Ziele auf Angemessenheit und beleuchten dabei auch die Kosten/Konsequenzen dieser Perspektive. Wird die bestehende Sicht als ungünstig erkannt, wird gemeinsam nach einer neuen, angemessenen gesucht. Patient*innen und Therapeut*innen sind dabei auf der Suche nach der individuell richtigen Lösung für die Patient*innen, d. h., es geht hier um die *individuelle Wahrheit* und um Einzelfalllösungen, die sich an den Werten und Zielen der Patient*innen orientieren. Da sämtliche Entscheidungen von den Patient*innen ausführlich und nachvollziehbar begründet getroffen werden, führt dies zu einem Höchstmaß an Eigenverantwortung sowie zu änderungsresistenten kognitiven Veränderungen, was sich langfristig günstig auf deren Selbsteffizienzerwartung und Selbstvertrauen auswirkt (vgl. Stavemann, 2021).

Der Vorteil von Disputen gegenüber Sokratischen Dialogen liegt im deutlich geringeren Zeitaufwand, der für das Widerlegen einzelner dysfunktionaler Einstellungen oder Handlungen benötigt wird. Sie sind jedoch meist nur dann möglich, wenn diese noch nicht konzeptionell verankert sind.

Der Vorteil von Sokratischen Dialogen besteht darin, dass sie übergeordnete Konzepte aufgreifen. Themen wie z. B. verwendete Kriterien zur Selbstwertschöpfung werden damit ebenso erfasst wie moralische oder lebensphilosophische Fragestellungen. Derartige Themen lassen sich durch einzelne Dispute schlecht oder gar nicht beantworten (kommentierte Fallbeispiele s. Stavemann, 2015).

2 IKVT in neurologischen Rehabilitationskliniken: Einzeltherapie

2.1 Aufnahme, Erstgespräch, Diagnostik

Aufnahme

In Rehabilitationskliniken werden die Patient*innen in der Regel durch die zuständigen Stationsärzt*innen aufgenommen. Neben der körperlichen Untersuchung wird ein eingehendes Gespräch mit den Patient*innen und ggf. auch mit deren Angehörigen geführt, um die Krankengeschichte aus Patient*innensicht, ihre subjektiven (oder auch die von Angehörigen beobachteten) Beschwerden sowie körperliche und kognitive Einschränkungen zu erheben. Im Anschluss an diese Aufnahmeuntersuchung wird von ärztlicher Seite ein individueller Therapieplan erstellt. Hier wird eine Vorauswahl bzgl. der Frage getroffen, ob im konkreten Fall eine neuropsychologische Diagnostik und Therapie angezeigt ist oder nicht. Wichtig in diesem Zusammenhang erscheint, dass Patient*innen selbst zu diesem Zeitpunkt häufig ihre eigene (kognitive) Leistungsfähigkeit nicht realistisch einschätzen können. Hierzu bedarf es grundsätzlich einer eingehenden neuropsychologischen Untersuchung verschiedener Funktionsbereiche.

Neuropsychologisches Erstgespräch

Im Rahmen des Erstgesprächs ergibt sich die Möglichkeit, einen ersten Eindruck von Patient*innen zu bekommen und einen adäquaten Kontaktaufbau zu betreiben, um eine förderliche Beziehung herzustellen. Im freien Gespräch erfragen Neuropsycholog*innen die Krankengeschichte und subjektive Defizite in verschiedenen Bereichen (Sehen, Hören, Sprache, Motorik, kognitive Leistungen, psychische Verfassung, Verhalten etc.), wobei das allzu strukturierte „Abarbeiten" eines Fragenkatalogs i. d. R. vermieden wird, um nicht unnötig Widerstand bei Patient*innen hervorzurufen. (Manche Patient*innen reagieren non-compliant, wenn sie an ihre Schulzeit bzw. an Prüfungssituationen erinnert werden.) Gleichzeitig wird ein Bild von der momentanen privaten und beruflichen Lebenssituation erhoben. Dabei achten Neuropsycholog*innen auf Hinweise für kognitive Defizite sowie Verhaltensauffälligkeiten und im Rahmen einer problemorientierten kognitiven Psychodiagnostik (Stavemann, 2022c) auch auf Indizien für emotionale oder psychische Probleme (z. B. Selbstwertprobleme bei hoch leistungsmotivierten Patient*innen, existenzielle Probleme oder Probleme wegen Frustrationsintoleranz).

Diagnostik
An das Erstgespräch schließt sich in der Regel eine mehrere Termine umfassende neuropsychologische Diagnostikphase an, in deren Verlauf mithilfe standardisierter Testverfahren kognitive Leistungen in den Bereichen Aufmerksamkeit, Lernen und Gedächtnis, Wahrnehmung und räumliche Leistungen, Denken, Planen und Handeln erfasst werden. Auf eine ausführliche Schilderung dieses Diagnostikteils wird in diesem Buch verzichtet, da hier die kognitiv-verhaltenstherapeutischen Aspekte neuropsychologischer Rehabilitation im Vordergrund stehen sollen (für interessierte Leser*innen s. z. B. Sturm, Herrmann & Münte, 2009). Zusätzlich werden die Hypothesen zur Psychopathologie aus dem Erstgespräch weiterverfolgt, um auch hier zu einer abschließenden begründeten Diagnose zu gelangen.

2.2 Therapeutisches Vorgehen und Strategien

Die Grundhaltung und die Methoden der Integrativen KVT gewinnen im Prozess der neuropsychologischen Diagnostik und Therapie an Bedeutung, wenn Testergebnisse und Therapieplan besprochen werden. Ziel ist es, den Patient*innen die Ergebnisse der Diagnostik nahezubringen, sie von deren Alltagsrelevanz zu überzeugen und ein Behandlungskonzept zu erarbeiten bzw. vorzustellen.

In der Regel erhalten Patient*innen im Rahmen des Klinikaufenthaltes eine Funktionstherapie der beeinträchtigten kognitiven Funktionen (z. T. am Computer). Weiterhin kommen Methoden zum Kompensieren von Funktionsstörungen sowie lerntheoretisch fundierte Verfahren zum Einsatz (für interessierte Leser*innen sei auch an dieser Stelle z. B. auf Sturm et al., 2009, verwiesen).

Parallel dazu besteht die Möglichkeit, IKVT-orientierte Beratungsgespräche zu führen. Dabei sind die Hauptthemen während des Klinikaufenthaltes:

- Reflexionen über den Selbstwert/Menschenwert
- das Verändern von Bewertungsmustern und Konzepten
- Eigenverantwortung und Schutz vor Überforderung
- Festlegen eigener Lebensinhalte und Lebensziele (bzw. das Anpassen ehemaliger Ziele an die veränderte gesundheitliche Situation).

Wann immer möglich wird das kognitive Modell der Emotionsentstehung und -steuerung als Arbeitsgrundlage erarbeitet.

In Abhängigkeit von der neurologischen Diagnose ergeben sich verschiedene Fragen. Im Folgenden wird das differenzierte Vorgehen bei Schlaganfall-Patient*innen, Schädel-Hirn-Trauma-Patient*innen, Patient*innen mit chronisch progredienten Erkrankungen und solchen mit eingeschränkter Lebenserwartung beschrieben.

2.2.1 Schlaganfall-Patient*innen

Der Schlaganfall ist dadurch gekennzeichnet, dass er in der Regel plötzlich auftritt und die Patient*innen – zumindest subjektiv – bei voller Gesundheit trifft. Typischerweise befinden sich Schlaganfall-Patient*innen in der Reha-Klinik noch früh im Anpassungsprozess; der zu erreichende Grad der Genesung ist ungewiss. In der Therapie geht es um die Akzeptanz von *aktuellen* kognitiven und körperlichen Funktionseinschränkungen. In diesem Zusammenhang erscheint es essenziell, ein *leistungsunabhängiges* Selbstwertkonzept zu stärken bzw. zu entwickeln (vgl. Stavemann et al., 2020), um *sekundäre psychische Störungen* (vgl. Stavemann, 2022c) zu vermeiden.

Erschüttertes Vertrauen in den eigenen Körper

Zunächst geht es für die Betroffenen darum zu akzeptieren, dass sie eine akut lebensbedrohende und im weiteren Verlauf langfristig die Gesundheit bedrohende Erkrankung erlitten haben. Bei solchen Menschen, die bisher nie ernsthaft krank waren, zerstört diese Erfahrung gewissermaßen das „Urvertrauen“ in ihren Körper und dessen reibungsloses Funktionieren, was zu unterschiedlich stark ausgeprägten Belastungsreaktionen bis hin zu psychischen Störungen mit Krankheitswert wie z. B. Anpassungsstörungen (F43.2 ICD-10, 6B45 ICD-11) führen kann. Die Patient*innen äußern häufig das Bedürfnis, die Kontrolle über ihre Gesundheits- und Lebenssituation zurückerobern zu wollen, und reagieren entsprechend gereizt, wenn medizinisches Personal immer wieder konkrete Prognosen und Festlegungen bzgl. des zu erreichenden Genesungsgrades verweigert. In den letzten Jahrzehnten hat sich in Medien und Gesellschaft mehr und mehr die Idee durchgesetzt, dass Menschen ihre Gesundheit durch „gesundheitsbewusstes“ Verhalten maßgeblich beeinflussen können nach dem Motto: „Wenn Menschen nicht rauchen, nicht trinken, kein Übergewicht haben, regelmäßig Sport treiben, Stress meiden und gelernt haben, ‚positiv‘ zu denken, sollte ihnen doch eigentlich nichts zustoßen.“ Auf diese Art wird vorgegaukelt, Gesundheit sei „kontrollierbar“. Etliche bedenken allerdings nicht, dass sich gesundheitsbezogene Ratschläge zur Lebensführung auf Statistiken und Wahrscheinlichkeiten beziehen, die im Einzelfall ganz anders ausfallen können.

Die Möglichkeit von Krankheit, Altersprozessen und Tod wird von vielen für die eigene Person so lange wie möglich geleugnet und soll durch „Gesundheitsverhalten" in Schach gehalten werden. Wenn Menschen mit dieser Einstellung dann ohne erkennbaren Grund plötzlich schwer erkranken, verwenden sie meist viel Energie darauf herauszufinden, was sie „falsch" gemacht haben. Etliche geben sich dann selbst die Schuld an ihrer Erkrankung. Sportlich-schlanke Nichtraucher und Antialkoholikerinnen reagieren sogar manchmal mit Entrüstung: „Womit habe ich das verdient?! (– und wieso hat das nicht der undisziplinierte, rauchende, dicke Nachbar?)"

Noch belastender empfinden Patient*innen ihre Situation, wenn sie glauben, daran „selbst schuld" zu sein, *weil* sie zu dick oder zu unsportlich sind oder rauchen. Sie kämpfen dann häufig nicht nur mit den überdauernden Funktionseinschränkungen, sondern zusätzlich auch noch mit der Einschätzung, an ihrer Situation eine erhebliche Mitschuld zu tragen. Viele werten sich dann dafür ab, manche bestrafen sich sogar als Konsequenz aus ihrem verinnerlichten Schuld- und Sühnekonzept dafür, z. B. durch autoaggressives Selbsterniedrigen oder durch körperliches Züchtigen, indem sie sich z. B. selbst kneifen, Haare ausreißen oder Fingernägel blutig beißen.

Im IKVT-orientierten Beratungsgespräch mit diesen Patient*innen geht es darum, Plausibilität und Realitätsbezug dieser Einschätzungen zu überprüfen. Entlastend kann sich auswirken, wenn sie erkennen, dass Krankheiten ein Bestandteil des Lebens sind, die uns alle schicksalhaft und ohne aktives Zutun treffen können.

Eigenverantwortung und Schutz vor Überforderung

Häufig vermuten Schlaganfall-Betroffene, dass sie diese Erkrankung aufgrund ungünstiger Lebensumstände erlitten haben oder weil sie zu wenig Rücksicht auf ihre eigenen Bedürfnisse nach Erholung und Entspannung genommen haben. Solche Patient*innen äußern sich oftmals dahin gehend, dass sie schon im Vorfeld ihrer Erkrankung über Monate hinweg gemerkt hätten, dass es so nicht weitergehe, dass sie aber gleichzeitig nicht gewusst hätten, wie sie aus der „festgefahrenen Situation" herauskommen könnten. Viele reagieren in solchen Situationen mit Mehranstrengung und verstärken damit noch das Grundproblem. Die Erkrankung setzt dann einen vorläufigen Schlusspunkt hinter diese ungünstige Entwicklung und ermöglicht es den Betroffenen, die nun zur Verfügung stehende Zeit zu nutzen, um in Ruhe über die Ursachen und Wirkungen ungünstiger Lebensumstände in den verschiedenen Lebensbereichen (Ausbildung/Beruf, Partnerschaft, Familie etc.) nachzudenken. Sie suchen häufig eigeninitiativ das therapeutische Gespräch, um Fragen zur weiteren Lebenszielplanung zu erörtern.

In diesem Kontext wird oft deutlich, dass die Betroffenen ihren persönlichen Lebensschwerpunkt auf das berufliche Vorwärtskommen ausgerichtet haben, ohne sich hierfür bewusst entschieden zu haben. In der Konfrontation mit einer schweren Erkrankung, die die weitere berufliche Entwicklung limitiert, nehmen sie häufig erst jetzt wahr, wie sehr sie alle übrigen Lebensbereiche vernachlässigt haben, die gerade im Krankheitsfall an Bedeutung gewinnen, wie z. B. Familie und Freundeskreis. Insbesondere hoch leistungsmotivierte Patient*innen erkennen oft erst zu diesem Zeitpunkt, dass sie ihre Gesundheit vernachlässigt haben, und beschließen, in Zukunft mehr „für sich zu tun", oder möchten sich künftig vor (Selbst-)Überforderung schützen. Am Umsetzen dieser Vorsätze hindern sie sich dann allerdings oftmals mit ihren alten übergeordneten Konzepten (z. B. „Ein guter Mitarbeiter gibt immer sein Bestes."). Meist stehen hinter solchen Ideen schädliche Selbstwertkonzepte.

Therapeutisches Ziel ist dann, mittels Disputtechniken dysfunktionale Konzepte oder Handlungen zu prüfen und begründet zu widerlegen. (Sokratische Dialoge, die zum Widerlegen übergeordneter Konzepte geeigneter sind, sind leider in der Regel für den normalen Behandlungsalltag in Reha-Kliniken zu zeitaufwendig und werden daher den ambulanten Folgebehandler*innen anempfohlen.)

Dialog mit einem Schlaganfall-Patienten

Dialog (T: Therapeut, P: Patient)		**Kommentar**
T:	Sie sagten am Ende unseres letzten Gesprächs, dass Sie einen Zusammenhang zwischen dem Schlaganfall und Ihrer beruflichen Situation sehen. Wie kommen Sie darauf?	Logischer Disput; T will P's Erklärungsmodell auf logische Konsistenz prüfen.
P:	Ich habe in den letzten Monaten vor dem Schlaganfall wie ein Verrückter gearbeitet. Mein Chef hat immer mehr verlangt, ich habe regelmäßig Überstunden gemacht und konnte zu Hause gar nicht mehr abschalten. Für meine Frau und meine Kinder habe ich keine Zeit und auch keine Nerven mehr gehabt – ein Wunder, dass meine Frau mich nicht verlassen hat. Nachts konnte ich nicht schlafen, weil ich über die Arbeit nachgedacht habe. Natürlich ist mir der Gedanke gekommen, dass es so nicht weitergehen kann, aber ich wusste einfach keine Lösung, ich hatte keine Ahnung, wie ich aus dieser Situation rauskommen könnte.	P beschreibt seinen Zielkonflikt.

T:	Welche Befürchtungen haben Sie denn dabei gegeneinander abgewogen?	T möchte erarbeiten, was für P noch wichtiger war, als seine Beziehung zu erhalten.
P:	Na ja, einerseits habe ich natürlich Angst gehabt, meine Frau würde das nicht mehr länger mitmachen. Sie hat sich ja schon lange darüber beklagt, dass ich kaum noch Zeit für die Familie habe und wenn, mich dann gereizt und unausstehlich verhalte. Andererseits das ständige Genörgel meines Chefs. Dem konnte ich es nie recht machen ... irgendwie hat mich das noch mehr belastet.	P schildert sein Dilemma.
T:	Wie das?	T will prüfen, ob hierfür ein schädliches Selbstwertkonzept von P verantwortlich ist.
P:	Na ja ..., wenn ich den Job nicht behalte, kann ich meine Familie womöglich nicht mehr so versorgen, wie es notwendig ist. ... Ich würde mir dann wie ein totaler Versager vorkommen.	P schildert ein leistungsbezogenes Selbstwertkonzept.
T:	Ah ja. Durch den Schlaganfall wurden Sie dann ganz plötzlich aus dem Alltag gerissen. Wie hat denn Ihr Chef reagiert?	T prüft, ob P weitere Selbstwertkonzepte besitzt.
P:	Der interessiert sich, auf Deutsch gesagt, einen Scheißdreck für mich. Da ist nichts gekommen, nicht mal eine Genesungskarte. Offensichtlich bin ich für den nur interessant, wenn ich schuften kann.	Hinweis auf ein beliebtheitsorientiertes Selbstwertkonzept.
T:	Wie schätzen Sie Ihre Chancen ein, an Ihre alte Arbeitsstelle zurückzukehren?	T will mit dieser empirischen Frage den Realitätsbezug von P testen.
P:	Ich denke, die Chancen sind gut. Die Halbseitenlähmung ist rückläufig und meine Konzentrationsstörungen habe ich ja inzwischen auch im Griff. Dr. X meinte, wenn meine Genesung so fortschreitet, könnte ich nach Entlassung aus der Reha-Klinik noch zwei oder drei Wochen krankgeschrieben werden, und dann wäre ich wieder so weit, arbeiten zu gehen.	P zeigt Indizien für eine geringe Krankheitseinsicht.

T:	Wollen Sie so weitermachen wie vor Ihrer Erkrankung?	Explorationsfrage mit dem Ziel, die Eigenverantwortung von P zu verdeutlichen
P:	Das ist ja gerade mein Problem. Aus meiner Sicht hat mich mein Job ja in den Schlaganfall getrieben, das soll mir ja nicht noch mal passieren. Ehrlich gesagt weiß ich aber nicht, wie ich es schaffen soll, das zu verändern.	
T:	Welche Veränderung wäre aus Ihrer Sicht denn sinnvoll?	Explorationsfrage mit dem Ziel, die Eigenverantwortung von P zu erarbeiten
P:	Na, als Erstes sollte ich mal auf Überstunden verzichten. Das würde aber bedeuten, dass ich nicht mehr so viele Arbeitsaufträge übernehmen könnte. Mein Chef wäre natürlich sauer, der würde mir vorhalten, dass ich zu wenig schaffe. Und ich fände es auch übel, wenn andere Kollegen dann besser wären als ich.	P schildert sein altes Dilemma: Gegen eines seiner Selbstwertkonzepte muss er verstoßen.
T:	Was hätte das denn für Sie zu bedeuten, wenn die auf einmal besser wären als Sie?	T prüft, ob P sein leistungsbezogenes Selbstwertkonzept auch in der Firma verfolgt.
P:	Das fände ich ganz schrecklich. Ich hab im Beruf ja schließlich auch einen Ruf zu verlieren. Ich war immer der, der alles gewuppt hat, der auf jedes Problem die passende Antwort hatte. Mir macht so schnell keiner was vor. Wenn mir andere Kollegen vorgezogen würden, wäre ich ein Loser, dann hätte ich total versagt.	Hinweis auf leistungsorientierte Selbstwertbestimmung und pauschale Selbstabwertung nach Art eines Schwarz-Weiß-Malers/Generalisierers
T:	Verstehe ich Sie richtig, dass Sie einerseits in Ihrem übermäßigen beruflichen Engagement eine wesentliche Ursache für Ihren Schlaganfall sehen, dass Sie aber andererseits in Zukunft nicht kürzertreten wollen, weil Sie nicht auf die Anerkennung im Beruf verzichten möchten?	Rückmeldung des Dilemmas mit dem Ziel, die Eigenverantwortung von P zu erarbeiten
P:	Tja, da haben Sie mich wohl erwischt.	
T:	Wobei habe ich Sie erwischt?	T will die Tilgung von P klären.

P:	Bei einem Widerspruch. Klar, Sie haben schon recht. Ich möchte einerseits nicht noch einmal einen Schlaganfall bekommen, andererseits aber genauso viel Ansehen und Bestätigung durch meine berufliche Tätigkeit bekommen wie vor dem Schlaganfall – das geht irgendwie nicht zusammen. Ich muss mich da schon entscheiden.	P beschreibt Eigenverantwortlichkeit zur Lösung seines Dilemmas.
T:	Sonst geschieht was?	T will die Tilgung von P klären.
P:	Entweder mach ich so weiter wie vor der Erkrankung und liege bald in der Kiste unter der Erde, oder ich trete kürzer und bekomme weniger Anerkennung.	
T:	Was würde es für Sie bedeuten, weniger Anerkennung zu bekommen?	T erfragt die Schlussfolgerungen und vermuteten persönlichen Konsequenzen (das $K_{Schlüsse}$ im SKR-Modell) von P.
P:	Das wäre schon schlimm. Wenn ich beruflich nicht mehr so auftrumpfen kann wie bisher, bin ich nur noch eine halbe Portion. Dann kann ich mich selbst kaum noch ernst nehmen. Ich wäre dann einer der Millionen Schlipsträger, die ihre acht Stunden im Büro absitzen und nicht mehr leisten, als sie müssen. So ein 08/15-Typ. Ich würde mich vollkommen wertlos fühlen.	P beschreibt sein leistungsabhängiges Selbstwertkonzept und das daraus resultierende Selbstwertproblem.

Therapeutisches Bearbeiten des schädlichen Selbstwertkonzepts

Für die Reflexion übergeordneter Konzepte wie das des hier vorliegenden Selbstwertkonzepts ist die Sokratische Gesprächsführung prädestiniert. Als Vorbereitung auf den in der nächsten Sitzung geplanten explikativen Sokratischen Dialog zum Thema: „Was ist das: ein wertvoller Mensch? Wonach bestimme ich den Wert eines Menschen und speziell meinen eigenen?" durchdenken die Patient*innen diese Frage. Gemeinsam wird dann der verwendete Selbstbeurteilungsmaßstab geprüft und die Erkenntnis erarbeitet, dass pauschales Bewerten von etwas Mehrdimensionalem inadäquat ist und zu unnötigen emotionalen Problemen führt. Als sinnvolle Alternative kann ein differenziertes Selbstbild erarbeitet werden, das einzelne Eigenschaften, Fähigkeiten oder Einstellungen bewertet (vgl. Stavemann et al., 2020; Stavemann, 2020). So ein Erkenntnisprozess erfordert i. d. R. einige Sitzungen.

Mithilfe kognitiv-verhaltenstherapeutischer Methoden können Patient*innen die Einsicht erarbeiten, dass sie selbst entscheiden, was sie in welcher Intensität tun. Sie können lernen, sich vor eigenem Überfordern zu schützen, ihre alltäglichen und beruflichen Tätigkeiten an ihr vorhandenes Leistungsniveau anzupassen und die kognitiven Konzepte zu verändern, mit denen sie an verschiedene Aufgaben herangehen.

Im Vorfeld der Erkrankung haben sich Betroffene oftmals nicht gestattet zu hinterfragen, welche Folgen es tatsächlich hätte, wenn sie die an sie gestellten Anforderungen gänzlich zurückwiesen oder nur zum Teil übernähmen. In diesem Zusammenhang kann auch ein Perspektivenwechsel sinnvoll sein, um zu verdeutlichen, dass z. B. Vorgesetzte andere Ziele verfolgen als ihre Mitarbeiter*innen und sich vielleicht keine Gedanken um deren Verfassung und Belastbarkeit machen, „solange keine Klagen kommen".

Alle Formen bedingungsabhängiger Selbstwertkonzepte führen dazu, dass sich Menschen chronisch überfordern. Sie streben dann danach, fehlerfrei zu sein, anderen zu gefallen oder ein „guter Mensch" zu sein.

Ein großer Anteil der neurologischen Patient*innen versteht unter einem „guten Menschen" jemanden, der sich um die Bedürfnisse anderer kümmert und sich „sozial" verhält. Diese Form des Selbstwertschöpfens ist meist durch die nun vorliegende Erkrankung stark eingeschränkt oder völlig unmöglich, sodass diese Patient*innen sich demnach als minderwertig oder wertlos einstufen. Hier ist zu erarbeiten, dass pauschales Selbstwertbestimmen nicht sinnvoll ist und besser durch eine differenzierte Form des Selbstbeurteilens, z. B. in Form eines Selbstbilds, ersetzt wird (vgl. Stavemann et al., 2020). Zudem wird mit den Patient*innen in einem funktionalen Disput erarbeitet, dass niemandem damit geholfen ist, wenn sie sich für andere so sehr „aufopfern", dass sie sich irgendwann gar nicht mehr um andere sorgen können – und vielleicht noch nicht einmal mehr um sich selbst.

Dialog mit einer Schlaganfall-Patientin

Dialog (T: Therapeutin, P: Patientin)		**Kommentar**
P:	Wenn ich wieder nach Hause komme, kann ich endlich wieder an den Chorproben teilnehmen. Ich freue mich schon sehr auf die anderen Sänger; die warten bestimmt schon sehnsüchtig auf mich. Vor meiner Erkrankung habe ich einer Mitsängerin versprochen, mit ihr nach Berlin zu fahren, um sie bei verschiedenen Behördengängen zu begleiten, die ist immer so unsicher, wenn sie so etwas alleine machen muss. Und eine andere hat am Wochenende nach meiner Entlassung Goldene Hochzeit, da muss ich unbedingt beim Kränzen helfen und ein oder zwei Torten backen, die sind ja beim Konditor unbezahlbar. Ja, und meine Tochter wartet auch sehnlichst darauf, dass ich ihr die Kleinen abnehme, damit sie sich mal wieder einen schönen Restaurantbesuch mit ihren Freundinnen gönnen kann.	P lässt erkennen, dass sie ihre Tagesablaufpläne noch nicht an die neue Situation angepasst hat.
T:	Da haben Sie ja viel Programm.	T meldet das zurück.
P:	Ja, das stimmt. Wenn ich genauer darüber nachdenke, könnte es auch ein bisschen viel für den Anfang sein, aber was soll man machen. Man tut ja, was man kann.	P formuliert Zweifel am Programm, hält jedoch am alten übergeordneten Konzept fest.
T:	Gönnen Sie sich denn auch mal eine Pause?	T fragt nach P's zuvor formulierten neuen Vorsätzen.
P:	Pause kann ich machen, wenn ich tot bin. Nein, Scherz beiseite. Für Pausen habe ich eigentlich keine Zeit. Ich würde schon gerne den ein oder anderen Nachmittag einfach mal was für mich machen, z. B. in die Sauna gehen oder ein Buch lesen oder einfach mal faul sein. Aber das kann ich nicht machen, dann wären die anderen von mir enttäuscht.	P formuliert Bedürfnisse, die ihrem übergeordneten Selbstwertkonzept entgegenstehen.
T:	Was wäre dann?	T erfragt die Schlussfolgerungen und vermuteten persönlichen Konsequenzen (das $K_{\text{Schlüsse}}$ im SKR-Modell) von P.

P:	Das wäre schrecklich. Ich möchte niemanden enttäuschen. Es ist mir ganz wichtig, dass man sich auf mich verlassen kann. Ich bin immer für die anderen da.	Hinweis auf Selbstwertschöpfung durch Beliebtheit
T:	Machen Sie auch manchmal Ausnahmen von dieser Regel?	
P:	Wie meinen Sie das? Ob ich manchmal nicht für die anderen da bin? Eigentlich nie, ich hätte dann ein schlechtes Gewissen. Das wäre unsozial. Ein sozialer Mensch kümmert sich um andere und ich bin ein sozialer Mensch. Das gehört sich so, das ist meine Pflicht.	Hinweis auf Selbstwertschöpfung durch Beliebtheit; P äußert rigide moralische Vorstellungen.
T:	Wie kommen Sie darauf?	Logischer Disput
P:	Worauf?	
T:	Wie kommen Sie darauf, dass es Ihre Pflicht ist, sich um die anderen zu kümmern?	Logischer Disput
P:	... Da habe ich noch nie drüber nachgedacht. Wahrscheinlich haben meine Eltern mir das so beigebracht – mein Vater war Pfarrer und meine Mutter hat in der Gemeinde mitgearbeitet. Die waren auch immer für die Leute da.	Hinweis auf übernommene elterliche Normen und Moralvorstellungen
T:	Hat Ihnen das denn gefallen, sodass Sie selbst auch nach diesen Regeln leben wollen?	Normativer Disput
P:	Eigentlich nicht, die beiden hatten dadurch sehr wenig Zeit für uns Kinder.	P benennt die „Kosten“ eines solchen Konzepts.
T:	Fanden Sie das Verhalten Ihrer Eltern den eigenen Kindern gegenüber „sozial“?	Normativer Disput
P:	Das stimmt auch wieder, mmh, das ist ja gar nicht so einfach. Ja, es stimmt schon, dass es für uns Kinder nicht so toll war, aber meine Eltern haben nur ihre Pflicht getan. Meine Eltern waren gute Menschen, die waren in der Gemeinde total beliebt. Ich kenne niemanden, der je ein böses Wort über die beiden verloren hätte.	Erneuter Hinweis auf „Beliebtheit“ als Selbstwertmaßstab
T:	Und Sie handeln jetzt so, wie Ihre Eltern es an Ihrer Stelle getan hätten, ... entspricht das Ihren moralischen Vorstellungen?	Normativer Disput

P:	Ja, natürlich, ich könnte gar nicht in den Spiegel schauen, wenn ich mich nicht um andere kümmern würde. Außerdem möchte ich ja auch, dass die anderen mich für einen guten Menschen halten.	P beschreibt ihr altes übergeordnetes Konzept zum Selbstwertbestimmen.
T:	Ein guter Mensch ist also einer, der sich um andere kümmert?	T fokussiert auf P's Kriterium zum Selbstwertbestimmen.
P:	Ja.	
T:	Immer? Oder machen Sie da auch Ausnahmen?	Empirischer Disput
P:	Ja, immer. Meine Aufgabe ist es, mich um andere zu kümmern. Das ist meine Pflicht.	
T:	Und wenn Sie es nicht täten?	T erfragt die Schlussfolgerungen und vermuteten persönlichen Konsequenzen (das $K_{\text{Schlüsse}}$ im SKR-Modell) von P.
P:	Dann würden die anderen mich nicht mehr mögen und sagen: Guck dir die an, die kümmert sich nur noch um sich selbst, vollkommen unsozial. Außerdem ist es meine Christenpflicht, für andere da zu sein.	P präzisiert ihre Befürchtungen und normativen Gebote.
T:	Verstehe ich Sie richtig: Die anderen mögen Sie nur, wenn Sie Aufgaben übernehmen und sich um sie kümmern. Wenn Sie das nicht tun, aus welchen Gründen auch immer, lassen die anderen Sie fallen wie eine heiße Kartoffel und wollen nichts mehr mit Ihnen zu tun haben?	Zuspitzende Zusammenfassung/Klarstellung
P:	Ich fürchte ja.	
T:	Für wie wahrscheinlich halten Sie das?	Empirischer Disput
P:	Für sehr wahrscheinlich, eigentlich bin ich mir sicher.	
T:	Und wenn die sich so verhielten, *das* wäre dann „sozial" und moralisch in Ordnung?	Normativer Disput
P:	Äh ... ja, doch. Oder?	
T:	Das verstehe ich noch nicht: Sie benutzen zwei verschiedene Maßstäbe für ein und dieselbe Sache: Sie müssen bestimmte Ansprüche erfüllen, um „gut" zu sein, andere brauchen das nicht. Wieso das?	Logischer Disput: T stellt den Widerspruch in P's Konzept dar mit dem Ziel, P möge dessen Irrationalität erkennen.

Dogmatische übergeordnete Konzepte behindern die Genesung

Im hier vorgestellten Gesprächsauszug stellt die Therapeutin hauptsächlich Fragen zum Verständnis des übergeordneten kognitiven Konzepts der Patientin (hier das Konzept zum Wert eines Menschen). Erst wenn dieses möglichst vollständig erfasst ist, können sinnvolle Fragen zum Prüfen auf Plausibilität formuliert und die „Kosten“ eines solchen Konzepts erarbeitet werden.

Im hier vorgestellten Beispiel gibt die Patientin ihr altes Konzept auch dann nicht auf, als dessen Kosten herausgearbeitet sind. Aufgrund ihrer an dogmatischen Wertmaßstäben ausgerichteten moralischen Erziehung hält sie an ihren alten Normen und Moralvorstellungen fest und opfert sich für andere auf, insbesondere da diese durch religiöse Werte „untermauert“ werden. Alternative Bewertungsmuster kann sie erst erarbeiten, wenn sie bereit ist, die zugrunde liegenden Dogmen zu hinterfragen. Bis dahin bleiben die resultierenden psychischen und somatischen Konsequenzen dann ein Teil dieser Konzeptkosten.

Ziel der vollständigen Genesung

Schlaganfall-Betroffene leiden häufig unter Funktionseinschränkungen wie Gesichtsfeldausfällen, Halbseitenlähmungen, Sprachstörungen, kognitiven Defiziten etc. Ihr Augenmerk ist darauf ausgerichtet, diese Defizite möglichst vollständig zu beseitigen und das prämorbide Niveau wieder zu erreichen. In den ersten Wochen nach einem Schlaganfall ist diese Einstellung zielführend.

Allerdings nutzen Patient*innen mit diesem Ziel nur selten die Gelegenheit, sich mit der Frage nach einem „lebenswerten“ Leben mit oder trotz bleibender gesundheitlicher Einschränkungen auseinanderzusetzen. Häufig jagen sie vollkommen unreflektiert dem Ziel „vollständige Genesung“ hinterher, ohne sich bewusst zu machen, dass hierfür enorme Kräfte, Aufwand, Lebenszeit etc. zu investieren sind.

Im Rahmen der Beratungsgespräche ergibt sich die Gelegenheit, zusammen mit den Patient*innen behutsam möglichst viele erreichbare Ziele zu erarbeiten, um ihnen häufiger Erfolgserlebnisse zu ermöglichen und dadurch ihre Therapiemotivation zu stärken.

Eigenverantwortliche Entscheidungen stärken

Weiterhin geht es darum, die Eigenverantwortung der Patient*innen zu stärken und zu erarbeiten, dass sie selbst und nicht etwa die Ärzte, die Ehefrau oder die Neuropsychologin entscheiden, wie sie den Behandlungsprozess und ihr weiteres Leben gestalten möchten. Dieser Zugewinn an Freiheit bedeutet für sie allerdings gleichzeitig auch die Verpflichtung zur Selbstbestimmung.

So eine Entscheidungsfreiheit beinhaltet auch die Möglichkeit, sich mit dem bereits Erreichten zufriedenzugeben und sich mit der bestehenden Situation abzufinden, statt viel Kraft in kleine Fortschritte zu investieren, die letztendlich für die Patient*innen nicht mehr Lebenszufriedenheit bedeuten müssen. Eine solche Einstellung wird von medizinischem Personal und Angehörigen häufig nicht akzeptiert. Dies kann dann zu entsprechenden Konflikten mit den Patient*innen oder den Behandler*innen führen.

2.2.2 Schädel-Hirn-Trauma-Patient*innen

Auch Schädel-Hirn-Trauma-Patient*innen (SHT-Patient*innen) erleiden von einem Moment auf den nächsten einen schweren gesundheitlichen Einschnitt. Häufig sind diese Patient*innen jünger als z. B. Schlaganfall-Betroffene und werden daher noch unverhoffter mit dieser gesundheits- und lebensbedrohenden Situation konfrontiert. Ihre psychotherapeutische Behandlung in den ersten Monaten nach der Verletzung unterscheidet sich insofern von der Behandlung von Schlaganfall-Betroffenen in den ersten Wochen und Monaten nach Erkrankungsbeginn, als sie als Unfallopfer eine von außen zugefügte Gesundheitsschädigung verkraften müssen, die in der Regel nichts damit zu tun hat, wie sie sich in den Jahren und Monaten vorher verhalten haben. Überwiegend werden sich SHT-Patient*innen also nicht damit auseinandersetzen, welches vermeintliche Fehlverhalten oder welche eigenen Versäumnisse zu diesem Ereignis geführt haben. Möglicherweise hadern sie stattdessen damit, zum falschen Zeitpunkt am falschen Ort gewesen zu sein, oder beschäftigen sich mit der „Schuldfrage", die sich auf die eigene Schuld bzw. die Schuld von Unfallgegner*innen oder die Fahrlässigkeit anderer etc. bezieht.

Hilfreiche im Rahmen von Einzelgesprächen zu erarbeitende Bewertungen können sein, dass Unfälle in der Regel unglücklichen Umständen geschuldet sind und in den seltensten Fällen vorsätzlich und in diesem Sinne schuldhaft herbeigeführt wurden.

Sinnvoll kann auch ein Perspektivwechsel auf die Sicht von Unfallgegner*innen sein und der Disput der Frage, ob es Menschen gibt, die *nie* Fehler begehen.

In der Therapie wird darauf hingewirkt, dass die Patient*innen ihre Kräfte zunehmend auf die Zukunft richten und sich auf den Genesungsprozess und ihr weiteres Leben konzentrieren, statt ihre Energien an Vergangenes, das definitiv nicht mehr zu verändern ist, zu binden.

Häufig werden in Reha-Kliniken SHT-Patient*innen behandelt, bei denen das Unfallereignis länger zurückliegt. Im Gegensatz zu den Schlaganfall- und SHT-Patient*innen, deren Erkrankungsbeginn nur wenige Wochen zurückliegt, geht es hier um die

Akzeptanz von *überdauernden* kognitiven und körperlichen Einschränkungen. (Dies gilt ebenso für Schlaganfall-Betroffene, deren Erkrankungsbeginn einige Jahre zurückliegt.) Umso entscheidender ist es, ein leistungsunabhängiges Selbstwertkonzept zu entwickeln.

Nur wenige SHT-Patient*innen, die regelmäßig in die Reha-Klinik kommen, um ihre Leistungsfähigkeit bzw. ihr „Funktionsniveau" zu erhalten, haben eine Rückkehr an ihren ursprünglichen Arbeitsplatz geschafft. Häufig sind sie aber wieder berufstätig, wenn auch in anderen Aufgabenbereichen bzw. auf anderen Arbeitsplätzen. Hier geht es dann darum, sich vor Überforderung und unnötigem Stress schützen zu lernen. Als ausgesprochen sinnvoll hat sich in diesem Zusammenhang erwiesen, SHT-Patient*innen, deren Verletzung mindestens zwei Jahre, in der Regel aber deutlich länger zurückliegt, in einer Gruppe zusammenzufassen, in der die Themen Selbstwertschöpfung, Lebensziele und das kognitive Modell der Emotionsentstehung und -veränderung behandelt werden. Die Patient*innen können in diesem Setting erarbeitete Inhalte viel eher akzeptieren, weil sie von anderen Betroffenen „überzeugt" wurden statt von „vermeintlich schlauen" Therapeut*innen.

Dieses Gruppenkonzept wird differenziert in Kapitel 3 dargestellt.

Psychoedukative Therapieinhalte

Von einem SHT Betroffene haben häufig hohen Informationsbedarf bezüglich der Folgen des SHT auf die Leistungsfähigkeit, aber auch auf das Verhalten und Erleben. Sie kommen sich oft als „Alien", als fremdartig, als anders als die anderen vor, sodass niemand aus ihrem Umfeld sie verstehen könne. Als sehr entlastend erleben sie es, wenn in der neuropsychologischen Therapie über andere Patient*innen berichtet wird, denen es ähnlich geht, und sie über die Bandbreite möglicher Verletzungsfolgen aufgeklärt werden. Noch wirkungsvoller ist es, wenn SHT-Patient*innen sich untereinander austauschen (vgl. Kap. 3).

Ein weitverbreiteter Mythos ist, dass SHT-Patient*innen sich nicht an den Unfallhergang erinnern können, weil sie „psychisch traumatisiert" sind. In der Neuropsychologie können die Betroffenen in einem solchen Fall über die Komplexität des Einspeicherns von Informationen und die Notwendigkeit eines funktionierenden Netzwerks verschiedener Hirnstrukturen informiert werden. Somit wird nachvollziehbar und verlässlich hergeleitet, dass aus organischen Gründen keine Erinnerung im Gehirn abgespeichert sein *kann*, sodass die Suche danach sinnlos ist.

Weiterhin wird in der Neuropsychologie über weitere SHT-Symptome informiert, etwa Reizbarkeit, Erregbarkeit, vorzeitige Ermüdbarkeit, psychovegetative Labilität (z. B. Kopfschmerzen, vasomotorische Störungen, Schlafstörungen, affektive Labilität) und hirnorganische Persönlichkeitsveränderungen mit Störungen des Antriebs, der Stimmungslage und der Emotionalität, mit Einschränkungen des Kritikvermögens und des Umweltkontaktes sowie mit Akzentuierungen besonderer Persönlichkeitseigenarten.

SHT-Patient*innen reagieren oft mit Erleichterung, wenn sie die organisch-psychischen Veränderungen nachvollziehen und als Folge ihrer Schädel-Hirn-Verletzung einordnen können. Oberstes Ziel der neuropsychologischen Therapie sollte sein, das Entwickeln zusätzlicher psychoreaktiver Störungen zu stoppen oder einzudämmen.

Das kognitive Modell der Emotionsentstehung und -steuerung

Grundsätzlich erscheint es sinnvoll, zusammen mit den Patient*innen das kognitive Modell der Emotionsentstehung und -steuerung (z. B. Stavemann, 2023a, 2023b) zu erarbeiten, um eine gemeinsame Arbeitsgrundlage zu haben. Da dieses Modell logisch, schlüssig und leicht nachvollziehbar ist und von den Patient*innen selbst erarbeitet werden kann, trägt es dazu bei, mögliche bestehende „Berührungsängste" gegenüber Psychotherapeut*innen abzumildern.

Patient*innen gewinnen mithilfe dieses Modells die Erkenntnis, dass sie ihren Emotionen nicht hilflos ausgeliefert sind, sondern Einfluss auf deren Qualität und Intensität nehmen können. Allein dieser Zuwachs an erlebter Einflussnahme führt häufig schon dazu, dass sie ein hohes Maß an Änderungsmotivation entwickeln, selbst wenn sie im Vorfeld schon Misserfolge erlebt haben.

In Kapitel 3.3 wird ausführlich auf das Einführen des kognitiven Modells der Emotionsentstehung und -veränderung eingegangen.

Kriterienunabhängige Selbstwertkonzepte schaffen

Wie schon im Abschnitt 2.2.1 über Schlaganfall-Betroffene beschrieben geraten auch SHT-Patient*innen, die ihren Selbstwert vor ihrem Unfall aus Leistung oder Beliebtheit geschöpft haben, nach ihrer schwerwiegenden Kopfverletzung in emotionale Turbulenzen, weil sie ihren eigenen Ansprüchen in der Regel nicht mehr genügen. Auch hier ist das therapeutische Ziel, die Sinnhaftigkeit einer pauschalen Selbstabwertung bzw. einer pauschalen Selbstbewertung generell zu hinterfragen und alternativ ein differenziertes Selbstbild zu entwickeln, das auch neue unfallbedingte Persönlichkeitsanteile integriert.

Auch das Thema „Reflexionen über den Selbstwert/Menschenwert" wird in Kapitel 3 ausführlich dargestellt.

Vorhandene Lebensziele an verletzungsbedingte Einschränkungen anpassen

Wie die meisten anderen neurologischen Patient*innen versuchen auch SHT-Patient*innen, wieder an ihr altes Leistungsniveau anzuknüpfen und möglichst in jeder Beziehung „wie früher" zu werden. Hierzu gehören häufig ein erfolgreiches Berufsleben, eine harmonische Ehe und Familie, funktionierende Sexualität, die Pflege eines Freundes- und Bekanntenkreises sowie das Ausüben von Hobbys. Mehr oder weniger kurz nach der Verletzung erkennen viele Betroffene, dass sie dieses Ziel, „wieder wie früher zu werden", weder aus eigener Kraft noch mithilfe Dritter werden erreichen können. Im Rahmen kognitiv-verhaltenstherapeutisch orientierter Gespräche wird dann erarbeitet, welche Kriterien sinnvolle Lebensziele erfüllen sollten:

- Sie sind grundsätzlich (aus eigener Kraft) erreichbar.
- Sie passen zu den persönlichen moralischen, sozialen und kulturellen Normen und
- sie blockieren sich nicht gegenseitig oder sabotieren sich gar (vgl. Stavemann, 2017).

Zunächst werden die bestehenden Lebensziele in den Bereichen Familie/Partnerschaft/Sozialkontakte, Beruf/Karriere/verfügbare Geldmittel, Hobbys/Freizeitverhalten, andere Bereiche (z. B. Kirche und Glaube, notwendige Tätigkeiten zur Linderung von Krankheit und Gebrechen) erhoben und anschließend in lang-, mittel- und kurzfristige Ziele unterteilt. Anschließend wird der zum Zielerreichen notwendige Energie- und Zeitbedarf erhoben.

Bei SHT-Patient*innen zeigt sich jetzt, dass die Lebensziele, die sie vor dem Unfall verfolgt haben, nun zumindest nicht mehr im gleichen Tempo, möglicherweise aber auch gar nicht mehr erreichbar sind. Im besten Fall passen die Patient*innen die Lebensziele an ihren Gesundheitszustand an und ersparen sich so ständige Frustrationserlebnisse. Dies ist allerdings nur möglich, nachdem bestimmte Meta-Konzepte zum Selbstwertbestimmen und deren Bewertungsmuster (z. B. „Nur wer eine beeindruckende Karriere vorzuweisen hat, ist ein wertvoller Mensch") überprüft und adäquat verändert wurden (s. ausführlich Kap. 3).

Vor Überforderung im Beruf schützen

Grundsätzlich ist es als Erfolg zu werten, wenn SHT-Betroffene nach der Rehabilitationsphase wieder berufstätig sein können. Häufig ist es ihnen aber nicht möglich, die Arbeit, die sie vor dem Unfall ausgeübt haben, in gleichem Umfang, in gleicher Intensität und mit dem gleichen Grad an Eigenverantwortung auszuführen. Eine Berufstätigkeit, die möglichen kognitiven und körperlichen Defiziten und Bedürfnissen nach

Erholung und Regeneration Rechnung trägt, lässt sich in der Regel nur verwirklichen, wenn Betroffene eine andere Arbeitsstelle als vor dem Unfall ausfüllen (z. B. mit weniger Publikumsverkehr, weniger Verantwortung, weniger Stress etc.) oder wenn sie ihre Arbeitszeit reduzieren.

Bei der Rückkehr in den Beruf strengen sich SHT-Betroffene häufig über die Maßen an, um an alte Leistungen anzuknüpfen, schaffen aber dennoch oft weniger als früher. Im Sinne eines Teufelskreises können sie durch dieses permanente Anstrengen in eine totale Erschöpfung abrutschen. Aus kognitiv-verhaltenstherapeutischer Sicht ist hier einerseits an der Akzeptanz des Ist-Zustandes bzgl. der momentanen Leistungsfähigkeit zu arbeiten und andererseits am Verändern von Konzepten, die z. B. berufliche Leistung mit persönlichem Wert gleichsetzen. Schließlich ist auch hier das therapeutische Ziel, die Lebensziele der Patient*innen an tatsächlich vorhandene Möglichkeiten anzupassen.

Familiäre und partnerschaftliche Konflikte

SHT-Betroffene berichten regelmäßig über Konflikte in der Partnerschaft. Der großen Erleichterung, dass der/die Partner*in den Unfall überlebt hat, folgt bei den Angehörigen früher oder später die Ernüchterung, wenn deutlich wird, dass „das alte Leben" vorbei ist und dass der/die Partner*in mehr oder weniger stark verändert ist.

Häufig sind SHT-Betroffene so sehr damit beschäftigt, mit ihren Defiziten im Alltag zurechtzukommen oder den beruflichen Wiedereinstieg zu schaffen, dass sie keine Kapazitäten mehr haben, sich um Partner*in oder Familie zu kümmern. Liebgewonnene Gewohnheiten wie Familienausflüge oder Treffen mit Freunden werden aufgegeben, weil die SHT-Patient*innen die hierfür notwendige Zeit z. B. zur passiven Regeneration nutzen. Als besonders beziehungsgefährdend erweist sich ein solches Verhalten, wenn es ohne jede Erklärung erfolgt. Familie und Partner*in interpretieren den Rückzug der SHT-Patient*innen dann schnell als Desinteresse oder Lieblosigkeit.

Im Rahmen der Integrativen KVT wird versucht, die (Lebens-)Ziele der Patient*innen zu erarbeiten und sie anhand dieser Ziele Prioritäten festlegen zu lassen. Ergebnis eines solchen Neujustierens kann z. B. sein, dass der aktuelle Zeit- und Energieaufwand, den Patient*innen ihrer Familie oder ihrer Partnerschaft zurzeit widmen, nicht mit dem „Wert" vereinbar sind, den sie einer intakten Familie oder Partnerschaft beimessen.

Im nächsten Schritt gilt es, möglichst alltagsnah zu erfassen, wie viel Zeit die Patient*innen für welche Tätigkeit aufbringen, und zu schauen, ob sie alles, was sie sich vorgenommen haben, tatsächlich schaffen, oder ob sie möglicherweise unrealistisch, an der alten Belastungsfähigkeit orientiert geplant haben.

Häufig stellt sich in der Therapie heraus, dass die SHT-Betroffenen noch nie konkrete Zeitpläne aufgestellt haben bzw. vollkommen unrealistische Erwartungen an sich selbst stellen und dann im Konfliktfall (häufig unreflektiert) den Großteil ihrer Energie in berufliches Pflichterfüllen stecken, weil dies ihren Normen und Werten entspricht („Erst die Arbeit, dann die Freizeit!"). In der Therapie werden Kosten und Nutzen verschiedener Lebensmodelle gegenübergestellt, sodass Patient*innen schließlich durch Abwägen verschiedener Möglichkeiten bewusst und eigenverantwortlich darüber entscheiden, wie viel Zeit und Energie sie wofür aufbringen möchten.

Konflikte mit eigenen Kindern im Jugendalter

SHT-Patient*innen halten sich häufig über Wochen und Monate im Krankenhaus und anschließend in der Rehabilitationsklinik auf. Ihre Kinder erleben den verletzten Elternteil in dieser Zeit zumindest vorübergehend als vollkommen hilflos, was aufseiten der Kinder zu tiefer Verunsicherung führen kann. Zeitgleich sehen sich die Kinder, wenn sie sich gerade in der Pubertät befinden, mit wichtigen Entwicklungsaufgaben konfrontiert, z. B. Reorganisieren oder Neudefinieren sozialer Beziehungen, Einüben sozialer Verhaltensweisen und des sozialen Selbstdarstellens, Auseinandersetzen mit der eigenen Person, Entwickeln von Zielen, wie beispielsweise Berufsperspektiven (Schneider, 2018). Notgedrungen richten sie sich in ihrem Alltagsleben ohne den schwer verletzten Elternteil ein. Erschwerend kommt hinzu, dass die Gedanken des gesunden Elternteils meist um das Wohl des verletzten Elternteils kreisen und wenig Zeit für die Kinder aufgewendet wird, da Aufgaben der verletzten Person zu übernehmen sind und diese auch regelmäßig besucht wird.

Jugendliche entwickeln in solchen Situationen in der Regel ein hohes Maß an Selbstständigkeit, was mit einer verstärkten Unabhängigkeit von den Eltern einhergeht. Wenn der verletzte Elternteil zurück in die Familie kommt und versucht, dort anzuknüpfen, wo er oder sie einst „aus dem Leben gerissen wurde", werden die von den Kindern in den letzten Monaten vollzogenen Entwicklungsschritte übersehen. Verhalten sich die SHT-Betroffenen den Jugendlichen gegenüber so wie vor dem Unfall und möchten z. B. bei bestimmten alltäglichen Entscheidungen um Erlaubnis gebeten werden, wird dies von den Jugendlichen häufig als Gängelei und Bevormundung angesehen, weil sie in den Monaten zuvor vermehrt eigene Entscheidungen treffen mussten, ohne mit den Eltern Rücksprache halten zu können.

Häufig zeigt der verletzte Elternteil eine Wesensänderung in dem Sinne, dass er weniger gut reflektieren kann als vor dem Unfall und daher, gewissermaßen notgedrungen, rigide an seinen Normen und Wertvorstellungen festhält. Gleichzeitig neigt er möglicherweise zu Impulsdurchbrüchen und entsprechenden verbalen und auch körperlichen Aggressionsausbrüchen. Häufig möchte der Schädel-Hirn-verletzte Elternteil mehr Kontrolle ausüben, als Jugendliche zu akzeptieren bereit sind. Aufgrund des pubertären Verhaltens von Jugendlichen und der SHT-bedingten Rigidität sowie mangelnden Impulskontrolle des Elternteils sind häufige, heftige Auseinandersetzungen typisch. In vielen Fällen gehen sich Elternteil und Jugendliche danach aus dem Weg.

Aufgrund der in der Pubertät zunehmenden Urteilsfähigkeit von Jugendlichen und der damit wachsenden kritischen Distanz zu den Eltern fällt es den Kindern Schädel-Hirn-verletzter Patient*innen häufig schwer, den „kranken" Elternteil in seiner Andersartigkeit zu akzeptieren und zu respektieren.

Dialog mit einem Schädel-Hirn-Trauma-Patienten

Dialog (T: Therapeutin, P: Patient)		**Kommentar**
P:	In der letzten Zeit bin ich einige Male so aggressiv geworden, dass ich mich vor mir selbst gefürchtet habe.	
T:	Haben Sie hierfür ein Beispiel?	T bittet um eine Konkretisierung.
P:	Ja, ich habe meine Tochter dabei erwischt, dass sie ohne Helm Fahrrad gefahren ist. Ich habe ihr mit dem Auto den Weg abgeschnitten und sie genötigt, anzuhalten. Dann habe ich sie angeschrien, dass sie den Helm zu tragen hat und dass ich ihr schon oft genug erzählt habe, dass man definitiv nicht ohne Helm fahren darf.	Hinweis auf rigide Denkmuster; Meinung wird als Tatsache dargestellt.
T:	Wie hat Ihre Tochter reagiert?	
P:	Sie hat mich vollkommen verängstigt angeguckt. Trotzdem hat sie gesagt, es wäre ihre Sache, ob sie mit Helm fährt oder nicht, und ich solle sie in Ruhe lassen.	
T:	Was haben Sie daraufhin getan?	
P:	Ich habe weitergeschrien, dass ihr mein Unfall doch wohl verdeutlicht haben müsste, wie schnell das Leben vorbei sein kann, und dass es ihre verdammte Pflicht sei, ihr Leben zu schützen. Meine Tochter hat daraufhin gesagt, ihr Leben sei ihr egal, sie brauche den Kick. Ich bin ihr dann fast an den Kragen gegangen. Das kann sie doch nicht machen.	Unlogisches Verknüpfen einer Tatsache (das Leben kann schnell vorbei sein) mit einem vermeintlich notwendigen Verhalten der Tochter (Helm tragen);

	Wir lieben sie doch seit ihrer Geburt und würden alles für sie tun. Ihr Leben ist kostbarer als meines, wie kann sie da so reden. *(Weint.)* Als ich auf sie losgegangen bin, hat sie angefangen zu schreien. Sie hatte wirklich Angst vor mir. Das hat mich dann zur Vernunft gebracht. Als sie geschrien hat, bin ich gewissermaßen zu mir gekommen. Ich habe mich dann sehr geschämt und bin wieder ins Auto gestiegen und weggefahren.	Vermischen der Sichtweise von P mit der Sichtweise der Tochter; P beschreibt ein Problem zweiter Ordnung (er schämt sich wegen seines Ärgers).
T:	Wie fanden Sie Ihr Verhalten?	Bewertungsfrage zum Verständnis des kognitiven Konzepts
P:	Total daneben. Ich bin ein friedliebender Mensch. Wie kann ich da meine Tochter körperlich angreifen? Andererseits hat sie tatsächlich einen Helm zu tragen.	Erneuter Hinweis auf rigide Denkmuster
T:	Wie kommen Sie darauf? Gibt es ein entsprechendes Gesetz?	Logischer Disput
P:	Nein, natürlich nicht. Aber ich habe doch nun mal solche Angst um meine Tochter. Ich finde, dass es vernünftig ist, einen Helm zu tragen, weil man alles tun muss, um die Kinder vor Schaden zu bewahren. Wenn ihr dann trotzdem etwas passiert, ist es Schicksal.	
T:	Ihre Tochter schätzt die Situation offenbar anders ein als Sie. Welchen Grund sollte sie Ihrer Meinung nach also haben, den Helm zu tragen?	Logischer Disput
P:	Sie soll den Helm tragen, weil ich es ihr befehle. Schließlich bin ich ihr Vater und sie hat zu tun, was ich sage.	Erneuter Hinweis auf rigide Denkmuster und verminderte Frustrationstoleranz
T:	Steht es in Ihrer Macht, ihrer vierzehnjährigen Tochter Vorschriften zu machen, die sie dann befolgt, obwohl sie nicht von deren Sinnhaftigkeit überzeugt ist?	Empirischer Disput
P:	Offenbar ja nicht.	
T:	Möchten Sie dennoch bei der Einstellung bleiben, dass Ihre Tochter zu tun hat, was Sie ihr befehlen, unabhängig davon, ob sie es sinnvoll findet oder nicht?	Funktionaler/normativer Disput

P:	Wollen Sie mir jetzt erzählen, dass es nicht sinnvoll ist, meine Tochter zum Tragen des Helms anzuhalten?	P reagiert aufbrausend und impulsgesteuert, ein typisches Symptom des SHT.
T:	Das war nicht meine Frage. Meine Frage war, ob Ihre Tochter immer zu tun hat, was Sie sagen, weil Sie es in Ihrer Funktion als Vater sagen.	T führt zurück zu seiner bisher unbeantworteten Frage.
P:	Das wäre schön. *(Zögert.)* Eigentlich ist das Quatsch. Sie macht sowieso, was sie für richtig hält. Ich kann sie zu nichts zwingen, so sehr ich auch möchte.	Erkenntnisgewinn – Aufbau einer realistischen Sichtweise

Persönlichkeitsveränderungen

Manchmal thematisieren SHT-Betroffene selbst, dass sie sich in ihrer Persönlichkeit verändert haben, beispielsweise dass ihnen schnell alles zu viel wird, dass sie Aufgaben nicht in Angriff nehmen oder nicht konsequent zu Ende bringen oder dass sie weniger gesellig sind als vor der Erkrankung. Immer wieder werden auch eine gesteigerte Kränkbarkeit und Aggressivität, Stimmungsschwankungen sowie emotionale Labilität geschildert. Häufig werden diese Veränderungen erst in der Konfrontation mit Familie, Freunden und Arbeitskolleginnen zum Problem. Diese kannten die Person bereits vor dem Unfall und erwarten, dass sie wieder so wird wie vorher.

In der Therapie kommen hier einerseits psychoedukative Anteile zum Einsatz: Typische organisch bedingte, d. h. durch eine strukturelle Schädigung des Gehirns verursachte Folgen des SHT können beispielsweise sein:

- Antriebsminderung
- Schwierigkeiten, eine einmal begonnene Handlung zu Ende zu führen
- Schwierigkeiten, die Befriedigung von Impulsen aufzuschieben
- affektive Veränderungen wie Apathie, emotionale Labilität
- läppische und distanzlose Stimmungen, aber auch
- erhöhte Reizbarkeit
- mangelnde Impulskontrolle.

Viele SHT-Patient*innen reden umständlich und weitschweifig und vor allem viel mehr als vor der schweren Verletzung.

Zunächst ist es für die Patient*innen entlastend zu hören, dass sie im Rahmen ihrer Verletzung „normal“ reagieren und dass sie nicht plötzlich zu einer „lahmen Ente“ oder einem „Wüterich“ mutiert sind.

Im nächsten Schritt geht es darum herauszuarbeiten, dass SHT-Betroffene sich nicht auf dieser Erkenntnis ausruhen sollten im Sinne von: „Das ist eine Folge des SHT, ich kann nichts dafür, das müsst ihr so akzeptieren." Vielmehr geht es darum, z. B. basierend auf dem kognitiven Modell der Emotionsentstehung und -steuerung, eigene Einflussmöglichkeiten aufzuzeigen und trotz einer möglichen organischen Wesensänderung wieder mehr Eigenverantwortung zu erarbeiten. So können SHT-Patient*innen sinnvollerweise bestimmte Situationen meiden, in denen sie immer wieder aggressiv reagieren, oder sie vorzeitig verlassen.

Voraussetzung hierfür ist, dass die Patient*innen in der Therapie den Sinn eines solchen Verhaltens erkennen und ihre alten Normen und Grundeinstellungen, die z. B. Vermeidungsverhalten als „kneifen, sich verpissen oder feige sein" brandmarken, überprüfen und bestenfalls durch zielführenderes Bewerten ersetzen (z. B.: „Ich neige zu Aggressionsausbrüchen, daher ist es besser zu gehen, wenn ich merke, dass ich sehr wütend bin.").

2.2.3 Patient*innen mit chronisch progredienter Erkrankung

Patient*innen mit chronisch progredienten Erkrankungen (wie z. B. der Multiplen Sklerose) sind einer ständigen Ungewissheit bzgl. ihrer weiteren gesundheitlichen Entwicklung ausgesetzt. Bei manchen chronisch-progredienten Erkrankungen werden die Patient*innen zusätzlich noch durch die Gewissheit belastet, dass der fortschreitende Abbau ihrer körperlichen und geistigen Funktionen unausweichlich ist. Sie gehen auf unterschiedliche Weise mit dieser Situation um. Ein gewisser Anteil „verdrängt" mögliche Entwicklungen und möchte sich nicht damit beschäftigen („Was ich nicht weiß, ..."). Ein anderer Teil möchte sich mit der zu erwartenden Verschlechterung befassen und sucht therapeutische Unterstützung.

Private und berufliche Lebensbereiche umstrukturieren

Häufig möchten Patient*innen „kürzertreten", sich weniger verausgaben, auch mal „Nein" sagen, um ein Verschlimmern ihrer Erkrankung möglichst weit hinauszuzögern. Ihre Oberpläne hindern sie aber oftmals daran.

In der Therapie geht es dann darum, diese Oberpläne und ihre typischen Kognitionen zu identifizieren (z. B. „Nur ein Mitarbeiter, der alles perfekt erledigt, ist wertvoll", oder „Ich muss immer für meine Freundinnen da sein und meine eigenen Interessen zurückstellen, sonst bin ich eine schlechte Freundin"). Im anschließenden Disput werden diese Konzepte auf Plausibilität geprüft, die von Patient*innen zu leistenden Kosten erarbeitet und dem vermeintlichen Gewinn gegenübergestellt. Schließlich werden alternative funktionale Sichtweisen erarbeitet (z. B. „Ich möchte weiterhin Freundschaften pflegen und für meine Freundinnen da sein. Das kann ich nur, wenn ich auf meine Gesundheit achte und die Pausen mache, die ich brauche, um wieder zu Kräften zu kommen. Danach kann ich auch wieder für andere da sein.").

Lebensziele anpassen und planen

Patient*innen, bei denen der Zeitpunkt schon einige Zeit zurückliegt, als eine chronisch-progrediente Erkrankung diagnostiziert wurde, nutzen häufig den Reha-Aufenthalt, um das therapeutische Gespräch bzgl. der Analyse von Lebenszielen und der durch die Erkrankung notwendigen Anpassung von Lebenszielen an die veränderte Situation zu suchen.

Beim Erheben bestehender Lebensziele versuchen Therapeut*innen die naheliegenden akuten Fragen zurückzustellen und zunächst die langfristigen Lebensziele zu erfassen. Im Anschluss hieran wird der für diese Ziele notwendige Energie- und Zeitaufwand eingeschätzt und mit dem von den Patient*innen zu leistenden Energie- und Zeitaufwand verglichen. Schließlich werden die Lebensziele der Patient*innen daraufhin geprüft, ob sie aus eigener Kraft erreichbar, rational und widerspruchsfrei sind.

Dabei werden auch Themen aufgegriffen wie:

- Soll ich mir schon jetzt eine behindertengerechte Wohnung suchen?
- Welche Reisen möchte ich unbedingt noch machen, bevor ich möglicherweise nicht mehr laufen kann?
- Welche Prioritäten (z. B. Familie/Beruf) möchte ich in meinem (weiteren) Leben setzen?

Aufgrund der Erkrankung kommen Patient*innen häufig zu dem Schluss, dass Lebensziele, die ursprünglich für einen späteren Zeitpunkt vorgesehen waren (wie z. B. Reisen zu bestimmten Zielen), vorgezogen und andere Ziele ganz fallen gelassen werden sollten, weil sie nicht mehr aus eigener Kraft erreichbar sind (z. B. das Bewältigen besonderer sportlicher Ziele).

2.2.4 Patient*innen mit eingeschränkter Lebenserwartung

Für Patient*innen mit Erkrankungen, die eine eingeschränkte Lebenserwartung bedingen (z. B. bestimmte Tumore), ist es häufig entlastend, in der Therapie offen darüber sprechen zu können, dass sie wahrscheinlich bald sterben, ohne dabei Rücksicht auf die Gefühle ihrer Bezugspersonen nehmen zu müssen. Insbesondere, wenn nach der Erstbehandlung eine Phase der vorübergehenden Genesung eintritt, wie z. B. nach einer ersten operativen Entfernung eines aggressiven Hirntumors, möchten Familie und Freundeskreis offenbar häufig so tun, als sei „alles wieder in Ordnung".

Viele Patient*innen berichten, dass ihr Umfeld nicht mit der Erkrankung umzugehen weiß und dass Freunde und Bekannte sich zurückziehen, hilflos schweigen oder so tun, als wäre nichts. Für die Patient*innen kann dies belastend sein, weil sie mit ihrem Wissen über die Unausweichlichkeit der Verschlimmerung ihres Zustands und ihrer Angst vor dem Tod isoliert sind. Ihnen fehlen somit Ansprechpersonen, mit denen sie praktische Fragen besprechen können, z. B. bzgl. eines Testaments oder ihrer Bestattungswünsche.

Lebensziele planen

Gerade weil die noch verbleibende Lebenszeit sehr begrenzt erscheint, steht in der Beratung das Planen von Lebenszielen im Vordergrund. Auch bei diesen Patient*innen wird grundsätzlich angestrebt, die langfristigen bzw. die übergeordneten Ziele zu identifizieren, um ihnen die notwendigen Prioritäten zuzuordnen. Wichtige Fragen sind:

- Gibt es unerledigte Dinge, mit denen ich mich herumquäle?
- Wie werden meine Kinder ohne mich zurechtkommen?
- Womit und mit wem möchte ich meine restliche Zeit verbringen?
- Will ich eine Trennung von meinem Partner/meiner Partnerin wagen, obwohl ich wahrscheinlich bald auf Hilfe angewiesen bin?

Erfahrungsgemäß sehen etliche Betroffene in dieser Situation ausgesprochen deutlich, was ihnen wichtig ist und was sie möchten, und sie zögern nicht mit dem Umsetzen dieser Erkenntnisse.

Im nachfolgenden Beispiel geht es um eine Patientin, die zum dritten Mal innerhalb von vier Jahren an einem aggressiven Hirntumor operiert wurde. Sie hat zwei Kinder (vier und ein Jahr alt) und arbeitet als angestellte Frisörin im Salon ihres Mannes. Nach den beiden ersten Operationen glaubte sie, geheilt zu sein. In den letzten Wochen ist ihr klar geworden, dass ihre Tumorerkrankung eine deutlich eingeschränkte Lebenserwartung mit sich bringt.

Dialog mit einer Patientin mit eingeschränkter Lebenserwartung

Dialog (T: Therapeutin, P: Patientin)		**Kommentar**
P:	Ich würde gerne mit Ihnen darüber sprechen, wie ich es schaffe, im Alltag besser mit Stress umzugehen.	P nähert sich nur zögerlich ihrer eigentlichen Frage.
T:	Wie meinen Sie das konkret?	T erfragt, worum es tatsächlich geht.
P:	Ich möchte mich liebevoll um meine Kinder kümmern und die Zeit mit ihnen genießen. Gleichzeitig befürchte ich, dass ich das nicht kann, weil ich gestresst und reizbar bin und schlechte Nerven habe.	
T:	Können Sie mir ein Beispiel hierfür nennen?	Konkretisierung
P:	Mir ist aufgefallen, dass ich ganz allgemein viel schneller als früher genervt bin. Manche Kundinnen finde ich einfach nur ätzend. Denen ist nur wichtig, dass ihre Frisur dem neuesten Trend entspricht, egal, ob sie ihnen steht oder nicht. Früher habe ich bei solchen Kundinnen ans Geschäft gedacht. Heute denke ich: „Geh doch woanders hin." Es kostet mich sehr viel Kraft, sie trotzdem freundlich zu beraten. Meine Arbeit macht mir generell nur noch sehr selten Freude. Angesichts meiner gesundheitlichen Situation erscheint mir alles, was ich beruflich mache, so sinnlos, unwichtig, zweitrangig	Hinweis auf eine grundsätzlich veränderte Weltsicht von P
T:	Was erscheint Ihnen wichtig?	Indirekte Frage nach Lebenszielen
P:	Eine gute Zeit mit meiner Familie und besonders mit meinen Kindern zu haben.	
T:	Sehen Sie eine realistische Chance, das schaffen zu können?	Realitätscheck
P:	Ich kann mich gut um meine Kinder kümmern und die Zeit mit ihnen genießen. Da habe ich keine Zweifel. Wenn ich mir aber vorstelle, morgens arbeiten zu müssen, sehe ich mich total überfordert. Ich befürchte, dass ich nachmittags von der Arbeit so gestresst bin, dass ich für meine Kinder keine Nerven mehr habe.	

T:	Verstehe ich Sie richtig, dass Sie sich nicht zutrauen, sich liebevoll um die Kinder zu kümmern, wenn Sie berufstätig sind?	Zusammenfassung
P:	Ich traue mich kaum, das zu sagen, aber so ist es.	
T:	Was befürchten Sie denn?	Frage nach dem übergeordneten Konzept
P:	Eine moderne Frau sollte Beruf und Familie unter einen Hut bekommen. Wenn ich das nicht schaffe, wäre ich minderwertig. Ich bin sehr leistungsorientiert und pflichtbewusst erzogen worden. Meine Mutter war auch immer berufstätig. Für meine Mutter war das optimal. Ich habe beim ersten Kind auch bis kurz vor der Geburt gearbeitet und nur eine sehr kurze Auszeit genommen.	Hinweis auf das übergeordnete leistungsorientierte Selbstwertkonzept
T:	Waren Sie damit zufrieden?	Hedonistischer Disput
P:	Es war schon sehr anstrengend. Damals hat mir die Arbeit aber auch noch mehr bedeutet.	Verweis auf geänderte Lebensziele
T:	Wo setzen Sie heute Ihre Prioritäten?	
P:	Bei meiner Familie. Sie haben recht, es geht darum, was ich selbst für richtig halte. Aber gleichzeitig tut mir mein Mann auch leid, der muss so viel arbeiten.	Hinweis auf Konflikt mit den eigenen übergeordneten Normen und der gewählten Ausweichstrategie
T:	Kennt Ihr Mann diese Bedenken?	Explorationsfrage
P:	Nein! Der würde mich für verrückt erklären. Er weiß ja um meine Situation und er möchte, dass es mir so gut wie möglich geht und dass ich meine verbleibende Lebenszeit so gestalte, wie es mir gefällt.	
T:	Wird Ihr Mann Sie also bei Ihrer Entscheidung unterstützen?	Wie zuvor
P:	Klar, das wird er. Ich muss über meinen eigenen Schatten springen. Ich weiß längst, was ich möchte und für richtig halte. Das widerspricht nur dem, was ich früher, als ich noch gesund und naiv war, für selbstverständlich gehalten habe. Es geht darum, meine alten Bewertungen abzuhaken und zu sagen: Meine Situation hat sich geändert. Ich mache jetzt das Beste daraus und nur ich selbst kann entscheiden, was das Beste ist.	P beschreibt ihr neues Konzept und ihr Zielverhalten.

T:	Sie werden also nach der Entlassung aus der Klinik Ihren Alltag entsprechend Ihren veränderten Prioritäten gestalten und sich hauptsächlich um die Kinder kümmern?	T fasst das Resultat zusammen.
P:	Genau das werde ich tun.	

Moralische und funktionale Konflikte

Manchmal stehen Patient*innen kurz vor dem Umsetzen bzw. Verwirklichen eines Ziels und werden dann plötzlich und unerwartet von der schweren Erkrankung getroffen. Beispielsweise plante eine Patientin gerade, sich von ihrem langjährigen Ehemann zu trennen, dem Vater ihrer beiden minderjährigen Söhne, als bei ihr ein bösartiger Hirntumor entdeckt wurde. Vor der Diagnose hatte die Patientin die moralischen Aspekte der Frage „*Darf* ich meinen Ehemann verlassen?" gründlich abgewogen und die Frage mit „Ja" beantwortet. Im Anschluss hieran hatte sie auch die Konsequenzen für den Alltag abgewogen und kam dabei zu dem Schluss, dass sie aufgrund der Unterstützung durch ihre Eltern und ihres guten Erwerbseinkommens allein für die Kinder sorgen könne und deshalb den Ehemann verlassen werde.

Durch die Erkrankung stellt die Patientin das Ergebnis ihres funktionalen Abwägens („*Soll* ich meinen Mann verlassen?") infrage, da die Voraussetzungen, die Grundlage ihrer vorangegangenen Entscheidung waren, verändert sind: Das Erwerbseinkommen ist in Gefahr, denn das Wiedererlangen der Arbeitsfähigkeit ist fraglich. Selbst bei erneuter Arbeitsfähigkeit ist unsicher, über welchen Zeitraum diese gegeben sein wird und wie lange ein geregeltes Einkommen aus gesundheitlicher Sicht noch möglich ist. Außerdem kann die Patientin nicht mehr davon ausgehen, die Kinder langfristig allein betreuen zu können. Vielmehr muss sie jetzt in ihre Überlegungen einbeziehen, dass die Kinder den Tod der Mutter zu verkraften haben und dass ihnen dies leichter fallen werde, wenn sie zusammen mit ihrem Vater in der gewohnten Umgebung bleiben. Außerdem ist sie jetzt bemüht, die Beziehung zwischen ihren Kindern und deren Vater zu unterstützen; ein räumliches Trennen wäre daher kontraproduktiv. Die Patientin äußert, die Vernunft spreche klar dafür, alles so zu lassen, wie es ist, nicht zuletzt, weil ihr Mann ein verlässlicher Partner sei, wenn sie krank ist und Hilfe braucht.

Sobald es ihr gesundheitlich besser geht, ist die Patientin jedoch mit ihrer Beziehung vollkommen unzufrieden. *Für* eine Trennung sieht sie die gleichen Aspekte, die auch *gegen* die Trennung sprechen: Sie hat voraussichtlich nicht mehr lange zu leben und möchte diese begrenzte Zeit mit Menschen verbringen, die sie schätzt. Gerade vor dem Hintergrund der begrenzten Lebenserwartung sinkt ihre Bereitschaft, „faule Kompromisse“ einzugehen.

Während des Klinikaufenthaltes kann die Patientin dieses Dilemma nicht lösen. Die Möglichkeit, offen und ohne moralisches Bewerten durch ihre Therapeutin diese Fragen zu besprechen, beschrieb sie jedoch als große Entlastung.

2.3 Typische Probleme und Widerstände

Widerstand gegen die neuropsychologische Diagnostik

Sind Patient*innen im Rahmen einer Anschluss-Heil-Behandlung (also wenige Wochen nach dem Erkrankungsbeginn) mit einer neuropsychologischen Diagnostik konfrontiert, so realisieren sie oft erst zu diesem Zeitpunkt, dass sie kognitive Defizite aufweisen könnten. Dies erleben sie nachvollziehbar häufig als deutliche Verunsicherung, die die Neuropsycholog*innen dann aufzufangen versuchen, indem sie z. B. berichten, dass diese Diagnostik zur Routine in der Reha-Klinik gehört und dass die anderen Patient*innen auch oft verunsichert reagieren.

Manche Patient*innen befürchten z. B., keine weitere „Baustelle“ in Bezug auf ihre ohnehin sehr angeschlagene Gesundheit verkraften zu können. In der Therapie werden diese Befürchtungen gemeinsam mit den Betroffenen auf Plausibilität und Realitätsbezug überprüft.

Die neuropsychologische Diagnostik verursacht keinesfalls Defizite und stellt daher auch keine Gefahr im eigentlichen Sinne dar. Sie verhilft vielmehr zu einem realistischeren Einschätzen einer bereits gegebenen Situation. Mithilfe der fundierten neuropsychologischen Diagnostik und Therapie wird den Patient*innen neben dem Einschätzen der Defizite ermöglicht, deren Auswirkungen durch unterschiedliche neuropsychologische Therapieansätze zu begrenzen.

Häufig führt eine standardisierte neuropsychologische Diagnostik auch zu einer Entlastung, weil die Defizite sich als weniger ausgeprägt darstellen, als die Patient*innen befürchtet hatten oder weil sie „im Durchschnittsbereich“ liegen und im Vorfeld minimale Leistungseinschränkungen „katastrophisiert“ hatten. Das Wissen um die „objektiv“ geringe Ausprägung der Defizite führt nicht selten zu einem entspannteren Umgang mit solchen Leistungseinschränkungen.

Mangelnde Krankheitseinsicht

Oft wollen Patient*innen das Ausmaß ihrer Defizite nicht wahrhaben oder sie zeigen in selteneren Fällen eine Anosognosie (das mit einer Hirnschädigung einhergehende

Nichterkennen von Krankheit). Aufgabe der Neuropsycholog*innen ist hier, sich die Zeit zu nehmen, mit den Patient*innen im Gespräch zu bleiben. Sie sollten offen gegenüber den Einwänden von Patient*innen sein und ihnen nicht ihre Erkenntnisse „überstülpen". Vielmehr geht es darum, sie davon zu überzeugen, dass sie ihre Chancen auf eine Genesung bzw. Wiederherstellung der kognitiven Leistungsfähigkeit verbessern können, wenn sie engagiert bestimmte Therapien (z. B. PC-Training) absolvieren, auch wenn ihnen dies vielleicht zunächst nicht einleuchtet oder sie „sich dabei dumm vorkommen".

Vermeidungsverhalten von Patient*innen

Zeigen Patient*innen hingegen Vermeidungsverhalten und entziehen sich der neuropsychologischen Diagnostik und Therapie, so werden sie zu Hause häufig ohne fundierte therapeutische Hilfe mit den alltäglichen Auswirkungen kognitiver Defizite konfrontiert. Für die Motivation der Patient*innen und den Therapieerfolg ist es entscheidend, dass Therapeut*innen sich im Anschluss an die Diagnostik die Zeit nehmen, den Patient*innen genau zu erklären, welche Defizite bestehen, welche Auswirkungen sie im Alltag haben (können), wozu sie mit welchen Methoden behandelt werden etc. Wenn von therapeutischer Seite hier wegen der häufig hohen Arbeitsbelastung in Reha-Kliniken der Übergang von der Diagnostik zur Therapie übereilt vorgenommen wird, führt dies i. d. R. dazu, dass die Patient*innen eine Therapie absolvieren, deren Sinn sie nicht oder nicht vollständig durchschauen. Sie werden dann meist passiv behandelt, statt aktiv und aus eigener Überzeugung an „ihrer" Therapie mitzuwirken. Die in der IKVT so wichtigen Grundsätze, die Eigenverantwortung und Selbstbestimmung von Patient*innen zu fördern, würden vernachlässigt. Mögliche Folgen sind eine verstärkt erlebte Hilflosigkeit und daraus resultierend Niedergeschlagenheit.

Fehlende Eigenverantwortung von Patient*innen

Neuropsychologische Therapeut*innen achten besonders darauf, die Entwicklung psychischer Probleme nicht durch ihre Umgangsweise mit kognitiv beeinträchtigten Patient*innen zu fördern, indem sie in der Therapie voranschreiten, ohne dass ihnen ihre Patient*innen dabei inhaltlich folgen können oder ohne dass sie den Sinn der Interventionen verstanden haben. Elementar ist die Haltung, dass sich Neuropsycholog*innen jederzeit darüber im Klaren sind, dass sie zwar das Fachwissen mitbringen und die „Spezialist*innen" sind, dass es aber dennoch ständig darum geht, das Vertrauen der Patient*innen zu erwerben und ihre Mitarbeit dabei zu fördern, eigene Lösungen und Wege zu finden und zu verfolgen. Eine neuropsychologische Therapie kann daher immer nur ein Angebot zur Selbsthilfe, niemals eine „verordnete Leistung" sein.

Interdisziplinäre Rollenkonflikte

Leider geraten manche neuropsychologisch arbeitende Kolleg*innen immer wieder aufs Neue in interdisziplinäre Rollenkonflikte, in denen ärztliche Kolleg*innen die Rolle der Neuropsycholog*innen anders sehen und Neuropsychologie im Sinne eines „Heilmittels" verordnen möchten. Es erfordert oftmals einiges an Stehvermögen, um als Neuropsycholog*in in einem solchen Setting den Willen (und das Wohl) der Patient*innen in den Vordergrund zu stellen und nach individuellen Lösungen zu suchen.

Mangelnde Motivation/Belastbarkeit

Anders als in der Medizin geht es in der neuropsychologischen Diagnostik und Therapie in der Regel weniger um jederzeit reproduzierbare Fakten (z. B. im Rahmen von MRT-Aufnahmen); vielmehr liegen Leistungseinschränkungen vor, die von einer Vielzahl von Faktoren, wie beispielsweise der Motivation und der Belastbarkeit der Patient*innen, beeinflusst werden und deren Ausprägung auch wechselnd, z. B. in Abhängigkeit von der Tagesform, sein kann.

Um einen Therapieerfolg möglich zu machen, erscheint es nicht nur aus kognitiv-verhaltenstherapeutischer Sicht unumgänglich, dass die Patient*innen aktiv mitarbeiten. Optimal ist die Mitarbeit, wenn sie von der Sinnhaftigkeit ihres Tuns überzeugt sind. Gelingt dies nicht, sollten die Patient*innen als Mindestvoraussetzung die Therapeut*innen als „spezialisierte Fachleute" anerkennen, die um das Patient*innenwohl bemüht sind und „wissen, was zu tun ist". Gelingt auch der Aufbau einer solchen Haltung der Patient*innen gegenüber neuropsychologischer Therapie nicht, sind die Therapie-Erfolgsaussichten marginal.

Pathogene kognitive und metakognitive Konzepte

Manche Konzepte und Oberpläne von Patient*innen, die plötzlich in ihrer kognitiven und körperlichen Leistungsfähigkeit eingeschränkt sind, führen unausweichlich zu erheblichen emotionalen Turbulenzen. Am häufigsten sind hierfür Perfektionismus-, Harmonie- und Fairnessforderungen ursächlich. Kognitive Verhaltenstherapeut*innen in der Neuropsychologie sehen sich oftmals mit rigiden perfektionistischen Grundhaltungen konfrontiert, z. B.: „Nur wenn ich hundertprozentig der Alte bin, kann ich wieder arbeiten/ein lebenswertes Leben führen/ein guter Vater sein/ein liebenswerter Partner sein."

Diese Haltung führt nicht nur zu Problemen bei der Krankheitsbewältigung, sie erschwert auch das Behandeln vorhandener kognitiver Defizite. Stehen Patient*innen am Beginn einer neurologischen Erkrankung oder kurz nach einem Schlaganfall, werden

Neuropsycholog*innen dem Wunsch der Patient*innen nach Funktionstherapie entsprechen und sie dabei unterstützen, möglichst viel des „alten Funktionsniveaus" wieder zu erlangen. Schwierigkeiten ergeben sich bei solchen Patient*innen in der Regel dann, wenn ein Übergang von der Funktionstherapie zum Einsatz von Kompensationsstrategien sinnvoll wäre oder wenn sich abzeichnet, dass sie wahrscheinlich nicht mehr vollständig genesen werden. Meist wird bei solchen Patient*innen erst in einer ambulanten Anschlusstherapie die Möglichkeit bestehen, diese rigide Grundhaltung „aufzuweichen" (vgl. hierzu Kap. 4 *IKVT in der ambulanten neuropsychologischen Therapie*).

3 IKVT in neurologischen Rehabilitationskliniken: Gruppentherapie

3.1 Vorgehen und Strategien in der Gruppentherapie

Nahezu alle Aspekte neuropsychologischer Therapie können auch in Gruppen oder zumindest im „Nebeneinanderher-Arbeiten" erfolgen. Beispiele hierfür sind

- „PC-Gruppen", in denen rechnergestützte Trainings durchgeführt werden, die auf die kognitiven Defizite der einzelnen Patient*innen abgestimmt sind, oder
- „Gedächtnisgruppen", in denen Lern- und Gedächtnisstrategien vermittelt und angewendet werden.

Im Rahmen dieses Buchs liegt der Fokus auf dem Vermitteln bzw. Erarbeiten von IKVT-Inhalten in Gruppen mit neuropsychologischen Patient*innen. Exemplarisch wird der Einsatz kognitiv-verhaltenstherapeutischer Themen in einer SHT-Gruppe vorgestellt. Die Inhalte sind auf Patient*innen-Gruppen mit alternativen Diagnosen, wie beispielsweise Schlaganfall oder MS, grundsätzlich übertragbar. Das Schädigungsereignis sollte aber schon längere Zeit (mindestens zwei Jahre) zurückliegen (s. u.).

Vorgeschichte

Ursprünglich wurde die erste SHT-Gruppe auf Anregung von Patient*innen gegründet. Sie äußerten das dringende Bedürfnis, sich mit anderen SHT-Betroffenen auszutauschen. Im Rahmen des Klinikaufenthaltes hatten sie Schwierigkeiten, die anderen SHT-Patient*innen als solche zu identifizieren. Daraufhin wurde eine erste SHT-Gruppe mit Selbsthilfecharakter ins Leben gerufen, die einmal wöchentlich stattfand.

Die Patient*innen äußerten sich zunächst zufrieden damit, jetzt „ihresgleichen" treffen zu können, gleichzeitig reagierten sie zunehmend unzufrieden, weil das Austauschen von Alltagserfahrungen allein sie nicht weiterbrachte. Daraufhin wurde das hier vorgestellte Konzept entwickelt, um ihnen „Handwerkszeug" und Anregungen für das Leben außerhalb der Reha-Klinik mitzugeben.

Seither hat sich die SHT-Gruppe zu einem Erfolgsmodell entwickelt und viele wiederkehrende Patient*innen und auch Kostenträger planen die Klinikaufenthalte so, dass eine Teilnahme an der SHT-Gruppe möglich ist.

Dieses Gruppenprogramm ist seit 2008 erprobt und wird stets aufs Neue optimiert.

Konzept für eine Gruppentherapie mit Schädel-Hirn-Trauma

Zur Klientel. Die Teilnehmer*innen dieser diagnosespezifischen Gruppe eint nicht nur die Diagnose SHT; entscheidend ist vielmehr, dass das Schädigungsereignis mindestens zwei Jahre oder länger zurückliegt. Häufig leiden diese Patient*innen unter Insuffizienzerleben, Anpassungsstörungen, depressiven Verstimmungen oder Ängsten infolge des Verlustes sozialer Kompetenzen, einer mangelnden Impulskontrolle, kognitiver Defizite oder körperlicher Einschränkungen. Erfahrungsgemäß sind bei ihnen keine gravierenden kognitiven Leistungsverbesserungen mehr zu erwarten, sodass eine restitutive Therapie zugunsten kompensatorischer und integrativer Therapieanteile zurückgestellt werden sollte. Dies setzt die Akzeptanz der verbliebenen Defizite voraus. Häufig besteht eine große Diskrepanz zwischen der tatsächlichen Leistungsfähigkeit der Patient*innen und den Leistungsanforderungen im Beruf und im sozialen Umfeld. Viele Gruppenteilnehmer*innen haben außerdem zu diesem Zeitpunkt den Verlust des Arbeitsplatzes und/oder sozialer Beziehungen erlebt.

Zum Inhalt. Diese Erfahrungen mit den alltäglichen Auswirkungen der Erkrankung bieten optimale Voraussetzungen, um nun mit weiterer Reflexion Veränderungsprozesse bei den Patient*innen einzuleiten. Therapeutische Schwerpunkte sind das Anleiten der Patient*innen, selbst mithilfe von IKVT-Techniken krank- oder unzufriedenmachende Denkweisen und Normen zu entlarven, sie zu prüfen und möglicherweise zu verändern, Lebensziele adäquat zu modifizieren und sich mit dem Thema „Selbstwert" auseinanderzusetzen.

Zum Setting. Die SHT-Gruppe wird von zwei IKVT-Therapeut*innen mit neuropsychologischer Zusatzqualifikation geleitet. Bis zu acht Patient*innen nach SHT, bei denen das Unfallereignis mindestens zwei Jahre zurückliegt, nehmen an der Gruppe teil. Eine höhere Zahl an Teilnehmenden erscheint nicht sinnvoll, da diese häufig unter kognitiven Einschränkungen wie z. B. Aufmerksamkeitsstörungen leiden und eine hohe Teilnehmer*innenzahl sie derart ablenkt, dass ein Konzentrieren auf die geplanten Themen nicht mehr möglich erscheint. Zudem fällt es manchen SHT-Patient*innen ausgesprochen schwer, offen über ihre Situation zu sprechen; und je mehr Personen zuhören, desto größer ist die hierfür notwendige Überwindung.

Die Gruppe findet in einem ruhigen, geschlossenen Raum statt; die Teilnehmenden sitzen im Halbkreis, sodass sie einander bequem sehen können und gleichzeitig die Tafel im Blick haben. Die Therapeut*innen setzen die Tafel vielfältig ein, um Gedankengänge, Erkenntnisse und Schlussfolgerungen stichpunktartig und in verschiedenen Farben zu notieren, um den Patient*innen (und den Therapeut*innen) zu erleichtern, den „roten Faden" des gewählten Themas im Blick zu behalten.

Dauer. Die SHT-Gruppe ist eine „geschlossene" Gruppe und wird zweimal wöchentlich für jeweils 50 Minuten durchgeführt. Nach Abschluss des jeweils aktuellen Themas können neue Patient*innen hinzugenommen werden. Wie viel Zeit die Therapeut*innen für ein Thema einplanen, hängt vom Tempo und den Bedürfnissen der Teilnehmenden ab. Je nach Dauer ihres Klinikaufenthaltes bearbeiten die Patient*innen mindestens eins der Themen (kognitives Modell, Selbstwert, Lebensziele, s. Abschn. 3.2), im optimalen Fall können sie sich mit allen drei Themen inhaltlich auseinandersetzen. Klinik-Patient*innen nehmen in der Regel an fünf bis sechs Terminen teil; im ambulanten Rahmen ist ein zeitliches Ausdehnen der Gruppentermine auf 12 bis 15 Termine empfehlenswert.

Zur Indikation. Grundsätzlich nehmen die Patient*innen freiwillig an der Gruppe teil. Im Vorgespräch mit den einzelnen Patient*innen erklären die Therapeut*innen das Konzept. Entscheidet sich der/die Patient*in für die Mitarbeit, ist dies bindend. „Schnupperstunden", in denen sich Patient*innen „das Ganze mal ansehen" können, sind nicht vorgesehen, um auf diese Weise keine „Konsumentenhaltung" zu fördern. Selbstverständlich wird in letzter Konsequenz niemand daran gehindert, die Gruppe wieder zu verlassen. Dennoch wird im Vorfeld deutlich gemacht, dass es darum geht, etwas gemeinsam zu erarbeiten, sodass nur eine dauerhafte Teilnahme sinnvoll erscheint.

Zum Ergebnis. Im Gegensatz zu Patient*innen, die sich noch wenige Wochen nach Erkrankungsbeginn „im ersten Schock" befinden, profitieren die SHT-Patient*innen, bei denen der Unfall schon mindestens zwei Jahre zurückliegt, sehr von diesem Gruppenangebot. Da sie bereits krankheitsbedingte „Degradierungen am Arbeitsplatz", familiäre Probleme, Einbußen im gesellschaftlichen Status etc. erlebt haben, sind sie eher bereit, alte Denkmuster infrage zu stellen.

Ein Großteil der Gruppenteilnehmer*innen kommt im Abstand von ein bis zwei Jahren erneut in die Klinik (die bereits erwähnten „Wiederkehrer"), um ihre Arbeitsfähigkeit bzw. ihre Alltagskompetenzen zu erhalten. Diese Patient*innen nehmen in der

Regel wieder an der SHT-Gruppe teil, was ihnen ermöglicht, die psychoedukativen IKVT-Inhalte zu festigen und neue Impulse durch die veränderte Teilnehmerstruktur zu erhalten.

3.2 Die erste Gruppensitzung

In der ersten Sitzung stellen sich die Therapeut*innen vor und vermitteln den Patient*innen in einigen einleitenden Sätzen, dass diese selbst sicherlich „fachkundig" im Umgang mit den Folgen des SHTs sind und bisher eine Reihe von Kompetenzen und Strategien entwickelt haben, um im Alltag zurechtzukommen. Sie erklären dann, dass für die Teilnehmenden der SHT-Gruppe das Angebot besteht, die Grundideen der IKVT zu erarbeiten, um sich so in die Lage zu versetzen, mit den eigenen Beeinträchtigungen und Schwierigkeiten bzw. den „emotionalen Turbulenzen", die hierdurch entstehen, (noch) besser umgehen zu lernen. Besonders betonen die Therapeut*innen die Eigenverantwortung der Patient*innen und stellen die IKVT als „Angebot" und nicht als „Allheilmittel" vor. Das erhöht in der Regel die Akzeptanz gegenüber diesem Angebot deutlich.

Im Anschluss hieran folgt eine kurze Vorstellungsrunde. Die Therapeut*innen achten an dieser Stelle darauf, ausufernde Schilderungen von Beschwerden bzw. eine Art Wettkampf zum Thema „Wen hat es am schlimmsten erwischt?" zu unterbinden.

Als wichtigste Gruppenregel wird die „Schweigepflicht" eingeführt, damit die Patient*innen die Möglichkeit sehen, offen über ihre Anliegen und Probleme zu sprechen, ohne befürchten zu müssen, dass Außenstehende hiervon erfahren.

Zudem wird erläutert, dass die Therapeut*innen, falls es nötig ist, einzelne Teilnehmende unterbrechen, wenn diese zu ausführlich auf eigene Bedürfnisse eingehen oder den Gesprächsfaden verlieren, um möglichst für alle in der vorhandenen Zeit etwas zu erreichen und um die Sitzungen strukturiert durchführen zu können.

Schließlich werden die drei Themen der SHT-Gruppe vorgestellt, bevor die Patient*innen abstimmen, welches Thema zuerst bearbeitet werden soll:

1. Einführen in das kognitive Modell der Emotionsentstehung und -modifikation
2. Selbstwertkonzepte
3. Lebensziele und Lebensziele planen.

(In den Anfängen der SHT-Gruppe wurden alle drei Themen in sechs bis acht Sitzungen behandelt. Allerdings führte der hiermit verbundene Zeitdruck bei den zur Verfügung stehenden Terminen immer wieder dazu, dass Inhalte von den Therapeut*innen vermittelt statt von den Patient*innen selbst erarbeitet wurden. Inzwischen erarbeiten die Patient*innen grundsätzlich die Inhalte selbst, was das Themenspektrum einschränken kann. Diese Modifikation des ursprünglichen Konzepts erschien notwendig, da dadurch nachhaltigere Effekte zu erzielen sind [„Selbst denken macht schlau!"]).

Falls beim ersten Termin noch Zeit bleibt, nutzt man sie, um mit dem ersten gewählten Thema zu beginnen.

3.3 Thema: Einführen in das kognitive Modell zum Entstehen und Modifizieren von Emotionen

Lernziele

Durch das Vermitteln des kognitiven Modells sollen die Patient*innen in die Lage versetzt werden, Emotionen zu unterscheiden und Beziehungen zwischen spezifischen Denkmustern sowie daraus resultierenden Emotionen zu erkennen.

So wird deutlich, dass Menschen ihren Emotionen nicht hilflos ausgeliefert sind, sondern durch Bewertungsänderungen Einfluss auf die Qualität ihrer Gefühle und deren Stärke nehmen können. Insbesondere für Patient*innen mit Impulsdurchbrüchen („Ich kann meinen Ärger nicht kontrollieren. Ich habe Angst, Menschen zu schädigen.") und solche, die infolge des SHT „sensibler" geworden sind („Ich bin total empfindlich geworden, ich heule immer gleich los.", „Ich bin viel schneller gekränkt als früher."), bietet sich hier eine Lernmöglichkeit, Einfluss auf ihre Emotionalität zu nehmen. Bei manchen Patient*innen kann es bereits sehr entlastend sein, die Stärke der Emotion zu modulieren. Jemand mit „Ärger 7" ist leichter in der Lage, einfach wegzugehen, jemand mit „Ärger 10" schlägt womöglich zu.

Aus dem kognitiven Modell der Emotionsentstehung ergibt sich auch, dass jeder grundsätzlich selbst für seine Gefühle verantwortlich ist. Hieraus folgt, dass es wenig sinnvoll ist zu behaupten, jemand mache einen traurig oder wütend oder habe einen beleidigt oder gekränkt.

Weiterhin zeigt das Modell, dass Fakten und Situationen auf unterschiedliche Weise bewertet werden können, sodass auch Patient*innen, denen unzweifelhaft Leidvolles widerfahren ist, in der Lage sind, ihre emotionale Befindlichkeit aktiv zu modulieren. Dies impliziert eine Eigenverantwortung, die manche Patient*innen allerdings für sich nicht annehmen mögen.

Welche Gefühle gibt es?

Zunächst werden die Teilnehmenden aufgefordert, Emotionen bzw. Gefühle zu nennen, die sie von sich selbst oder anderen kennen. Diese werden an der Tafel oder Flipchart mitgeschrieben. Im nächsten Schritt werden alle genannten Gefühle den Kategorien „Trauer", „Angst", „Ärger", „Abneigung", „Zuneigung", „Freude", „Scham", „Niedergeschlagenheit" und „Gleichgültigkeit" zugeordnet. Schließlich erarbeiten die Patient*innen die physiologischen Begleiterscheinungen von Gefühlen im Sinne eines erhöhten Erregungsniveaus (z. B. Herzrasen, Erröten, Schwitzen, Muskelanspannung, Übelkeit etc.), um festzustellen, dass diese unspezifisch, d. h. unabhängig von der Art des Gefühls sind, sondern lediglich die Stärke eines Gefühls anzeigen können (die einzigen Ausnahmen bilden „Niedergeschlagenheit", bei der das physiologische Erregungsniveau sinkt, und „Gleichgültigkeit", bei der es unverändert bleibt).

Im Anschluss daran werden die Gefühle in unterschiedliche „Gefühlsstärken" von eins (ganz schwach) bis zehn (maximal stark) eingeteilt, z. B. bei „Angst": „Angst 1" bedeutet „leichte Besorgnis", „Angst 10" steht für Panik.

Wodurch entstehen Gefühle?

Nachdem alle Gefühle sowohl bzgl. ihrer Qualität als auch bzgl. ihrer Intensität „eingeordnet" wurden, erörtert die Gruppe, wie diese überhaupt entstehen. Kennzeichnend hierbei ist, dass die Therapeut*innen die sokratische Haltung in Form der unwissenden Interessierten vertreten, um die Patient*innen dazu zu ermuntern, die eigenen Sichtweisen schlüssig zu begründen.

Dabei achten sie auf unrealistische Vorannahmen, inhaltliche Widersprüche oder unlogische Ableitungen, ohne diese zu kritisieren. Vielmehr formulieren sie Schwachpunkte in der Argumentation der Teilnehmenden als eigene Hilflosigkeit, die Argumentation zu verstehen oder nachvollziehen zu können, um den Patient*innen die Möglichkeit zu geben, ihre eigenen Modelle bzw. deren Schwachstellen selbst zu widerlegen (vgl. Stavemann, 2015, Abschn. 7.1).

Gesprächsauszug zum Thema „Wie entstehen Gefühle?"

Dialog (T: Therapeut*innen, P: Patient*innen)		**Kommentar**
T1:	Hat jemand eine Vorstellung davon, wie Gefühle entstehen?	Thema wird benannt.
P1:	Na, das ist doch eigentlich klar, in bestimmten Situationen hat man bestimmte Gefühle	P1 trägt die Idee vor, dass Emotionen die unmittelbare Folge von Situationen sind.

T2:	Haben Sie dafür ein Beispiel?	Bitte um Konkretisierung
P1:	Ja, wenn ich z. B. ins Fußballstadion gehe und Schalke gegen Dortmund gucke, und Schalke macht das 1:0, dann freue ich mich natürlich, also die Situation, Schalke schießt ein Tor, verursacht die Freude.	Erfolgte Konkretisierung
P2:	Ich würde mich überhaupt nicht freuen, ich wäre stinksauer!	P2 liefert Beispiel für eine alternative Emotion in derselben Situation.
P1:	Bist du etwa Dortmunder?	
P2:	Was dagegen, Schalker?	
T1:	Ich komme gerade nicht mit. Herr P1, Sie haben eben gesagt, dass die Situation das Gefühl macht und dass das 1:0 von Schalke Freude macht. Aber Herr P2 sagt, dass er über dasselbe 1:0 stinksauer wäre. Wie kann das denn sein?	T1 vertritt die Position der unwissenden Interessierten.
P3:	Na, das ist doch völlig klar, der eine ist Schalke-Fan, also freut er sich, der andere ist Dortmund-Fan, also ärgert er sich.	Unvollständiger Erklärungsversuch von P3
P4:	Und mir wäre das so was von egal. Fußball wird eh überbewertet.	
T2:	Habe ich das jetzt richtig verstanden, wir haben *eine Situation,* nämlich das 1:0 von Schalke gegen Dortmund, und Sie haben schon mindestens zwei Gefühle genannt, die bei verschiedenen Personen damit verbunden sind?	T2 vertritt die Position der unwissenden Interessierten und zeigt eine Lücke im Erklärungsmodell von P1 auf.
P3:	Wieso mindestens?	
T1:	Der eine freut sich, der andere ärgert sich und Frau P4 ist es vollkommen egal. Welches Gefühl haben Sie dabei, Frau P4?	
P4:	Gleichgültigkeit, und zwar so was von!	
T2:	Wären bei den Zuschauern auch noch andere Gefühle vorstellbar?	Wie zuvor
P3:	Ja klar, es könnte z. B. sein, dass jemand Angst hat.	
T2:	Wie das?	
P3:	Na, die Frau des Torwarts könnte z. B. Angst haben, dass ihr Mann seinen Job verliert. Oder ein Junge könnte Angst haben, dass sein Vater wieder schlechte Laune bekommt, wenn Dortmund verliert, und die dann an ihm auslässt.	

T1:	Gibt es noch mehr Möglichkeiten?	
P2:	Als Dortmund-Fan könnte man todtraurig sein, weil die sich das Tor eingefangen haben, oder man könnte sich schämen, weil der Torwart so schlecht ausgesehen hat. Oder man könnte einen Hass auf die gegnerische Mannschaft haben, weil die das Tor geschossen haben.	
P1:	Ja genau, und man könnte den Torschützen lieben, weil man seinetwegen so glücklich ist!	
T1:	*(An P1 gewandt:)* Das müssen Sie mir jetzt mal erklären. Ein und dieselbe Situation und alle Gefühle als Reaktion darauf sind denkbar. Wie kann das sein?	Wie zuvor
P1:	Na, irgendwie hängt das damit zusammen, wie ich zu den beteiligten Mannschaften stehe.	Beginn des Erkenntnisprozesses bei P1
P2:	Ja genau, ob ich Schalker oder Dortmunder bin oder überhaupt kein Interesse an Fußball habe.	
T2:	Aber Sie sagten doch, dass die Situation das Gefühl macht. Die Situation ist in diesem Beispiel ja immer dieselbe. Das Gefühl aber nicht. Da stimmt doch irgendwas nicht, oder?	Wie zuvor
P2:	Ja, das sage ich doch, es kommt drauf an, ob ich Schalker oder Dortmunder bin.	
T1:	Und was hat das mit der Situation zu tun?	Logischer Disput
P2:	Nichts. Davon hängt aber ab, wie ich das finde, was in der Situation passiert.	
T2:	Verstehe ich Sie richtig, Sie meinen, dass das Gefühl davon abhängt, wie der Einzelne die immer gleiche Situation für sich bewertet?	T2 fasst die neue Erklärung von P2 zusammen.
P2:	Ja genau!	
T1:	Wie muss ich denn die Situation bewerten, um mich zu freuen?	Einführung der Bewertungs-Gefühls-Logik (s. u.)
P1:	Das muss ich natürlich klasse finden, ich bin ja Schalker!	
T2:	Und wie muss ich die Situation bewerten, um traurig zu sein?	Wie zuvor
P2:	Na, das muss ich ziemlich schade finden, es sieht dann ja danach aus, dass uns Dortmundern ein Sieg durch die Lappen geht.	

T2:	Ah ja, und wenn ich mich schäme?	Wie zuvor
P4:	Dann ist mir etwas richtig peinlich	

Die Bewertungs-Gefühls-Logik

Im weiteren Verlauf der Gesprächsrunde wird die Bewertungs-Gefühls-Logik für sämtliche Gefühle erarbeitet, um dann noch einmal herauszustellen, dass das Bewerten der Situation das Gefühl determiniert.

Besonders herauszuheben ist der Zeitbezug der Gefühle. So ist z. B. das Gefühl Angst stets zukunftsgerichtet und die Bewertung (das $K_{Bewerten}$) steht im Konjunktiv: Man befürchtet, dass etwas eintreten *könnte*, was man dann schrecklich *fände*.

In der Regel werden im Rahmen der SHT-Gruppe mehrere Beispiele für das Entstehen von Emotionen besprochen, z. B.:

- „Zur nächsten Sitzung bringen wir für jeden ein großes Vanille-Eis mit Sahne mit, da freut sich doch sicher jeder, oder?"
- „Meine Kollegin begegnet Ihnen auf dem Flur und grüßt Sie nicht. Welche Bewertungen und Gefühle sind für Sie vorstellbar?"

Nachdem erarbeitet wurde, dass Bewertungen die Gefühle determinieren und dass diese Bewertungen individuell sehr verschieden ausfallen können, stellen die Therapeut*innen in der Gruppe die Frage, wie die einzelnen Individuen zu den unterschiedlichen Bewertungen kommen. In der Regel wird schnell deutlich, dass diese abhängig von der Lerngeschichte sowie den Normen und Werten sind, die man im Laufe seines Lebens erwirbt.

Im obigen Beispiel zeigt die Patientin 4 die Möglichkeit auf, dass man eine Situation als „egal" oder für sich persönlich „uninteressant" bewerten kann. In einem solchen Fall reagiert man mit dem neutralen Gefühl der Gleichgültigkeit.

Schließlich wird anhand eines Beispiels das SKR-Modell nach Stavemann (2023a, 2023b) vorgestellt.

Im Rahmen der Gruppe steht meist nicht ausreichend Zeit zur Verfügung, die Patient*innen dazu anzuleiten, selbstständig SKRs aufzustellen und sie zum Modifizieren ihrer Emotionen zu nutzen. Insofern geht es hier darum, ihnen zu verdeutlichen, dass sie selbst Einfluss auf ihre Emotionen nehmen können, indem sie ihre Sichtweisen, Konzepte und Bewertungen verändern. Sie sollen erkennen, dass es ausschließlich von ihnen selbst abhängt, einzelne Bewertungen beizubehalten oder zu verändern.

Häufig werden die Patient*innen durch die Teilnahme an der SHT-Gruppe dazu angeregt, anschließend eine ambulante Psychotherapie zu beginnen.

Der folgende Gesprächsauszug zeigt beispielhaft das *implizite* Erarbeiten des SKR-Modells. Die Patientin berichtet von sich aus die Situation S (sie versucht erfolglos, ihren Mitarbeiter telefonisch zu erreichen) und das Gefühl $R_{Emotion}$ (Ärger 8). Die Therapeutin rekonstruiert mithilfe der Bewertungs-Gefühls-Logik das SKR-Modell „von unten“: zuerst das $K_{Schlüsse}$ (die Schlussfolgerungen und vermuteten persönlichen Konsequenzen der Patientin) mit der Frage: „Wie heißt der Normenverstoß, über den Sie so ärgerlich sind?“ und das $K_{Perspektive}$ (die persönliche Sichtweise der Situation und übergeordnete Konzepte der Patientin) mit der Frage: „Wie kommen Sie darauf, dass der das nicht darf oder tun sollte?“.

Einführen des SKR-Modells

Dialog (T: Therapeutin, P: Patientin)		**Kommentar**
P:	Ich habe ein Beispiel, das ich gerne besprechen würde. Ich rege mich schon seit gestern Nachmittag tierisch auf, ich kann mich kaum beruhigen	
T:	Worum geht es?	Explorationsfrage
P:	Ich habe ja schon erzählt, dass ich selbstständig bin und auch hier in der Klinik weiter die Fäden in der Hand behalten muss. Ich muss von hier aus koordinieren, wo ich meine Leute einsetze und welche Materialien ich bestelle. Und entsprechend kommt es vor, dass die Kunden mich hier in der Reha auf dem Handy anrufen. Die wissen ja nicht, dass ich hier bin, und das geht die auch gar nichts an.	
T:	Und darüber haben Sie sich aufgeregt?	Wie zuvor (T möchte den Vortrag von P strukturieren, da diese infolge des SHT dazu neigt, ausufernd zu erzählen, ohne auf den Punkt zu kommen.)
P:	Nein, das nicht, das ist eben so. Nein, ich habe gestern meinen wichtigsten Mitarbeiter angerufen, weil ich einiges mit ihm zu besprechen hatte, und der ist einfach nicht rangegangen. Das ist eine Unverschämtheit! Schließlich bin ich die Chefin. Das kann der doch nicht machen!	Hinweis auf ein Ärger-$K_{Bewerten}$ und geringe Frustrationstoleranz

T:	Was genau kann Ihr Mitarbeiter Ihrer Meinung nach nicht machen?	Explorationsfrage mit dem Ziel, P zu verdeutlichen, dass es hier um Meinungen und nicht um Tatsachen geht.
P:	Na, einfach nicht ans Telefon gehen. Das ist frech. Wenn der Chef anruft, hat man ranzugehen, das gehört sich so.	Wie zuvor
T:	Ich fasse noch mal zusammen, um sicherzugehen, dass ich alles richtig verstanden habe: Sie haben versucht, Ihren Mitarbeiter telefonisch zu erreichen, und er ist nicht rangegangen. Das finden Sie eine Sauerei und unverschämt und Sie ärgern sich, weil Sie das eine Sauerei finden.	T fasst zusammen.
P:	Ja genau.	
T:	Was genau halten Sie denn für eine Sauerei?	Frage nach dem $K_{\text{Schlüsse}}$
P:	Na, dass er nicht sieht, wie wichtig es ist, dass wir beide uns absprechen. Ich bin im Moment nicht vor Ort, also muss er mehr Verantwortung als sonst übernehmen. Da kann ich es natürlich nicht akzeptieren, dass er nicht ans Telefon geht.	
T:	Verstehe ich Sie richtig, dass Sie der Auffassung sind, dass Ihr Mitarbeiter sich nicht genug für den Betrieb engagiert, zumindest nicht so, wie Sie es von ihm erwarten?	T formuliert Teile des $K_{\text{Schlüsse}}$.
P:	Ja, genau.	
T:	Wie kommen Sie darauf, dass Ihr Mitarbeiter sich mehr engagieren müsste?	Frage nach übergeordneten Konzepten ($K_{\text{Perspektive}}$)
P:	Wie ich darauf komme? Das ist doch wohl selbstverständlich. Erstens kann ich von einem guten Mitarbeiter erwarten, dass er sich immer für den Betrieb engagiert, und zweitens erwarte ich von meinen Mitarbeitern mehr Präsenz gegenüber mir als Chefin.	P formuliert (rigide) Normen.

Die hier vorgestellte Patientin macht den Mitarbeiter dafür verantwortlich, dass sie sich ärgern „muss". Im Rahmen der Gruppe wird erarbeitet, dass auch andere Sichtweisen derselben Situation möglich sind. Die Teilnehmenden weisen die Patientin z. B. darauf hin, dass ihr Mitarbeiter für eine berufliche Tätigkeit von 40 Stunden in der Woche bezahlt wird und daher keinesfalls „rund um die Uhr" zur Verfügung stehen muss, auch wenn die Chefin sich das wünscht.

Bisher haben sich im Gespräch Hinweise auf eine Frustrationsintoleranz der Patientin ergeben. Es ist zu prüfen, ob zusätzlich ein Selbstwertproblem vorliegt. Möglicherweise definiert die Patientin ihren Wert über beruflichen Erfolg und den Respekt oder die Zuneigung ihrer Mitarbeiter. Sollte dies der Fall sein, wäre auch an einem kriterienunabhängigen Selbstwertbestimmen bzw. an einem differenzierten Selbstbild zu arbeiten (s. folgenden Abschn. 3.4).

3.4 Thema: Selbstwertkonzepte

Das Thema „Selbstwert" ist das von den Teilnehmenden am häufigsten ausgewählte Thema in der SHT-Gruppe. Hieraus kann man schließen, dass offenbar viele Patient*innen mit Selbstwertproblemen zu kämpfen haben. Von einem Selbstwertproblem spricht man, wenn jemand seinen eigenen Wert von bestimmten Merkmalen, Leistungen oder Eigenschaften abhängig macht und dann in schwere emotionale Probleme gerät, wenn er diesen Wertmaßstäben nicht genügen konnte oder wenn so ein Versagen droht (Stavemann, 2020). Als Glücksfall erweist sich immer wieder, wenn einzelne Gruppenteilnehmende kein (oder zumindest kein ausgeprägtes) Selbstwertproblem haben und somit als Modell für die übrigen Patient*innen dienen können.

Lernziele

Viele SHT-Patient*innen haben bereits vor dem Unfall ihren Selbstwert von (beruflichen) Erfolgen oder von der Beliebtheit bei anderen abhängig gemacht. Für diese Gruppe ergibt sich gewissermaßen „zwangsläufig" infolge der Unfallfolgen ein verschärftes Selbstwertproblem: In der Regel bestehen körperliche und kognitive Leistungseinschränkungen, die ein uneingeschränktes Fortführen der beruflichen Laufbahn zumindest erschweren. Zahlreiche Patient*innen berichten auch über vermehrte Konflikte mit ihrer Familie, im Freundeskreis und mit Kolleg*innen und häufig reduziert sich die Zahl der Sozialkontakte deutlich.

Sowohl leistungs- als auch beliebtheitsabhängige Konzepte zum Selbstwertbestimmen führen bei ihnen zu einem erheblichen Selbstwertverlust. Selbst wenn die Rehabilitation optimal verläuft, gelingt es ihnen in aller Regel nicht, wieder „wie früher" zu werden und somit ihren „alten Wert" zu erhalten. Diese Patient*innen profitieren erheblich von der Reflexion über das Thema „Selbstwert", da sie hier die Möglichkeit haben, die Angemessenheit ihrer alten Selbstwertkonzepte zu überprüfen und, als Alternative hierzu, ein differenziertes Selbstbild (s. S. 87f.) zu entwickeln.

Unterschiedliche Selbstwertkonzepte sammeln

Zu Beginn dieses Themas wird zunächst gesammelt, was die einzelnen Gruppenteilnehmenden unter „Selbstwert" verstehen. Typischerweise benutzen sie das Wort „Selbstwertgefühl" und ignorieren z. T. hartnäckig, dass die Therapeut*innen von Selbstwert oder Selbstwert*konzept* sprechen.

Schon bei diesen ersten Definitionsversuchen wird deutlich, dass die Patient*innen verschiedene Selbstbeurteilungsmaßstäbe wie Leistung und Anerkennung durch andere nutzen und dies als „Selbstverständlichkeit", als „allgemeingültig anerkannt" und als „gesellschaftlich so vorgegeben" betrachten. Von Beginn an spielt für viele die Bewertung durch Dritte eine entscheidende Rolle.

Schließlich bringen die Therapeut*innen die Definition ein, dass in dieser Gruppe unter Selbstwert der Wert verstanden werden soll, den jede/jeder einzelne sich selbst nach bestimmten Regeln zuschreibt.

Im Anschluss hieran werden Kriterien und Regeln gesammelt und an der Tafel/Flipchart notiert, nach denen die Teilnehmenden einen „wertvollen Menschen" bestimmen. Die Kriterien hierfür können je nach Gruppenzusammensetzung deutlich variieren. Typische Nennungen sind: Freundlichkeit, Hilfsbereitschaft, viele Freunde haben, gut zuhören können, für andere da sein, offen seine Meinung sagen, Fleiß, Leistungsbereitschaft, Sauberkeit, beruflicher Erfolg, für die Familie sorgen.

In der Regel lassen sich die Nennungen den Kategorien „Beliebtheit", „Leistung" und „Moral" zuordnen. Meist fällt niemandem auf, dass in derselben Liste Eigenschaften auftauchen, die sich möglicherweise widersprechen (z. B. „immer für andere da sein" und „beruflicher Erfolg") oder die nicht trennscharf zwischen „wertvollen" und „wertlosen" Menschen differenzieren (Merke: Man kann auch sauber, erfolgreich und fleißig als Auftragskiller arbeiten).

Für das Sammeln von Kriterien wird viel Zeit verwendet. Die Therapeut*innen fragen die Teilnehmenden immer wieder, ob sie noch etwas ergänzen, verändern oder zusammenfassen möchten, um klarzustellen, dass diese Liste zu 100 Prozent die Ideen der Gruppenteilnehmenden repräsentiert (und nicht etwa die der Therapeut*innen). Dies ist eine Voraussetzung für das spätere Prüfen der einzelnen Kriterien.

Im Anschluss wird die Frage erörtert, wie die gefundenen Kriterien zu gewichten und zusammenzufassen sind; ob einzelne Kriterien wichtiger sind als andere oder ob es „K.-o.-Kriterien" gibt, nach denen jemand grundsätzlich nicht mehr wertvoll sein kann, wenn sie nicht erfüllt werden, etc. Dabei wird den Teilnehmenden deutlich, dass es hier keine Lösung gibt, die alle Gruppenmitglieder teilen, sondern dass es hierbei um rein persönliche Sichtweisen, Vorlieben und individuelle Moralvorstellungen geht. (Im Kapitel 4 wird beispielhaft und ausführlich ein Sokratischer Dialog zum Thema „Was ist das: ein wertvoller Mensch?" vorgestellt.)

Schließlich prüfen die Therapeut*innen als „naiv Fragende" mit den Patient*innen die einzelnen Kriterien der Liste auf Widersprüchlichkeit und Trennschärfe.

Beispieldialog zum Kriterium „Selbstlosigkeit"

Dialog (T: Therapeut*innen, P: Patient*innen)		**Kommentar**
T1:	Woran erkenne ich denn einen selbstlosen Menschen?	Einführung in das Thema
P1:	Der achtet erst einmal nicht auf sich und guckt erst mal, dass es den anderen gut geht.	Erster Definitionsversuch
T1:	Das würde ich gerne noch besser verstehen. Darf ich da näher nachfragen?	T1 prüft, ob P1 bereit ist, vor der Gruppe zu disputieren.
P1:	Ja klar, machen Sie mal …	
T1:	Wie macht er das, nicht auf sich zu achten und erst mal zu gucken, dass es den anderen gut geht?	T1 fordert P1 zur Konkretisierung auf.
P1:	Na, der stellt seine Interessen zurück und achtet darauf, dass andere zu ihrem Recht kommen.	
T1:	Haben Sie mal ein Beispiel, damit ich mir besser vorstellen kann, was Sie meinen?	Wie zuvor
P1:	Das ist schwierig, na z. B. eine Krankenschwester, die sich um Kranke kümmert, und erst, wenn alle versorgt sind, gönnt sie sich selbst eine Pause. Das finde ich selbstlos.	
T1:	Wozu macht sie das denn?	Funktionaler Disput
P2:	Das ist doch klar, die macht das, um Geld zu verdienen.	
P1:	Nein, das glaube ich nicht. Da gehört schon mehr dazu, als nur Geld verdienen zu wollen.	

T1:	Was glauben Sie, wozu macht sie das?	
P1:	Weil sie ein guter Mensch sein will, weil sie sich gut findet, wenn sie selbstlos ist.	
T2:	Verstehe ich Sie richtig, dass die Krankenschwester sich selbstlos verhält, damit sie ihre eigenen Moralvorstellungen erfüllt und sich deshalb gut findet?	Funktionaler Disput
P1:	So wie Sie das formulieren, komme ich mir ganz schön blöd vor.	Hinweis auf ein Selbstwertproblem von P1
T2:	Ich habe zusammengefasst, was ich bisher gehört habe.	
P1:	Ja, aber egal wie man es betrachtet, die Krankenschwester hat immer auch einen persönlichen Vorteil davon, sich selbstlos zu verhalten. Entweder verdient sie damit Geld oder ihr bleibt der Arbeitsplatz erhalten oder sie möchte sich ihren eigenen Moralvorstellungen entsprechend verhalten. Insofern ist das gar nicht selbstlos.	
T1:	Was sollen wir dann mit diesem Kriterium machen?	P1 soll selbst entscheiden, was mit dem Kriterium geschehen soll.
P1:	Ich denke, das streichen wir von der Liste. *(Allgemeines zustimmendes Gemurmel.)*	

Typischerweise endet dieser Prozess damit, dass die Teilnehmenden untereinander disputieren und sich entscheiden, ein Kriterium nach dem anderen von der Liste zu streichen, sodass eine leere Tafel und eine ausgesprochen ratlose Gruppe zurückbleiben. Die Patient*innen erwarten dann meist, dass die Therapeut*innen ihnen jetzt „die Lösung" präsentieren und ihnen endlich die allumfassende Antwort liefern, wie denn der Menschenwert zu bestimmen sei.

Selbstverständlich erfüllen die Therapeut*innen diese Erwartungen nicht. Vielmehr erarbeiten sie nun mit den Teilnehmenden, dass es nicht sinnvoll ist, einen pauschalen Menschen- und/oder Selbstwert zu bestimmen, sondern stattdessen einzelne Fähigkeiten, Eigenschaften, Wesenszüge zu bewerten, ohne daraus Rückschlüsse auf einen „Gesamtwert" zu ziehen.

Im Umkehrschluss bedeutet dies, dass es auch nicht sinnvoll ist, aus *einzelnen* vermeintlichen Unzulänglichkeiten (z. B. „Ich schaffe es nicht mehr, Vollzeit zu arbeiten" und „Ich kann nicht mehr mit meinen Kumpels einen draufmachen") zu schließen, dass man selbst ein „wertloses Subjekt" sei.

Am Ende steht die Erkenntnis, dass das Beantworten der Frage „Was ist das: ein wertvoller Mensch?" so pauschal nicht sinnvoll möglich ist.

Im Folgenden werden einige typische Gesprächssequenzen der Gruppe zum Themenkomplex „Selbstwert" vorgestellt.

Diskurs: Selbstwertschöpfung durch Leistung

Dialog (T: Therapeut*innen, P: Patient*innen)		**Kommentar**
P1:	Ich muss meinem Chef sagen, dass ich keine Überstunden mehr machen kann und dass ich nur noch halbtags arbeiten werde.	
P2:	Das solltest du tun. So kannst du doch nicht weitermachen!	
P1:	Nein, das stimmt. Das geht so nicht mehr weiter. Aber dann müsste ich ihm sagen, dass ich nicht mehr so leistungsfähig bin wie früher.	
T1:	Was wäre denn so schlimm daran?	Explorationsfrage
P1:	Dann müsste ich mir selbst eingestehen, dass ich nicht mehr so kann wie vor meinem Unfall.	
T1:	Und was wäre daran schlimm für Sie?	Wie zuvor
P1:	Ja, dann würde ich kapitulieren und wäre endgültig nicht mehr so viel wert wie früher. *(Hat Tränen in den Augen.)*	Hinweis auf ein Selbstwertproblem
T1:	Sie finden, dass Sie nicht mehr so viel wert sind wie früher?	T1 konkretisiert P1's Aussage.
P1:	Ja, ich trauere meiner alten Leistungsfähigkeit nach.	
T1:	Das verstehe ich gut. Aber was hat das mit Ihrem Wert als Mensch zu tun?	Logischer Disput
P1:	Ich kann mir einfach nicht eingestehen, dass ich nicht mehr leistungsfähig bin. Das hat mich immer ausgemacht. Ich bin ein Arbeitstier und ich habe immer viel Anerkennung für meine Leistung bekommen.	

T1:	Und wenn Sie diese Leistung nicht mehr bringen und keine Anerkennung bekommen?	T1 versucht die Verknüpfung mit Wertigkeit zu erfragen.
P1:	Dann bin ich natürlich weniger wert.	
P2:	Das kann ja wohl nicht wahr sein!	Temperamentvoller Einwand einer Mitpatientin
P3:	Wieso, er hat doch vollkommen recht. Wir leben in einer Leistungsgesellschaft. Wer nichts leistet, ist abgemeldet.	Die Diskussion kommt in Gang.
T2:	Wer ist das, die Gesellschaft?	Explorationsfrage
P3:	Na, wir alle. Alle, die in diesem Land leben.	
T2:	Dann finden also alle, z. B. auch die, die hier sitzen, dass „wer nichts leistet, wertloser ist"?	Empirischer Disput
P4:	Nein, ich finde das nicht und ich glaube, dass auch Sie das nicht finden, sonst säßen Sie nicht hier mit uns.	
T2:	Dann gibt es also mindestens eine Ausnahme.	Widerlegung
P2:	Die Gesellschaft setzt sich aus ganz vielen verschiedenen Menschen zusammen. Die können auch verschiedene Meinungen vertreten. Also ist es Quatsch, sich hinter der Gesellschaft zu verstecken.	
T1:	Was schlagen Sie also vor?	Hinweis auf die Eigenverantwortung von P2
P2:	Ich denke, dass wir uns nicht hinter anderen verstecken sollten, sondern dass es darum geht, unsere eigene Meinung zu entwickeln und zu vertreten oder auch mal zu verändern.	
P4:	Meiner Meinung nach haben wir uns unsere Unfälle nicht ausgesucht. Sie sind uns zugestoßen und sie haben gesundheitliche Einschränkungen zur Folge, für die wir nichts können und die uns jeden Tag zu schaffen machen. Trotzdem stehen wir jeden Tag auf, arbeiten, sofern wir können, kümmern uns um unsere Familien und fahren regelmäßig zur Reha, um unseren Leistungsstand zu erhalten. Ich habe mir absolut nichts vorzuwerfen. Wieso sollte ich weniger wert sein als früher?	

P2:	Ich habe damals ganz offen mit meinem Chef gesprochen und er hat mir eine leichtere Aufgabe gegeben. Natürlich kann man das auch so sehen, dass ich irgendwie degradiert wurde. Ich sehe es aber so, dass mein Chef so fair war, mir eine Aufgabe zu geben, die ich schaffen kann. Das ist doch sinnvoll.	
P1:	Ja schon, aber fühlst du dich jetzt nicht wertloser im Vergleich zu früher?	
P2:	Ich wüsste nicht, wieso. Ich tue die Arbeit, die ich schaffen kann.	
P1:	Aber früher konntest du doch mehr schaffen.	
P2:	Natürlich, früher hatte ich ja auch keinen Unfall.	
P1:	Ja klar, aber das muss doch an dir nagen.	
P2:	Wie nagen? Toll finde ich es nicht, aber ich mache das Beste draus. Ich bin froh, dass ich noch lebe und dass meine Familie zu mir gehalten hat. Ich finde es total daneben, dass du die Meinung vertrittst, dass wir alle weniger wert sein sollen, weil wir im Beruf nicht mehr so viel leisten können wie früher.	
P1:	Um Gottes Willen, das habe ich nie gesagt! Das gilt nur für mich.	P1 verwendet zwei unterschiedliche Maßstäbe.
P2:	Wie, nur für dich?	
P1:	Ja, nur für mich. Ich finde euch alle nicht weniger wert, weil ihr den Unfall hattet. Aber bei mir selbst kann ich das nicht so sehen.	
T2:	Dann sind Sie also etwas ganz Besonderes?	Logischer Disput
P1:	Wollen Sie mich hochnehmen?	
T2:	Nein, ich meine die Frage ganz ernst. Wenn für Sie ein anderer Maßstab gilt als für die anderen, dann behandeln Sie sich doch wie jemand ganz Besonderen, Einzigartigen, oder?	
P1:	Einzigartig blöd vielleicht. Nein, ich merke schon, worauf Sie hinauswollen. Wenn ich die Leistungseinschränkungen bei anderen SHT-Patienten akzeptiere, sollte ich das auch bei mir selbst tun.	

T1:	Warum sollten Sie das tun?	T1 möchte P1 dazu bringen, die neue Sichtweise zu verteidigen.
P1:	Weil es keinen Sinn macht, an mich selbst strengere Maßstäbe anzulegen als an die anderen, und weil ich mich mit dieser Sichtweise selbst unnötig runtermache.	
P2:	Das finde ich klasse, dass du das jetzt so siehst.	

Disput: Scham bzgl. unfallbedingter Defizite

Dieser Gesprächsauszug beschäftigt sich mit dem Thema „Scham“ wegen SHT-bedingter Leistungseinbußen („Ich bin ein Loser“) und dem Thema „Impulsdurchbrüche“.

Dialog (T: Therapeut*innen, P: Patient*innen, P0 = Herr G.)		**Kommentar**
T1:	Herr G., Sie haben berichtet, dass Sie Probleme mit aggressiven Impulsdurchbrüchen haben und dass Sie Ihre Schwierigkeiten hier in der Gruppe besprechen möchten. Ist das noch so?	T1 holt bei P0 die Erlaubnis für den Disput seines Themas ein.
P0:	Ja. Das wollte ich mal hier besprechen und auch gerne wissen, ob die anderen das auch kennen, dass sie nach dem Unfall öfter ausrasten.	P0 sucht nach Hilfe und Unterstützung bei Mitpatient*innen.
P1:	Das kann ich nur bestätigen. Ich flippe auch viel schneller aus, wenn mal was nicht klappt. Früher konnte ich das besser wegstecken.	
P2:	Ich ziehe mich immer schnell zurück, weil ich Angst habe, ich gehe jemandem an den Kragen. Da ist es besser, ich ziehe mich zurück.	
P3:	Damit habe ich überhaupt kein Problem. Mir ist vieles so egal geworden. Meine Frau ist ganz froh, dass ich ruhiger geworden bin.	
P4:	Nee, mein Mann sagt, mit mir sei nichts mehr los …	
P5:	Du hängst auch manchmal echt ab. *(Lacht.)*	
P2:	Dich müssen wir ja aus dem Zimmer ziehen … *(Allgemeines Lachen.)*	

P0:	Meine Oma hat da mehr Temperament …	
T2:	*(Unterbricht.)* Sie haben da offensichtlich unterschiedliche Erfahrungen gemacht. Einige von Ihnen *(nickt den entsprechenden Patient*innen zu)* kennen das Problem, von dem Herr G. spricht, und Sie scheinen auch im Einzelnen Ihre Strategien entwickelt zu haben, damit umzugehen. Trotzdem haben viele von Ihnen so Ihre Schwierigkeiten mit aggressiven Impulsen. Ist das richtig? *(Entsprechende Patient*innen nicken.)* Wollen wir uns mal gemeinsam das Beispiel von Herrn G. angucken?	Würdigen der Beiträge, dabei aber Strukturieren und Fokussieren auf das Thema
T1:	Herr G., könnten Sie einmal eine typische Situation nennen, in der Ihr Problem deutlich wird?	Konkretisierung
P0:	Na, das mit der Konfirmation. Da habe ich richtig Probleme mit meiner Frau bekommen. *(Ganz leise:)* Wenn ich das nicht in den Griff bekomme, kann es echt sein, dass meine Frau mich verlässt. Sie meint, meine Kinder seien ja nicht mehr sicher vor mir.	
P2:	Echt krass!!!	
T1:	Was ist denn da passiert?	
P0:	Meine Frau wollte unbedingt auf der überdachten Terrasse das Kaffeetrinken machen, weil da alle Gäste Platz hätten. Jetzt hat aber die Sonne geschienen und hätte alle Gäste geblendet. Meine Frau kam mit einem großen Bettlaken als Sonnensegel an, was irgendwie an der seitlichen Fensterfront festgemacht werden sollte. Früher wäre mir sofort eingefallen, wie ich das hätte anbringen können. Jetzt musste ich mir von meiner Frau erklären lassen, wie das am besten zu machen sei.	
T1:	Das war bestimmt nicht so einfach für Sie.	T1 äußert Verständnis.
P0:	Ja, da ging das eigentlich schon los.	
T1:	Was genau?	Bitte um Konkretisierung

P0:	Mit meinem Frust. Toller Mann, der da rumsteht und nicht weiß, was er machen soll ... Meine Frau hat mir Reißzwecken gebracht, was ja schon Quatsch war. Ich durfte da keine Nägel reinhauen, weil der Lack von der weißen Holzkonstruktion sonst kaputtgeht. Die Gäste kamen und sie sagt auch noch, das hat Peter für euch angebracht … und dann kam der Wind … das Laken lag über den Gästen und der Kaffeetafel … Das war vielleicht peinlich.	Hinweis auf dysfunktionale Bewertung Scham als Indikator für ein Selbstwertproblem
T2:	Was fanden Sie peinlich?	Frage nach den Schlussfolgerungen und vermuteten persönlichen Konsequenzen von P0
P0:	Na, dass die Gäste unter der Decke waren und ich dafür verantwortlich war …, dass ich nicht mal in der Lage war, so eine simple handwerkliche Tätigkeit hinzukriegen. Ich bin ausgeflippt, habe rumgebrüllt. Dann bin ich losgerannt und habe die Leiter geholt, dann die Nägel und den Hammer und habe das so festgekloppt, wie ich das wollte. Dann ist dabei noch eine Scheibe zu Bruch gegangen und ich habe den Hammer vor Wut weggeschleudert. Der ist zum Glück auf dem Rasen gelandet.	
T1:	Es hat sich niemand dabei verletzt?	
P0:	Nee, Gott sei Dank nicht. Hat meine Frau auch gesagt.	
T1:	Das ist erst einmal die Hauptsache.	
P0:	Sehen Sie, wie wichtig das ist, dass ich mich wieder im Griff habe!	
T2:	Nachvollziehbar, dass es Ihnen wichtig ist, zu lernen, erst gar nicht in so ein hohes Erregungsniveau zu geraten. Wenn Sie erst gar nicht in so große Aufregung geraten, wird es Ihnen auch besser gelingen, sich anders zu verhalten.	Zielkorrektur durch Psychoedukation: nicht *Verhaltens*kontrolle ist wichtig, sondern *Emotions*regulierung
P1:	Und was haben die Gäste gesagt?	P1 verändert den Fokus. T gehen darauf ein.

P0:	Nichts mehr. Aber das ist doch klar, was die gedacht haben.	
T1:	Und was glauben Sie, haben die gedacht?	Formulierung verdeutlicht, dass es sich hier um eine Mutmaßung handelt.
P0:	Na, das liegt doch auf der Hand. Dass ich ein Loser bin und nichts mehr gebacken kriege. Jetzt nimmt mich gar keiner mehr für voll.	
T1:	Und wenn das so wäre?	T1 versucht, das Selbstwertkonzept zu erarbeiten.
P0:	Na was wohl, dann wäre ich das Allerletzte!	P0's Selbstwertkonzept: Selbstwert durch Anerkennung
T1:	Sie glauben, die denken alle, Sie seien ein Loser. Wie kommen Sie darauf?	Logischer Disput (T1 entscheidet sich, zunächst die Generalisierung von P0 und dessen Zuschreibung [Loser] zu prüfen. Der notwendige logische Disput zu seiner Selbstwertableitung erfolgt später in einem Sokratischen Dialog zum Thema „Was ist das: ein wertvoller Mensch?")
P0:	Weil das klar ist!	
T1:	Ihnen ist das klar? Bitte erklären Sie uns das.	Wie zuvor
P0:	Ich denke mir das.	
T1:	Ach, *Sie* denken sich das.	Hinweis auf Eigenverantwortlichkeit
P0:	Wenn ich das denke, denken die das doch auch.	Unlogische Schlussfolgerung
T1:	Wie kommen Sie darauf?	Logischer Disput
P0:	Nicht?	
T1:	Wollen wir mal die anderen fragen, was die so dabei denken?	Realitätscheck durch die anderen Teilnehmenden
P0:	Ja, klar. Dann legt mal los!	
P4:	Ich denke eher, dass du ein bisschen verrückt bist, und hätte eher Angst vor dir.	

P1:	Ich denke, dass ich das kenne. Mensch, der flippt so rum wie ich selbst auch.	
P3:	Ich finde das peinlich, dass du so ausgeflippt bist, nicht dass die Decke wegen des Windes runtergefallen ist.	
T1:	Hören Sie? Keiner hat daran gedacht, Sie einen Loser zu nennen.	Fazit der Umfrage
P0:	Vielleicht sind jetzt alle hier höflich zu mir?	Abwehr, P0 spielt die Bewertungen der anderen herunter.
T1:	Wenn Sie es höflich finden, dass Ihre Mitpatienten und Mitpatientinnen Sie „verrückt" genannt haben und Ihr Verhalten peinlich finden … Ich denke, dass die meisten hier in der Gruppe der Ansicht sind, dass Sie tatsächlich ein Problem haben.	Relativierung „höfliche Aussage"
P0:	Na ja, dann haben meine Gäste gedacht, dass ich ein Problem habe, was es auch nicht besser macht.	Abwehr
T1:	Was fänden Sie denn schlimmer: ein „Loser" zu sein oder ein Problem zu haben?	Exploration des Denkmusters
P0:	„Loser" ist schlimmer. Ich will nicht, dass einer denkt, dass ich ein Loser bin.	
T1:	Weil Sie sich dann für das Allerletzte halten?	T1 ergänzt die Bedeutung, die P0 dem Begriff Loser zuschreibt.
P0:	Genau. Ich will nicht, dass die so von mir denken!	
T1:	Können Sie das verhindern?	Empirischer Disput
P0:	Nein, wohl nicht.	
T2:	Sie können die Gedanken der anderen nicht steuern. Sie wissen auch nicht, was Ihre Gäste gedacht haben. Die Gruppenteilnehmenden haben ihre Gedanken offengelegt und gesammelt. Es könnte sein, dass einige Gäste das Gleiche gedacht haben. Aber falls das jemand denken würde, werden Sie automatisch zu einem Loser?	Zusammenfassung der bisherigen Erkenntnis und des bisherigen Vorgehens; Frage zum Aufdecken des dysfunktionalen Selbstwertkonzepts
P0:	Nein, das nicht.	
T2:	Denken Sie denn selbst, dass Sie dann ein Loser sind?	Exploration des dysfunktionalen Denkmusters

P0:	*(Leiser:)* Manchmal schon. Seit dem Unfall kann ich nichts mehr.	Generalisierung
T2:	Das wollte ich die ganze Zeit schon fragen: Was verstehen Sie unter einem „Loser"?	
P0:	Ein Loser kann nichts. Vor dem Unfall war ich ein echter Handwerker. Wenn etwas kaputt war, haben mich die Leute gerufen, weil ich alles reparieren konnte. „Ruf mal den Peter", hieß das, „der kann das!"	Patientendefinition „Loser" als generalisiertes Versagen; Hinweis auf dysfunktionale Selbstwertschöpfung (Leistung und Anerkennung)
T2:	Sie konnten *alles* und waren *überall* anerkannt?	Empirischer Disput
P0:	Schon …	
T2:	Sie waren jemand, der *alles* konnte und bei *jedem* anerkannt war?	Wie zuvor
P0:	Na ja, nicht alles. Es gab auch Dinge, die ich nicht konnte. Auf jeden Fall kann ich jetzt viel weniger leisten als früher und bin deswegen weniger wert.	P0 relativiert und benennt sein Selbstwertkonzept.
T2:	Jetzt verstehe ich das. Sie glauben, wenn Sie nicht mehr das können, was Sie früher konnten, sind Sie ein Loser und weniger wert. Und wenn jemand das bemerkt, macht es das noch schlimmer.	Zusammenfassen des bisher erarbeiteten dysfunktionalen Bewertungsmusters
P0:	Ja, genau so!	
T1:	Wann genau haben Sie gedacht, dass Sie ein Loser sind?	Eingrenzen der Situation: Ist das die Situation, in der Sie das Gefühl hatten?
P0:	Als die Decke gefallen ist ... und als ich die Scheibe eingeschlagen habe. Weil ich da „abgelost" habe und die haben das mitgekriegt.	
T2:	Wenn dann jemand so etwas mitbekommt, was er nicht merken soll … wie finden Sie das dann?	T2 will über $K_{Bewerten}$ das Gefühl erheben.
P0:	Mir war das peinlich. Die haben doch genau gemerkt, was mit mir los ist.	P0 liefert ein Indiz für ein hierarchisches Selbstwertproblem.
T2:	Was haben Sie denn gedacht, was die gesehen haben?	T2 prüft, ob ein hierarchisches Problem vorliegt.
P0:	Na, dass ich so ein Loser bin und deswegen so ausflippe, weil ich das nicht cool wegstecke ... Dass die merken, dass ich ein Problem damit habe.	

T2:	Und welches Gefühl hatten Sie zu diesem Zeitpunkt?	Wie zuvor
P0:	Scham. Und wie!	Bestätigung des hierarchischen Selbstwertproblems
T1:	Ich möchte gern prüfen, ob ich Sie richtig verstanden habe: Zuerst ärgern Sie sich, weil Sie etwas nicht geschafft haben, und flippen aus. Danach schämen Sie sich, wenn die anderen sehen, wie Sie ausflippen. Ist das so?	T1 fasst die hierarchische Problemstruktur zusammen und lässt dies durch P0 bestätigen.
P0:	Genau so.	
T1:	Zuerst haben Sie sich geärgert. Wie stark haben Sie sich geärgert – zwischen 1 und 10?	T1 prüft nun die Hypothese, dass P0's Ärger-Reaktion eine Copingstrategie für das primäre Selbstwertproblem ist.
P0:	Bei 8 bis 9.	
T1:	Worauf waren Sie wütend?	
P0:	Auf meine Frau.	
T1:	Was fanden Sie denn die Sauerei von ihr?	Frage nach dem $K_{Bewerten}$
P0:	Sie hat mich in diese Scheißsituation gebracht. Sie hat dafür gesorgt, dass ich mich vor den Gästen zum Affen mache, weil das Laken nicht gehalten hat. Ohne meine Frau hätte ich nicht als Loser dagestanden und mich schämen müssen.	
T1:	Mit welchem Gefühl glauben Sie, stärker zu sein: mit Scham oder Wut?	T1 prüft weiter die Hypothese, dass P0's Ärger-Reaktion eine Copingstrategie für das primäre Selbstwertproblem ist.
P0:	Mit der Wut. Bei Scham bin ich so klein. (P0 macht ein Zeichen mit den Fingern.)	
T2:	Welchen Vorteil hätte es dann, wenn Sie Ihrer Frau die Schuld geben und sich über sie ärgern?	Wie zuvor
P0:	Ich muss mich dann nicht mehr schämen. Jedenfalls merke ich die Scham dann nicht mehr …	
T2:	… wenn Sie sich stärker ärgern als sich zu schämen?	

P0:	Ja.	
P1:	Dann kommt meine Wut vielleicht auch daher?	P1 versucht, auf sein Problem zu lenken.
T1:	Möglich, das ist nicht so einfach zu sagen. Das müssten wir uns gemeinsam im Detail angucken, aber jetzt sind wir noch beim Thema von Herrn G.	T2 geht auf Mitpatienten ein und leitet zurück zum Thema.
T2:	Sollen wir da noch mal genauer gucken, Herr G.? *(P0 nickt.)* Ich bitte Sie zu prüfen, ob ich Ihr Problem richtig verstanden habe: Sie hatten einen schweren Unfall und können deshalb einige Dinge nicht mehr so wie früher. Sie glauben, deswegen ein Loser zu sein, und schämen sich dafür, wenn andere das merken. Wenn Sie jemand anderem die Schuld für die Situation geben können, reagieren Sie wütend. Dadurch müssen Sie die vorherige Scham nicht mehr spüren, wenn Ihr Ärger größer als die Scham ist. *(P0 nickt.)* Zusätzlich schämen Sie sich inzwischen dafür, wenn andere merken, dass Sie ein Problem damit haben, wenn andere Sie nicht anerkennen könnten, … wenn andere also merken könnten, dass Sie ein Selbstwertproblem haben. Habe ich das so richtig verstanden?	T2 holt sich Erlaubnis zur weiteren Disputation. P0 soll T2's Diagnose prüfen: ein primäres Selbstwertproblem mit einer Ärger-Copingstrategie (in Form einer Frustrationsintoleranz-Reaktion vom Forderer-Typus) und einem hierarchischen Selbstwertproblem.
P0:	… Ja, ich glaube, das stimmt. Ganz schön peinlich, wie kaputt ich bin …	Zustimmung zur Diagnose
T1:	Das sehe ich nicht so. Viele leiden unter genau diesem Problem. Über 80 Prozent meiner Patienten und Patientinnen leiden unter einem Selbstwertproblem, und zwar unabhängig davon, ob sie einen Unfall hatten oder nicht. Und je älter sie sind, umso wahrscheinlicher ist es dann auch, dass sie irgendwann beginnen, sich dafür zu schämen, dass sie noch ein Selbstwertproblem haben. So etwas nennt man dann ein übergeordnetes Problem. Auch Ihre Art, mit dem alten, untergeordneten Selbstwertproblem umzugehen, ist sehr häufig zu beobachten: Man sucht Schuldige für die momentane Situation. Je stärker man sich über die ärgert, umso weniger spürt man dann noch die zuvor empfundene Scham.	T1 relativiert P0's Aussage und verweist auf Lösungsmöglichkeiten.

All das ist zum Glück durch eigenes Denken und Handeln verursacht. Zum Glück deswegen, weil Sie in der Lage sind, selbst etwas dagegen zu tun und Ihr Problem zu lösen, ohne auf andere angewiesen zu sein. Wie das funktioniert und was Sie dafür tun können, betrachten wir später gemeinsam, wenn auch die anderen ihr eigenes Problem besser verstanden haben.

Die Alternative: Entwickeln eines differenzierten Selbstbilds

Nachdem erarbeitet wurde, dass es *nicht* sinnvoll ist, den Selbstwert pauschal zu bestimmen, möchten die Gruppenteilnehmenden in der Regel wissen, wie denn eine sinnvolle Alternative aussieht. Abstand von jeglicher Form des Selbstbewertens zu nehmen, halten die meisten zu Recht für unrealistisch.

Als Vorbereitung für die Suche nach einer angemessenen Alternative erhalten die Patient*innen die Hausaufgabe, sich selbst möglichst vielschichtig stichpunktartig zu beschreiben und zu vermerken, was sie an sich mögen und was sie nicht mögen. Ziel ist, ein differenziertes Selbstbild zu entwickeln (vgl. Stavemann, 2020).

Das Selbstbild. In der nächsten Sitzung erklärt sich in der Regel mindestens eine Patient*in bereit, die eigene Liste zum Selbstbild in der Gruppe zu besprechen, und liest diese vor. Im Anschluss hieran wird er/sie aufgefordert, eine Rangfolge der Eigenschaften nach Wichtigkeit zu erstellen. Hierbei werden „positive" und „negative" Nennungen gemischt. Die ersten zehn Nennungen werden an der Tafel/Flipchart notiert. Dabei wird deutlich werden, dass bei der Betrachtung der Eigenschaften die vorgestellte Person viele Schichten bietet, die ein pauschales Bewerten nicht sinnvoll möglich machen. Das erste „Aha-Erlebnis" haben Patient*innen meist, wenn sie sehen, dass unter den „wichtigsten" Nennungen auf den ersten Plätzen häufig positiv bewertete Eigenschaften stehen, was so gar nicht zum bisherigen pauschalen negativen Selbstwertbestimmen passen will.

Im Anschluss an das Erstellen der Rangfolge wird überprüft, ob die negativ bewerteten Eigenschaften oder Schwachstellen aus eigener Kraft veränderbar sind. Ist dies der Fall, schätzen die Patient*innen ein, wie viel Aufwand sie zum Verändern aufbringen müssten und ob sie diesen Aufwand betreiben möchten. Falls ja, werden sie dabei unterstützt, realistische Zielpläne aufzustellen. Falls ihnen der zu betreibende Aufwand für ein Verändern zu hoch ist, fällt es ihnen in der Regel leichter, die negativ empfundenen Eigenschaften oder Merkmale zu akzeptieren, da sie sich, nach reiflichem Überlegen und Abwägen aller zur Verfügung stehenden Informationen eigenverantwortlich dazu entschlossen haben, dass der Aufwand zum Verändern zu hoch wäre.

Machbares vom Unbeeinflussbaren trennen. Kommen die Patient*innen zu dem Schluss, dass etwas negativ Empfundenes unveränderbar ist, wird ihnen bewusst, dass es keinen Sinn ergibt, einem Verändern dieses Aspekts weiterhin nachzujagen oder sich deswegen Schuldvorwürfe zu machen.

Viele Patient*innen betreiben hohen Aufwand, um Eigenschaften oder Merkmale zu verändern, die gar nicht aus eigener Kraft veränderbar sind. Die Folgen sind ständiges Selbstabwerten und ein immenses Energievergeuden. Entsprechend setzt die klare Unterteilung der negativ bewerteten Eigenschaften in „veränderbar“ und „nicht veränderbar“ und „den Aufwand möchte ich betreiben“ oder „diesen Aufwand betreibe ich lieber nicht“ Energien frei, die jetzt sinnvoll und zielgerichtet eingesetzt werden können.

3.5 Thema: Lebensziele und Lebenszielplanung

Das Thema „Lebensziele“ wurde in den Themenkatalog der SHT-Gruppe aufgenommen, weil die Gruppenteilnehmenden in der Regel ihre ursprünglichen Lebensziele nicht mehr oder zumindest nicht mehr im gleichen Tempo erreichen können, wie ursprünglich geplant.

Notwendiges Zielanpassen. Von außen betrachtet erscheint es vielen vollkommen logisch und selbstverständlich, dass nach einer solch schweren Verletzung wie dem SHT ein Festhalten an alten Lebenszielen utopisch, zumindest aber weniger erfolgversprechend ist als vor dem Unfall. Die Betroffenen, aber auch viele Angehörige, halten dagegen häufig unreflektiert an ursprünglichen Lebenszielen fest. Die Folgen sind kräftezehrende, über die tatsächlichen Ressourcen hinausgehende Anstrengungen, häufige Misserfolgserlebnisse und die damit verbundenen emotionalen Turbulenzen, meist in Form von Scham oder Niedergeschlagenheit.

Kriterien für Ziele. Zunächst wird in der Gruppe (in Anlehnung an Stavemann, 2017, 2018) erarbeitet, welche Kriterien sinnvolle (Lebens-)Ziele erfüllen sollten. Als wichtigstes Kriterium wird die *Erreichbarkeit aus eigener Kraft* herausgestellt. Um sicherzugehen, dass alle Gruppenteilnehmenden dieses Kriterium verstanden haben, werden Beispiele durchgesprochen, anhand derer sie entscheiden sollen, ob es sich um aus eigener Kraft erreichbare Ziele oder eher um Wunschdenken („Wünsche an den Weihnachtsmann") handelt. Der Zusatz „an den Weihnachtsmann" erleichtert es den Patient*innen erfahrungsgemäß, zwischen Zielen und Wünschen sicher zu unterscheiden.

Dieses Kriterium ist im Rahmen der SHT-Gruppe als Kern des Themas Lebensziele zu sehen, da bei den SHT-Betroffenen die zur Verfügung stehende „Kraft" in der Regel erheblich gegenüber dem prämorbiden Zustand eingeschränkt ist, sodass ein Modifizieren von Lebenszielen unausweichlich erscheint.

Als zweites Kriterium für sinnvolle Ziele wird ebenfalls anhand von Beispielen erarbeitet, dass Ziele sich nicht gegenseitig boykottieren sollten. Nahezu alle in der Gruppe kennen die Situation, zwischen kurzfristiger Bedürfnisbefriedigung (z. B. durch ein Stück Torte) und einem mittel- oder langfristigen Ziel (abzunehmen) zu schwanken. An dieser Stelle wird erarbeitet, dass es kurz-, mittel- und langfristige Ziele gibt und dass die Lebensziele, die der Kompass für unser Handeln sein sollten, grundsätzlich langfristig angelegt sind.

Lebenszielanalyse. Die Patient*innen bekommen die (Haus-)Aufgabe, ihre Ziele für die folgenden Bereiche zu formulieren:

- Familie/Partnerschaft/Sozialkontakte
- Beruf/Karriere/verfügbare Geldmittel
- Hobbys/Freizeitverhalten
- andere Bereiche (z. B. notwendige Tätigkeiten zur Linderung von Krankheit und Gebrechen).

Hierbei sollen sie den Ist-Zustand sowie den langfristig angestrebten Zustand (z. B. in 30 Jahren) beschreiben. Erst dann folgen die Etappenziele in einem bzw. in zehn Jahren (vgl. Stavemann, 2017, 2018). Die langfristigen Ziele bilden die „Oberziele"; die kurz- und mittelfristigen sind Etappenziele und sollten sinnvollerweise zu diesen Oberzielen führen. Je nach Lebensalter der Teilnehmenden können die langfristigen Ziele (30 Jahre) an einen früheren oder späteren Zeitpunkt angepasst werden.

Schließlich werden die Oberziele dahin gehend geprüft, ob sie zueinander widerspruchsfrei und aus eigener Kraft erreichbar sind und ob sie mit den individuellen moralischen Wertvorstellungen vereinbar sind (vgl. Stavemann, 2017). Erst danach wird überprüft, ob die Etappenziele nicht nur die für Ziele sinnvollen Kriterien erfüllen, sondern auch, ob sie funktional in Bezug auf die langfristigen Ziele sind und deren Erreichen dienen.

Zeit- und Energieplanung. Ein wichtiger Aspekt der Lebenszielplanung ist, die zum Zielerreichen notwendige Zeit und Energie realistisch einzuschätzen. Hier wird häufig deutlich, dass Patient*innen sich an ihrem „alten Tempo" und ihren „alten Kräften" orientieren. Die Aufgabe der Therapeut*innen besteht darin, auf einem realistischen Zeit- und Energieplanen zu bestehen, um unrealistisches Zielplanen zu vermeiden.

3.6 Resümee aus der SHT-Gruppentherapie

In der SHT-Gruppe machen die Patient*innen die Erfahrung, dass sie mit ihren Einschränkungen nicht alleine sind. Einerseits ist es für sie häufig entlastend, im Austausch mit anderen zu erfahren, dass diese mit ähnlichen Schwierigkeiten zu kämpfen haben wie sie selbst. Andererseits gehen die Betroffenen auf sehr unterschiedliche Weise mit ihren Einschränkungen um, sodass durch Modelllernen die Akzeptanz der Behinderung und der Leistungseinschränkungen sowie der damit verbundenen Veränderungen des Alltags (möglicher Verlust des Arbeitsplatzes, von Sozialkontakten etc.) erleichtert wird.

Durch das Erarbeiten des kognitiven Modells der Emotionsentstehung und -modifikation sowie des Themas „Selbstwertkonzepte" lernen die Patient*innen, dass sie ihre eigenen Emotionen beeinflussen können, statt ihnen hilflos ausgeliefert zu sein. Hieraus ergibt sich auch ein gewisses Maß an Eigenverantwortung, das manche bisher gerne delegiert haben.

Der Therapiegrundsatz, sich selbst und nicht die Umwelt verändern zu wollen, widerspricht gelegentlich den Vorstellungen langjähriger SHT-Patient*innen, die Familie und Freunde so gedrillt haben, dass diese ständig Rücksicht auf ihre besonderen Bedürfnisse nehmen. Gerade dieses Betonen der Eigenverantwortung führt aber dazu, dass sich die Betroffenen auch nach vielen Lebensjahren mit SHT zu verändern beginnen.

Ein weiteres Ziel ist, den Selbstwert von pauschalen Selbstwertmaßstäben zu entkoppeln. In diesem Zusammenhang erweist es sich als ausgesprochen zielführend, dass SHT-Betroffene die hiermit verbundenen Fragen miteinander disputieren können, da hierdurch das beliebte „Totschlagargument" gegenüber den Therapeut*innen nicht greift: „Sie haben leicht reden. Kommen Sie erst mal in unsere Situation!"

Schließlich lernen SHT-Patient*innen mit niedriger Frustrationstoleranz durch die Grundhaltung der Therapeut*innen, aber auch durch die Rückmeldungen der anderen Teilnehmenden, dass sie selbst dafür verantwortlich sind, ihre Leistungsgrenzen nicht zu überschreiten und ihre eigenen Interessen sozial verträglich zu vertreten. Ideen wie „Man muss auf mich Rücksicht nehmen!", „Die anderen müssen doch merken, wie es mir geht!", „Ich bin eben seit meinem Unfall aufbrausend, das ist doch nicht mein Problem!" werden in der Regel grundlegend infrage gestellt.

Wenn Patient*innen ihre Lebensziele prüfen, ergibt sich bei vielen, dass sie bisher unreflektiert alten Zielen nachgejagt sind und hierfür viel Kraft eingesetzt haben, ohne durch entsprechende Erfolge belohnt zu werden. Die Folgen sind Niedergeschlagenheit, Deprimiertheit, Angst, Unzufriedenheit und Selbstmitleid.

Durch den schweren Unfall bzw. seine Folgen werden ehemals sinnvolle Ziele zu „nicht mehr aus eigener Kraft erreichbaren" Zielen. Ein grundlegendes Neubestimmen von Lebenszielen ermöglicht den Patient*innen, die „Kontrolle" über die weitere Lebensgestaltung zurückzuerobern und so den mit ständigen Misserfolgserlebnissen und Ziellosigkeit einhergehenden emotionalen Turbulenzen zu entgehen.

3.7 Typische Probleme und Widerstände in der Gruppentherapie

Nachfolgend gehen wir auf den Umgang mit unterschiedlichen Problemen und Widerständen ein, die im Verlauf der Gruppentherapie auftreten können.

Schwierigkeiten und Widerstände bei SHT-Patient*innen

Klientelspezifische Probleme. Im Umgang mit hirnorganisch geschädigten Patient*innen ist zu beachten, dass kognitive Beeinträchtigungen die Kommunikationsfähigkeit deutlich einschränken können. So können beispielsweise das Sprachverständnis und die Ausdrucksfähigkeit, aber auch die Aufmerksamkeit oder das Reflexionsvermögen vermindert sein.

Oftmals ist die allgemeine kognitive Belastbarkeit vermindert, sodass die Patient*innen ihre Aufmerksamkeit kaum über die 50-minütigen Gruppensitzungen aufrechterhalten können. Es kommt auch immer wieder vor, dass einzelne Patient*innen dem zügigen und lebhaften „Schlagabtausch" in der Gruppe nur schwer folgen können.

Aufgrund exekutiver Störungen fällt es manchen SHT-Betroffenen schwer, logische Zusammenhänge zu erfassen, was ja die Basis der IKVT darstellt.

Andere leiden unter sprechmotorischen Einschränkungen und brauchen lange, um ganze Sätze zu formulieren. Dies wiederum stellt die Geduld der anderen Gruppenteilnehmenden auf die Probe, denen es häufig aufgrund einer verminderten Impulskontrolle ohnehin ausgesprochen schwerfällt, andere ausreden zu lassen.

Oft gibt es im Rahmen der SHT-Gruppe auch logorrhöische Teilnehmende (Patient*innen mit ungehemmtem Redefluss), deren Beiträge häufig nicht zum Thema passen.

Viele Patient*innen sind sehr leicht gekränkt, reizbar oder verbal aggressiv. Es kommt auch vor, dass SHT-Betrofffene affektiv verflacht sind und Emotionen bei ihren Mitmenschen nicht wahrnehmen. In diesem Zusammenhang kann es zu unangemessenen Scherzen und „Sprücheklopfen“ kommen.

Therapeutisches Vorgehen. All diese „Besonderheiten“ sind kein Anlass dafür, diese Patient*innen für „nicht gruppentauglich“ zu erklären. Vielmehr geht es darum, mit diesen Auffälligkeiten sinnvoll umzugehen. Um dies zu ermöglichen, sollten zwei Therapeut*innen die Gruppe leiten, da eine Einzelperson damit überfordert sein kann, die deutlich voneinander abweichenden Bedürfnisse der einzelnen Teilnehmenden im Blick zu behalten.

Sinnvoll erscheint, dass die Therapeut*innen die Aufgaben aufteilen: Eine Person disputiert z. B. kognitiv-verhaltenstherapeutisch mit einem Patienten/einer Patientin, während die andere die Reaktionen der übrigen Patient*innen erfasst und entsprechend eingreift, wenn es sinnvoll bzw. notwendig erscheint.

In der hier vorgestellten SHT-Gruppe gelten andere Regeln, als man sie üblicherweise aus psychotherapeutischen Gruppen kennt. Die sonst gängigen Regeln „Es spricht immer nur eine Person“ und „Alle dürfen ausreden“ erscheinen nicht zielführend, weil es immer wieder vorkommt, dass Teilnehmende „am Thema vorbeireden“ oder einen ungehemmten Redefluss zeigen. In solchen Fällen ist es notwendig, sie zu unterbrechen und auf das eigentliche Thema zurückzuführen. Auch unterbrechen die Therapeut*innen die Teilnehmenden, wenn diese sich unangemessen gegenüber Mitpatient*innen äußern.

Immer wieder ergibt sich im Rahmen der SHT-Gruppe die Möglichkeit, beispielhaft anhand der Norm „Es ist unhöflich, andere im Gespräch zu unterbrechen“ zu disputieren, ob es auch (sinnvolle) andere Sichtweisen dazu geben kann.

Ausschlusskriterien. In seltenen Fällen entscheiden die Therapeut*innen, dass einzelne Patient*innen nicht über ausreichende kommunikative Fähigkeiten verfügen oder dem Gespräch aufgrund vorhandener kognitiver Defizite (z. B. Gedächtnisstörungen und exekutiver Einschränkungen) grundsätzlich nicht in ausreichendem Maße folgen können. Auch sind manchmal die Verhaltensauffälligkeiten derart ausgeprägt, dass sie eine konstruktive Arbeit der Gruppe sabotieren würden. In diesen Fällen können die Patient*innen nicht an der SHT-Gruppe teilnehmen und erhalten stattdessen (zunächst) Einzeltherapie.

Menschenwert bestimmen

Alle sind gleich wertvoll. Einige Personen sträuben sich bei der Frage nach dem Wert eines Menschen, differenzierte Angaben zu machen, und weisen darauf hin, dass sie diese Aufgabe für nicht sinnvoll erachten. Bei genauerem Nachfragen ergibt sich meist, dass sie in Anlehnung an eine z. B. religiös geprägte Weltsicht der Auffassung sind, dass grundsätzlich jeder Mensch wertvoll sei und sie deshalb nicht Menschen unterschiedlich bewerten sollten.

Dieselben Personen schrecken dann allerdings nicht davor zurück, sich selbst pauschal abzuwerten. Aus kognitiv-verhaltenstherapeutischer Sicht verweigern sie das Menschenwertbestimmen aus „den falschen" Gründen, d. h., sie werten andere Menschen pauschal auf, statt einzelne Eigenschaften und Merkmale differenziert zu betrachten (s. Abschn. 3.4).

Therapeutisches Vorgehen. Bei dieser Argumentation wird, wie bei pauschalem Abwerten auch, anhand konkreter Beispiele erarbeitet, dass ein pauschales Menschenwertbestimmen *grundsätzlich* nicht sinnvoll sein kann, da Menschen vielschichtig und komplex sind und ihre subjektiv als positiv oder negativ empfundenen Eigenschaften verschiedenen Kategorien entstammen, die sich nicht sinnvoll gegeneinander „aufrechnen" lassen.

Bei pauschalem Aufwerten („Jeder Mensch ist selbstverständlich wertvoll!") kommt eine Diskussion unter den Gruppenteilnehmenden in Gang, wenn man Beispiele von Menschen vorgibt, die einerseits ein Verhalten zeigen, das die meisten Gruppenmitglieder ausgesprochen moralisch finden (Herr X pflegt seit Jahren hingebungsvoll seine an einer chronischen Krankheit leidende Frau), und andererseits ein Verhalten zeigen, das die meisten als unmoralisch und kriminell ansehen (Herr X trinkt regelmäßig und sucht dann Prostituierte auf, die er schwer misshandelt). Die meisten erkennen schnell, dass sich hierzu kein sinnvoller „Gesamtwert" errechnen lässt.

„Keine Lebensziele" aus Schutz vor Enttäuschung

Versicherungsdenken. Manche Patient*innen beharren hartnäckig darauf, keinerlei Lebensziele zu haben und einfach nur vor sich hinzuleben. Bei genauem Betrachten stellt sich meist heraus, dass sie beim Versuch, ihre Lebensziele zu verwirklichen (möglicherweise durch die Folgen des SHT), frustriert wurden und sich davor schützen möchten, erneut enttäuscht zu sein.

Beispielsweise kann eine Person, deren Lebensziel hauptsächlich darin bestand, eine hohe berufliche Position mit entsprechendem Einkommen zu erreichen, mit tiefer Unzufriedenheit reagieren, wenn sie durch das SHT bzw. die Folgen des SHT ihre berufliche Position verliert.

Therapeutisches Vorgehen. Wenn solche Patient*innen sich darauf einlassen, kann dieses Thema in der Gruppe bearbeitet werden. Wichtig erscheint in diesem Zusammenhang, die Kosten der „Ziellosigkeit" herauszustellen: Wer keine Ziele verfolgt und somit auch keine Ziele erreicht, bringt sich um die mit dem Erreichen von Zielen verbundenen Erfolgserlebnisse und damit um die Möglichkeit, zufrieden mit sich zu sein.

Sollte genügend Zeit zur Verfügung stehen, können die Therapeut*innen mithilfe eines explikativen Sokratischen Dialogs herausarbeiten, dass auch Abwarten und Nichtentscheiden auf Entscheidungen basieren und entsprechende Konsequenzen nach sich ziehen, die aber wahrscheinlich die schlechtesten Ergebnisse aller vorhandenen Alternativen liefern (vgl. genauer Stavemann, 2017).

Das Ergebnis des Disputs sollte sein, dass ein grundlegendes Neubestimmen von Lebenszielen den Betroffenen die „Kontrolle" über die weitere Lebensgestaltung zurückgeben kann.

„Keine Ziele" aus Kurzfristhedonismus

Kurzfristhedonismus. Es gibt Patient*innen, die wahrscheinlich schon vor dem Unfall keine langfristigen Ziele verfolgt haben (sog. „Kurzfristhedonisten") und stattdessen kurzfristige Bedürfnisbefriedigung vorgezogen haben. Dies erspart die mit dem Verfolgen langfristiger Ziele verbundene Anstrengung (Symptomgewinn). Die Symptomkosten bestehen darin, dass der kurzfristige Genuss langfristig Konsequenzen hat, z. B. niedriges Einkommen bei niedriger beruflicher Qualifikation, Verlust der Partnerschaft wegen eines Seitensprungs etc.

Die Chance, dass diese Patient*innen nach dem erlittenen SHT ihre Art des Planens von Lebenszielen grundlegend ändern, erscheint sehr gering.

Therapeutisches Vorgehen. Zunächst werden in der Therapie die kurz- und längerfristigen Konsequenzen der einzelnen Verhaltensalternativen beleuchtet. Hieraus ergibt sich zwangsläufig, dass die Patient*innen sich auch mit den Symptomkosten beschäftigen, was sie sonst in der Regel vermeiden. Im Anschluss daran haben sie die Möglichkeit, die kurzfristigen Symptomgewinne und die langfristigen Symptomkosten gegeneinander abzuwägen, um sich dann eigenverantwortlich für das eine oder das andere zu entscheiden. In der Regel muss hier am zugrunde liegenden Frustrationsintoleranzproblem gearbeitet werden (s. Stavemann & Hülsner, 2016; Stavemann, 2021).

Verweigerung einer Zieladaption

Kapitulation vor der Krankheit. Manche Patient*innen äußern die Auffassung, es käme einer „Kapitulation vor der Krankheit" gleich, die alten Ziele aufzugeben oder diese zu modifizieren. Sie glauben, dem Ziel „wieder wie früher zu werden" bedingungslos folgen zu müssen, um das bestmögliche Resultat im Sinne von wiedererlangter Leistungsfähigkeit zu erreichen.

Therapeutisches Vorgehen. Der folgende Gesprächsauszug verdeutlicht diese Sichtweise und das empfohlene therapeutische Vorgehen.

Ein Patient verweigert die Zieladaption

Der Patient berichtet, vor fünf Jahren ein SHT erlitten zu haben. Er versuche immer noch, wieder in seinen alten Beruf als LKW-Fahrer zurückzukommen, was ihm aber nicht gelänge. Er schaffe es einfach nicht, den gesetzlich vorgeschriebenen Anforderungen gerecht zu werden. Als Hauptgrund für das Verfolgen dieses Ziels führt er an, „das (LKW-Fahren) früher auch gekonnt zu haben" und „seinen Traumjob wiederhaben zu wollen". Er sei ganz verzweifelt, weil er immer noch nicht an sein Ziel gelangt sei.

Dialog (T: Therapeut*innen, P: Patient*innen, P0 = Herr M.)		**Kommentar**
T1:	Herr M., habe ich das richtig verstanden, dass Sie seit mehr als drei Jahren versuchen, wieder in Ihrem alten Beruf Fuß zu fassen?	
P0:	Ja, klar. Das war ja immer mein Ziel.	
T1:	Und das wollen Sie nicht aufgeben?	Explorationsfrage zum Verdeutlichen der Eigenverantwortlichkeit
P0:	Warum sollte ich?	
T1:	Ich hatte Sie so verstanden, dass Sie verzweifelt sind, weil Sie Ihr Ziel immer noch nicht erreicht haben. Wollen wir uns das mal gemeinsam anschauen?	T1 holt sich die Erlaubnis zum Disput.
P0:	Ja, schon. Ich komme ja nicht weiter.	
P1:	Das ist doch nicht dein Ernst, dass du da noch immer dranhängst?	
P2:	Warum denn nicht? Das war sein Beruf und da will er wieder hin!	
P0:	Das gebe ich auch nicht auf. Das ist mein Traumjob und ich wollte noch in ganz viele Länder fahren auf meinem Bock!	

T2:	Aber das stimmt schon, dass Sie augenblicklich ganz verzweifelt sind, weil das nicht mehr so klappt, wie Sie sich das vorstellen?	Explorationsfrage (s. o.) T2 benennt die Symptomkosten des Zielverfolgens.
P0:	Ja, das schon. Aber, wenn ich das aufgebe, brauche ich gar nicht weiterzumachen.	Widerstand
T1:	Wie meinen Sie das, mit „nicht mehr weitermachen?“	T1 erfragt mögliche Suizidgedanken.
P0:	Das hieße, dass ich aufgebe, dass ich aufhöre zu kämpfen.	
T1:	Sie würden dann nicht weiterleben wollen?	Wie zuvor
P0:	Nein, das habe ich nicht damit gemeint. Ich würde niemals aktiv Hand an mich legen. Aber ich würde mich dann aufgeben. So wie eine Bankrotterklärung!	
T2:	Sie sähen das als Bankrotterklärung für sich?	Wiederholung der dysfunktionalen Sichtweise
P0:	Ja, was hätte ich dann noch?	
T1:	Das wäre eine Möglichkeit, da mal hinzuschauen. Aber wollen wir erst einmal schauen, warum das nicht mit Ihrem Ziel klappt?	T1 geht kurz auf diese sinnvolle Frage ein, möchte aber zunächst das Thema „Lebensziele“ verfolgen und holt dafür das Einverständnis von P0 ein.
P0:	Ja, das ist mir ganz recht.	
T1:	Sie sagen, dass Sie seit drei Jahren versuchen, wieder in den Job zu kommen. Was haben Sie denn dafür getan?	T1 versucht, den Realitätsbezug herzustellen.
P0:	Ich war ja erst in der Reha und habe dann ambulant Therapien gemacht, um meine Aufmerksamkeitsleistungen weiter zu verbessern, sodass das wieder für den LKW-Führerschein reicht. PKW-Fahren darf ich ja jetzt, da habe ich eine Fahrprobe gemacht, weil die Tests nicht so gut ausgefallen sind. Aber zu mehr reicht es nicht. Ich mache immer weiter und weiter. Meine Leistungen verbessern sich aber nicht mehr. Das bleibt einfach stehen und ich kämpfe und kämpfe. Irgendwann wird das doch klappen?	Unsicherheit von P0 wird deutlich.

T2:	Ich höre von Ihnen, dass Sie noch nicht erreicht haben, was Sie sich vorgenommen haben. Aber andererseits: Was Sie da bisher erreicht haben, ist aus therapeutischer Sicht eine ganze Menge. Da ziehe ich den Hut. Sie haben es mit viel Kraft und Energie geschafft, trotz der noch bestehenden Einschränkungen wieder PKW fahren zu dürfen und sich ein Stück Freiheit zurückzuerobern.	Wertschätzung des bereits Erreichten; Ressourcenaktivierung; Hinweis auf noch bestehende Einschränkungen; Hinweis auf Teilerfolg „Freiheit“ in Bezug auf P0's „Easy-Rider-Traum“
P0:	Na ja, da habe ich auch ganz schön für gekämpft.	P0 erkennt seine Leistung an.
P1:	Mensch, das finde ich auch. Da hast du aber eine Menge erreicht!	
P2:	Aber du willst ja mehr. Wieder LKW fahren dürfen!	
T1:	Ja, das ist klar. Im Moment sind wir dabei, erst einmal zu schauen, was Herr M. schon geschafft hat. Sein Wunschziel verlieren wir nicht aus den Augen …	T1 bestimmt die Vorgehensweise beim Bearbeiten des Themas und signalisiert P2, dass das „eigentliche Thema“ später wieder aufgegriffen wird. Auf diese Weise ermöglicht er T2, mit dem Disput fortzufahren.
T2:	Herr M., Sie haben eben gesagt, dass bei Ihnen weiterhin Aufmerksamkeitseinschränkungen bestehen. Die PKW-Fahrerlaubnis haben Sie aufgrund einer erfolgreich absolvierten Fahrprobe bekommen. Diese war notwendig, weil die Ergebnisse der Aufmerksamkeitstests Zweifel an Ihrer Fahreignung für PKW gelassen haben. Sie wissen auch, dass Sie für's LKW-Fahren noch bessere Testergebnisse brauchen als für das PKW-Fahren?	T2 fasst die bisherigen Fakten und Erkenntnisse zusammen, um bei P0 die Bereitschaft zu erhöhen, logische Schlüsse aus den Fakten zu ziehen.
P0:	Ja, ich darf wegen der praktischen Fahrprobe PKW fahren.	

T2:	Der Unfall ist fünf Jahre her, Sie haben geübt und geübt, jetzt findet Ihrer Beobachtung nach keine Leistungsverbesserung mehr statt. Wie lange brauchen Sie nach Ihrer Vorstellung noch, bis Sie wieder über die Aufmerksamkeitsleistungen verfügen, die Sie brauchen, um wieder LKW fahren zu dürfen?	Empirische Frage Bestehende Fakten werden mit Ziel abgeglichen.
P0:	Ich weiß nicht. Ich weiß nur, dass ich nicht aufgeben darf!	
T1:	Wissen Sie schon, dass sich nach einem so langen Zeitraum keine gravierenden Verbesserungen mehr erreichen lassen?	Frage nach dem Wissensstand von P0 und Psychoedukation
P0:	Das haben die mir damals in der Klinik schon gesagt. Auch mein ambulanter Therapeut sagt mir das jedes Mal. Jetzt kommen Sie auch noch damit an.	
T1:	Wozu glauben Sie, sage ich und all die anderen das?	Funktionaler Disput
P0:	Sie nehmen mir damit jede Hoffnung!	
T1:	Was genau hätten wir denn davon?	Wie zuvor
P0:	Weiß ich auch nicht. Aber ich gebe nicht auf und hoffe weiter.	
T2:	Wie auf einen Lottogewinn?	Metapher, um zu verdeutlichen, dass das Ziel *nicht* aus eigener Kraft erreichbar ist; wichtige Unterscheidung zwischen Zielen und Wünschen (s. o.)
P2:	Wie meinen Sie das?	
T2:	Na, das ist doch so, als wenn Sie auf ein Wunder hoffen. Sie wissen zwar, dass sich nach so langer Zeit keine gravierenden Verbesserungen mehr erarbeiten lassen, aber Sie hoffen dennoch.	Diskriminierung: Wunsch/Ziel
P2:	Na ja, er tut aber auch was dafür und kreuzt nicht einfach nur Zahlen an.	
T1:	Ja, genau, Herr M. Sie investieren wider besseren Wissens eine Menge Energie. Ein hoher Einsatz, der aber noch weniger Erfolgsaussichten hat als das Ankreuzen auf dem Lottoschein.	Zuspitzende zusammenfassende Darstellung
P0:	Soll ich denn einfach aufgeben?	

T2:	Schauen wir uns hierzu einen anderen Fall an: Ein Hochspringer legt sich nach einer schweren Meniskusoperation die Latte auf 2,50 Meter – der Weltrekord liegt knapp über 2,40 Meter – und übt und übt, ganze fünf Jahre lang, weil er hofft, etwas zu schaffen, was noch keiner vor ihm geschafft hat. Er ist inzwischen völlig ausgelaugt und niedergeschlagen, steht vor Ihnen und möchte Ihre Hilfe. Was raten Sie ihm?	Metapher zum besseren Erkenntnisgewinn
P0:	Keine Ahnung. So wie bei mir.	
T2:	Was raten Sie ihm, damit es ihm besser geht?	
P0:	Na, nach der langen Zeit hat das ja wohl keinen Sinn mehr. Und der wird ja auch nicht jünger …	P0 erkennt die Problematik, versucht aber auszuweichen.
T2:	Was raten Sie ihm?	T2 bleibt bei der Frage.
P1:	Komm schon, du würdest doch auch sagen, dass er aufgeben oder zumindest runter mit der Höhe soll.	
P0:	Nee, aufgeben würde ich ihm nicht sagen.	
T2:	Sondern?	
P0:	Ich würde ihn fragen, ob er noch Spaß am Hochsprung hat.	
T2:	Am Hochsprung oder am Weltrekord?	Differenzierung des Ziels
P0:	Den Weltrekord schafft der wohl nicht mehr.	P0 erkennt die Unsinnigkeit des Ziels an.
T2:	Was sollte er dann tun – gesetzt den Fall, er hat noch Spaß am Hochsprung?	Adäquate/alternative Zielsuche
P0:	Die Latte tiefer legen?	
T2:	Das wäre eine sinnvolle Maßnahme. Wissen Sie weshalb?	Funktionaler Disput
P0:	Weil er dann wieder Erfolg hat?	Erkenntnisgewinn
T2:	Was bringt es denn, wenn jemand wieder Erfolg hat?	Funktionaler Disput
P0:	Dann ist er nicht mehr so niedergeschlagen.	Erkenntnisgewinn
P1:	Der kann jetzt ein erreichbares Ziel anstreben und seine Kräfte angemessen einsetzen. Der sieht sozusagen wieder Licht am Ende des Tunnels.	

T1:	*(An P0 gewandt:)* Wäre das auch für Sie erleichternd?	Hedonistischer Disput
P0:	Ja ..., schon.	
T2:	Herr M., was könnte das für Sie bedeuten?	Konkretisierung
P0:	Wäre das nicht „einfach aufgeben?“	P0 stellt seine neue Erkenntnis infrage.
T1:	Wie sehen die anderen das?	
P2:	So’n Quatsch. Weil du was Sinnloses aufgibst?	
P3:	Nee, Aufgeben ist was anderes.	
P4:	Sehe ich auch nicht so!	
P1:	Wieso aufgeben? Was Sinnloses durch etwas Sinnvolles zu ersetzen, ist doch nicht aufgeben. Mann, du verballerst deine ganze Kraft!	
P5:	Ich denke schon die ganze Zeit, dass das Beispiel mit dem Hochspringer hinkt. Wenn das Ziel, also bei Herrn M. das LKW-Fahren, einfach nicht erreichbar ist, dann sollte er es ganz aufgeben. Also nicht die Latte tiefer legen. Man kann ja nicht ein bisschen LKW fahren. Entweder man kann oder man kann nicht. Was soll dann die Analogie mit der Latte, die man tiefer legt? Ich würde sagen: Schluss mit LKW-Fahren!	
T1:	Was könnte bei Herrn M. gemeint sein mit „die Latte tiefer legen“?	T1 möchte den Sinn der Analogie erarbeiten lassen.
P2:	Das finde ich ganz einfach. Er sollte sich von zu hohen Zielen verabschieden, damit er den Kopf frei hat für die, die er noch erreichen kann, um eine berufliche Alternative zu suchen.	
P0:	Du meinst, wenn ich nicht LKW fahren kann, heißt das nicht, dass ich gar nichts kann?	
P2:	Ja klar. Du möchtest eigentlich gerne arbeiten, verballerst aber deine ganze Kraft.	
P0:	Versteh ich nicht!	
T1:	*(an P2 gewandt:)* Darf ich mal versuchen?	Unterstützt
P2:	Ja, sicher doch!	

T1:	*(an P0:)* Ihre Mitpatientin meint – *(an P2:)* korrigieren Sie mich, wenn ich das falsch verstanden habe –, weil Sie viel Kraft in ein sinnloses, weil nicht aus eigener Kraft erreichbares Ziel investieren, hätten Sie nicht mehr genug Kraft, um ein erreichbares Ziel zu verfolgen, also z. B. darüber nachzudenken, was Sie sonst noch beruflich machen könnten. *(An P2 gewandt:)* Meinten Sie das so?	T1 wiederholt den Erklärungsversuch der P2 in anderen Worten, um die Analogie zu verdeutlichen.
P2:	Ja, ganz genau!	
P0:	Verstehe. Ich schieße mir also irgendwie selbst ins Knie. Ich stecke meine Energie in die falschen Dinge. *(Stille)* *(Mehr zu sich:)* Ich würde also gar nicht kapitulieren, wenn ich aufhöre, für etwas Sinnloses zu ackern. Das wäre, ganz im Gegenteil, schlau von mir. Aber, was soll ich stattdessen tun?	Erkenntnisgewinn; Aufbau einer realistischen Sichtweise
T2:	Das ist eine gute Frage. Sie suchen ein alternatives, sinnvolles Ziel?	Zustimmung; Exploration zum Unterstützen der Eigenverantwortung
T1:	Wissen Sie noch, wie sinnvolle Ziele beschaffen sein sollten?	Abfrage der erlernten Zielbedingungen

Gemeinsam mit der Gruppe werden die anfangs erarbeiteten Kriterien für eine sinnvolle Zieldefinition gesammelt:

- aus eigener Kraft erreichbar
- sich *nicht* gegenseitig boykottierend
- verschiedene Lebenszielbereiche
- lang-/mittel-/kurzfristige Ziele
- notwendige Energie und notwendiger Zeitbedarf.

Fortsetzung: Zielfindung

Dialog (T: Therapeut*innen, P: Patient*innen)		Kommentar
T1:	Anfangs haben Sie sich gefragt, wenn Sie das Ziel LKW-Fahren aufgeben würden, was Sie dann noch hätten?	Rückblick auf relevanten Gedanken zur Zieldefinition
P0:	Ja, habe ich.	
T1:	Ist das noch die Frage, die Sie sich stellen?	Therapeutischen Auftrag einholen
P0:	Schon, aber nicht mehr so krass.	
T1:	Wie meinen Sie das?	Konkretisieren des therapeutischen Auftrags
P0:	Na ja, jetzt, wo mir klar geworden ist, dass das unsinnig ist, weiter LKW fahren zu wollen, ist das nicht so, dass ich gar keine Idee hätte.	
T2:	Was haben Sie denn für eine Idee?	Explorationsfrage
P0:	Als Sie mir gesagt haben, dass ich ja was kann, also z. B. Autofahren, habe ich mir gedacht, dass ich ja auch Kurierfahrten oder so machen kann.	
P5:	Das ist ja cool. Das hast du gar nicht erzählt.	
P0:	Ja, ich weiß. War mir ja auch nicht wichtig. Das kam ja gar nicht infrage.	
T2:	Wie stehen da Ihre Chancen?	Empirische Frage; Realitätscheck
P0:	Mein alter Chef hatte mir das schon angeboten, aber ich wollte nur LKW fahren.	
P2:	Aber sag mal, das ist ja eine richtig tolle Möglichkeit.	
T2:	Und jetzt?	
P0:	Ich will ja wieder arbeiten und etwas Sinnvolles im Leben machen. Wieder eine Tagesstruktur haben und mit zum Unterhalt beitragen – auch wenn ich eine Erwerbsminderungsrente erhalte. Die ist aber nicht so hoch und ich darf ja was hinzuverdienen.	Novellierung der Ziele und konkretes Zielformulieren
P1:	Ich würde das an deiner Stelle machen.	
T2:	Das kann Herr M. nur für sich selbst entscheiden.	Eigenverantwortung des P0 stärken
T1:	Das, was Ihr Chef Ihnen angeboten hat, steht das noch?	Faktencheck

P0:	Das hat er mit vor ca. drei Monaten noch mal gesagt, deshalb könnte ich mir das vorstellen.	
T1:	Könnten Sie das mit Ihren noch bestehenden Aufmerksamkeitseinschränkungen leisten?	Abgleich des Ziels mit den Leistungsmöglichkeiten
P0:	Schon. Das wäre ja nur so ein Halbtagsjob. Vormittags Post- und Botenfahrten. Eben keine LKW-Tour …	
T2:	Und das ist es, was Sie tun wollen?	Absicherung des Ziels
P0:	Besser als gar nichts.	
T2:	Wie ist das denn so mit dem neuen Ziel? Haben Sie sich damit angefreundet?	Frage nach der emotionalen Befindlichkeit/Zufriedenheit
P0:	Ich bin schon traurig, weil ich mich von meinem großen Ziel verabschiedet habe, aber irgendwie bin ich auch erleichtert, weil die Zukunft leichter scheint. Ich habe jetzt ein Ziel, das ich erreichen kann. Das ist nicht mehr so beschwerlich. Und in die Ferne reisen kann ich ja auch mit meiner Frau … Ja, so sehe ich das jetzt ...	
P1:	Mensch, klasse! Ich finde, dass das eine richtig gute Idee ist!	

Ungelöste Zielkonflikte

Zielkonflikte wegen Frustrationsintoleranz. Insbesondere Patient*innen mit Frustrationsintoleranz neigen dazu, konkurrierende Ziele, die nicht miteinander vereinbar sind, gleichberechtigt weiterzuverfolgen, weil sie auf keines davon verzichten wollen. In solchen Fällen gilt: Je erfolgreicher das eine Ziel verfolgt wird, umso mehr wird gleichzeitig das andere sabotiert. Frustrationsintolerante Menschen wollen von allen Alternativen die Vorteile einheimsen. Meist sind sie zudem nicht bereit, den zum Zielerreichen notwendigen Einsatz in Form von Anstrengung und Eigenverantwortungsübernahme zu leisten.

Konkurrierende Ziele ohne Zielhierarchie. Ein weiterer Grund für Zielkonflikte bei SHT-Betroffenen kann ein leistungsabhängiges Selbstwertkonzept sein. Für die Zielbereiche „Sozialkontakte" und „Gesundheit" können SHT-Patient*innen sich vorgenommen haben, mehr Zeit (als vor dem Unfall) für Freunde und die Familie zu planen, da ihnen die Situation nach dem Unfall verdeutlicht hat, wie wichtig ihnen ein funktionierendes soziales Netz und ihre Familie sind. Gleichzeitig möchten sie im Sinne der Gesundheit weniger Stress erleben und regelmäßig Sport treiben, um möglichst lange fit zu bleiben. Dies würde ein berufliches Kürzertreten nahelegen, um die unfallbedingt geschrumpften Ressourcen zu schonen bzw. alternativ (z. B. für Sport) einzusetzen.

Wenn Patient*innen aber nicht parallel zur Modifikation ihrer „alten" Lebensziele auch ihr Selbstwertkonzept verändern, sind sie im Sinne eines alten Selbstwertkonzepts darauf angewiesen, im Beruf Leistung zu bringen. Dies beinhaltet häufig, insbesondere nach einem SHT, vermehrtes Anstrengen und Mehrarbeiten, was die Ziele „Zeit für Sozialkontakte/Familie" und „weniger Stress/mehr Sport" sabotiert.

Therapeutisches Vorgehen. Das folgende Gespräch soll verdeutlichen, wie in der SHT-Gruppe darauf hingearbeitet wird, eine Zielhierarchie zu erstellen.

Eine Zielhierarchie erstellen

Dialog (T: Therapeut*innen, P: Patient*innen, P0 = Herr O.)		**Kommentar**
T1:	Herr O., Sie haben beim letzten Mal berichtet, dass Sie sich mehr Zeit für die Familie und die Freunde nehmen möchten, ist das richtig?	Einführen in das Thema
P0:	Ja, das stimmt, ich habe mich durch den Unfall sehr verändert. Ich bin fast draufgegangen und meine Familie und meine Freunde haben zu mir gehalten und mir durch diese schlimme Zeit geholfen. Inzwischen weiß ich, dass das alles andere als selbstverständlich ist. Jetzt weiß ich erst so richtig, was im Leben zählt. Ich werde mich intensiver um meine Familie und meine Freunde kümmern und auf meine Gesundheit achten. Nach dem Klinikaufenthalt mache ich mindestens dreimal wöchentlich Reha-Sport. Die Zeit muss ich mir nehmen.	P0 formuliert neue Ziele.
T2:	Bisher haben Sie keinen Sport gemacht?	Explorationsfrage
P0:	Nee, keine Zeit. Ich hab viel gearbeitet. Nach dem Unfall war ich meinem Chef sehr dankbar, dass er mir noch eine Chance gegeben hat. Da haut man natürlich rein.	

T1:	Wie meinen Sie das?	Wie zuvor
P0:	Na, wenn da noch was fertig werden muss oder ein besonders wichtiger Kunde jammert, da macht man auch mal Überstunden. Ich möchte ja auf keinen Fall, dass die Kunden mitkriegen, dass ich nicht mehr so kann.	Hinweis auf ein dysfunktionales Selbstwertkonzept
T1:	Wie fänden Sie es, wenn die Kunden das mitkriegten?	Frage nach dem $K_{Bewerten}$
P0:	Das wäre mir megapeinlich. Das darf nicht passieren.	Bestätigung des Selbstwertproblems
T2:	Verstehe ich Sie richtig, Sie schämen sich, wenn andere merken, dass Sie nach dieser schweren Verletzung nicht mehr so leistungsfähig wie früher sind?	T2 pointiert P0's Aussage.
P0:	Ja, irgendwie schon. Also nicht vor meinen Leuten, also meiner Familie oder meinen Freunden. Aber Außenstehende dürfen das auf keinen Fall mitkriegen.	
T2:	Und wenn doch?	Frage nach dem $K_{Schlüsse}$ eines Angstgedankens
P0:	*(Gereizt:)* Das habe ich doch schon gesagt, dann schäme ich mich. Dann bin ich ein kleines Würstchen. Ich bin vor meinem Unfall Vorarbeiter gewesen. Jetzt gehe ich nur in der Kolonne mit. Also schlechter darf ich nicht werden, dann wäre ich ein Hilfsarbeiter. Das erträgt mein Ego nicht.	Hinweis auf dysfunktionales Selbstwertschöpfen über Leistung – P0 offenbart ein ausgeprägtes Selbstwertproblem, das er von sich aus nicht thematisiert hatte.
T1:	Ich nehme an, mit „mein Ego" meinen Sie sich selbst?	T1 löst die Distanzierung auf.
P0:	Ja klar, das sagt man doch so.	
T2:	Wer darf denn alles nicht mitkriegen, dass Sie nicht mehr so leistungsfähig sind wie vor dem Unfall?	Explorationsfrage
P0:	Hauptsächlich die Kunden, die Kollegen und mein Chef.	
P1:	Wie, du schaffst es, vor deinen Kollegen so zu tun, als sei alles okay?	
P0:	Na ja, wenn ich ehrlich bin, helfen die mir gelegentlich dabei, so zu tun, als sei alles okay.	

T2:	Wie das?	Explorationsfrage
P0:	Na, die decken meine Fehler oder übernehmen die ein oder andere Tätigkeit, die ich machen müsste. Wenn die das nicht täten, käme ich gar nicht mehr nach Hause.	
T1:	Und schämen Sie sich vor den Kollegen?	Explorationsfrage
P0:	Die sprechen da nicht drüber. Wir tun alle so, als ob alles wie immer wäre. Also tief im Inneren schäme ich mich natürlich doch. Aber nur ein bisschen. Wie gesagt, wir tun alle so, als sei alles okay.	
T1:	Aber der Chef, der weiß nichts?	Explorationsfrage
P0:	Ich hoffe nicht, das könnte ich nicht ertragen.	
T1:	Sie könnten was nicht ertragen?	T1 fokussiert auf die Symptomkosten des Selbstwertkonzepts.
P0:	Das würde mir das letzte bisschen Selbstachtung nehmen. Ein Mann, der im Beruf nicht seinen Mann steht, ist kein Mann. Ich muss meine Familie ernähren, sonst bin ich ein Nichts.	P0 benennt dysfunktionale Konzepte seines Selbstwertproblems.
P2:	Ich glaube, dass dein Chef längst Bescheid weiß.	
P3:	Das glaube ich auch, Kollegen hin oder her, der hat sich bestimmt schon mal ganz unauffällig nach deiner Leistung erkundigt.	
P0:	Oh Gott, hört auf, das möchte ich mir gar nicht vorstellen.	
P3:	Die wissen das, da kannst du fest von ausgehen.	
T1:	Ich möchte gerne noch mal auf meine Frage zurückkommen: Sie sagten, ein Mann, der im Beruf nicht seinen Mann steht, sei kein Mann. Wie kommen Sie darauf?	Logischer Disput
P0:	Keine Ahnung, da hab' ich noch nie drüber nachgedacht. Das ist so eine Art Naturgesetz.	
T1:	Gibt es auch Ausnahmen von diesem Gesetz?	Empirischer Disput
P0:	Weiß nicht.	

P4:	Natürlich. Wir leben im 21. Jahrhundert. Es gibt inzwischen viele Frauen, die besser verdienen und eine höhere berufliche Position als ihre Männer haben. Wir hatten 16 Jahre lang eine Bundeskanzlerin, aktuell eine Außenministerin, deren Mann ihr den Rücken freihält. Was ist das für ein Quatsch, von wegen Naturgesetz!	
P0:	Ich hab' das immer so gesehen.	
T1:	Wollen Sie das weiter so sehen, mit den Konsequenzen, die das für Sie hat?	Hedonistischer Disput. Betonung der Eigenverantwortung; Hinweise auf die Möglichkeit, die persönliche Sichtweise zu verändern
P0:	Mir schwant Böses. Ich kann überhaupt nicht mehr klar denken. Kann mir jemand auf die Sprünge helfen?	
P3:	Na, wenn du dich erinnerst: Unser Thema sind Lebensziele. Du hast vollmundig erklärt, dass du dich um Freunde, Familie und deine Gesundheit kümmern willst. Und zwei Minuten später verkündest du, dass du im Job ein ganz toller Hecht sein musst, sonst wärst du nichts mehr wert. Das geht nicht zusammen.	
P4:	Du musst dich schon entscheiden, was dir wichtiger ist, Freunde, Familie und Gesundheit oder weiterhin im Job so tun, als wäre alles wie vor deinem Unfall. Nur eins von beidem geht.	
P0:	Schei... benkleister. Wieso hab ich das vorher nicht gemerkt?	
T1:	Wenn Sie nun die Wahl haben, wie möchten Sie sich entscheiden?	Wie zuvor
P0:	Na, wie ich es gesagt habe, für die Familie, die Freunde und die Gesundheit.	
T1:	Und was ist mit dem Beruf?	
P0:	Den mache ich natürlich weiter. Das ist ja klar.	
T2:	Wollen Sie weiterhin Überstunden machen und sich ein Bein ausreißen, um Ihre Schwächen zu vertuschen?	Explorationsfrage

P0:	Nein, das geht ja nicht mehr so weiter. Aber das ist für mich superschwer, mir das einzugestehen.	
T2:	Das ist klar, das darf Ihnen auch schwerfallen. Wichtig ist, dass Sie für sich entscheiden, welches Ziel Ihnen das wichtigere ist, damit Sie im Konfliktfall wissen, was Sie tun sollten.	T2 erklärt Notwendigkeit einer Zielhierarchie.
P0:	Ja, das habe ich klar. Aber gut geht es mir gerade nicht.	
T1:	In Ihrem Fall wäre es sicherlich sinnvoll, eine ambulante Psychotherapie zu beginnen, damit Sie lernen, Ihren persönlichen Wert nicht pauschal zu bestimmen und z. B. von beruflicher Leistung abhängig zu machen. Es ist sehr schwer, das ohne Hilfe zu schaffen.	T1 versucht P0 zu einer anschließenden ambulanten Therapie seines Selbstwertproblems zu motivieren.
P0:	Das glaube ich auch. Vielleicht können Sie mich ja bei der Suche nach einem geeigneten Therapeuten unterstützen?	
T1:	Das machen wir gerne.	

Probleme mit Frustrationsintoleranz

Unrealistische Anspruchshaltung von Patient*innen. Wie in Einzeltherapien sprechen wir auch in der SHT-Gruppe regelmäßig über die Probleme, die durch Frustrationsintoleranz verursacht werden. Ein „Klassiker“ bei Patient*innen ist die Idee, die anderen mögen doch Rücksicht auf die SHT-bedingten Probleme nehmen, gleichzeitig aber darauf verzichten, diese beim Namen zu nennen. In nahezu jeder Gruppe vertreten die Teilnehmenden die Ansicht, „alles wäre leichter, wenn man ihnen das SHT ansehen könnte“ und die Umwelt dann entsprechend Rücksicht nähme.

Therapeutisches Vorgehen. Im folgenden Gesprächsauszug berichtet ein Patient, der meint, dass er wegen seiner Konzentrationsstörungen nicht mehr so wie früher unter Leute gehen könne, von der Enttäuschung über seinen Freund. Dieser habe ihn zu einer Party eingeladen und auf die Absage des Patienten mit den Worten reagiert: „Das habe ich mir gedacht. Seit deinem Unfall ist nichts mehr mit dir los.“

Dialog zur Akzeptanz der neuen Realität

Dialog (T: Therapeut*innen, P: Patient*innen, P0 = Herr B.)		**Kommentar**
T1:	Herr B., Sie sagen, Sie seien so enttäuscht von Ihrem Freund, der so gar kein Verständnis für Ihre Situation habe. Möchten Sie dieses Thema hier besprechen?	Einverständnis für das Besprechen des Themas einholen
P0:	Ja, wir haben hier ja alle ein SHT und können nicht mehr so wie früher. Von den früheren Freunden sind nicht mehr viele geblieben und wir werden ausgegrenzt.	
P1:	Ja, das stimmt. Ich habe kaum noch Kontakt zu den früheren Freunden.	
P2:	Das liegt doch in der Natur der Sache, wenn man nicht mehr so kann …	
P3:	Ich habe zwei beste Freundinnen und die verstehen mich.	
P4:	Da hast du es gut. Meine Familie akzeptiert auch, wenn ich mich zurückziehe, aber ich finde das schon lästig. Und Freundinnen habe ich gar keine mehr.	
P5:	Meine Frau ist mein bester Freund, frühere Arbeitskollegen und Freunde gibt es nicht mehr. Das würde mir auch alles zu viel werden.	
P6:	Von meiner früheren Clique sind mir nur noch zwei Freunde geblieben.	
T2:	Wir hören in den Gruppen immer wieder, dass sich nach dem Unfall die Sozialkontakte gänzlich ändern und die Schädel-Hirn-Trauma-Betroffenen häufig kaum noch Kontakt zu „alten Freunden“ pflegen oder dass Freunde sich zurückziehen. Das ist sicherlich für viele eine bittere Erfahrung. Ihr Leben hat sich aber auch oft deutlich verändert. Einige von ihnen haben auch berichtet, dass es ihnen zu viel würde, das Leben von früher zu führen. Sie haben versucht, das Beste daraus zu machen, und es ist ihnen vielfach gelungen … Wollen wir mal schauen, wodurch es problematisch werden kann?	Würdigung der veränderten Lebensumstände und der Lebensstrategien der Patient*innen und Psychoedukation

P0:	Ja, wie bei mir. Als ich die Party abgesagt habe, hat mein Freund gesagt, dass nichts mehr mit mir los sei. Das finde ich so gemein. Nicht mal der hat Verständnis für mich. Ich bin echt enttäuscht.	
T1:	Was hat er denn genau gesagt?	Frage nach Konkretisierung
P0:	So etwas wie: „Hab ich mir doch gedacht. Seit dem Unfall ist nichts mehr mit dir los."	
T1:	Kann er das geahnt haben, dass Sie absagen?	Realitätscheck
P0:	Ja, schon. Mache ich ja meistens, was absagen.	
T1:	Hat er dann recht?	Empirischer Disput
P0:	Nein.	
T1:	„Seit dem Unfall ist nichts mehr mit dir los!" Stimmt das?	Wie zuvor
P0:	Nein, „*nichts mehr*" stimmt nicht!	
T1:	Sondern?	Wie zuvor
P0:	Ich kann ja noch einiges, aber der meint wohl das mit dem „Ausgehen". Das mache ich nicht mehr.	
T1:	Stimmt das dann teilweise, was er sagt?	Wie zuvor
P0:	Na ja, bedingt.	
T1:	Sie stimmen ihm eher zu oder eher nicht?	Wie zuvor
P0:	Ja, da hat er wohl eher recht.	Zustimmung
T1:	Und dann sind Sie enttäuscht *über Ihren Freund*?	Logischer Disput
P0:	Ja klar. Ich finde, der hätte anders reagieren müssen.	
T2:	Wie sollte er denn Ihrer Meinung nach reagieren?	Explorationsfrage
P0:	Er könnte sagen, dass er mich versteht und mich das nächste Mal wieder fragen wird, ob ich mitkomme.	
T2:	Weiß Ihr Freund, welche Reaktion Sie von ihm erwarten? Haben Sie ihm das gesagt?	Explorationsfrage mit indirektem Hinweis auf die Eigenverantwortung, eigene Wünsche und Bedürfnisse zu artikulieren, damit sie bekannt sind.
P0:	Das braucht man nicht, wenn es ein Freund ist.	
T2:	Glauben Sie, ein Freund weiß immer, was Sie sich gerade von ihm wünschen?	Empirischer Disput
P0:	Ja, das macht einen Freund aus!	

T2:	Da komme ich jetzt nicht ganz mit: Sie sagen, einen Freund macht aus, dass er von selbst weiß, welche Reaktion Sie von ihm erwarten. Ihr Freund weiß das aber nicht. Wie kann er dann Ihr Freund sein? Der weiß ja offensichtlich gar nicht, was Sie stillschweigend denken.	Logischer Disput, T2 vertritt die Position des naiv Fragenden.
P0:	Nein, so meine ich das nicht. Der muss doch verstehen, dass ich das nicht kann!	
T1:	Das möchte ich gerne genau verstehen. Kann ein Freund jetzt „ohne Worte" wissen, was Sie von ihm erwarten oder nicht?	Empirischer Disput, T1 führt zurück zum Prüfen der ursprünglichen Frage.
P0:	Ja, der soll verstehen, was mit mir los ist, nach dem Unfall.	
P6:	Das kann der doch gar nicht.	
P2:	Das kannst du wirklich nicht von ihm verlangen.	
T2:	Herr B., Sie verlangen das, oder? *(P0 nickt.)* Die Frage ist, ob Sie bekommen, was Sie verlangen. Wollen wir mal schauen, welche Möglichkeiten Sie da haben?	T2 möchte Lösungsstrategien erarbeiten.
P0:	Das Problem ist, dass man mir nichts ansieht.	
P1:	Das kenne ich. Keiner kann sehen, dass mir etwas fehlt. Deswegen nimmt auch niemand Rücksicht!	
T1:	Hätten Sie gerne einen Schriftzug auf der Stirn: Achtung – bitte Rücksicht nehmen! Sie haben einen SHT-Patienten vor sich?	Funktionaler Disput
P1:	Sie sind aber hart.	
T2:	War es nicht Ihre Idee, dass es leichter wäre, wenn man Ihnen das SHT ansieht?	Faktencheck
P0:	Dann ist mir doch lieber, dass man das nicht sieht.	
T1:	Also, dann ist das kein Problem für Sie, dass man Ihre Behinderung nicht klar erkennen kann?	Explorationsfrage
P0:	Ja, das ist schon gut so, wie es ist. Aber Verständnis hätte ich schon gern.	Hinweis auf Frustrationsintoleranz: das Fordern nach den Vorzügen beider Alternativen
T2:	Kannten Sie vor Ihrem Unfall jemanden, dem es ähnlich ging wie Ihnen heute?	Explorationsfrage

P0:	Nein!	
T2:	Hatten Sie vor Ihrem Unfall Kenntnis davon, dass es so etwas gibt wie eine Hirnschädigung und wie es Menschen damit geht?	Wie zuvor
P0:	Nein, wie das denn?	
T2:	Und Ihr Freund sollte das trotzdem wissen?	Logischer Disput
P0:	Kann er nicht?	
T2:	Hätten Sie das gekonnt?	Empirischer Disput
P0:	Nein, sagte ich doch schon.	
T2:	Weshalb sollte Ihr Freund mehr können als Sie?	Normativer Disput
P0:	Stimmt, das kann er gar nicht.	
T2:	Sie hätten trotzdem gerne, dass Ihr Freund Sie versteht, damit Sie nicht enttäuscht sind.	T2 formuliert das alte Wunschziel von P0.
P0:	Ja, genau!	
T2:	Wer ist enttäuscht?	T2 prüft nun, ob P0 noch erinnert, wodurch Emotionen entstehen.
P0:	Na, ich!	
T2:	Wer ist verantwortlich für Ihre Gedanken und Gefühle?	Wie zuvor
P0:	Ich – vermutlich.	
T2:	Sind das Ihre Gedanken und Ihre Gefühle?	Wie zuvor
P0:	Ja klar!	
T2:	Und wer ist dafür verantwortlich?	Wie zuvor
P0:	Ja, ich, schon …	
T2:	Sie haben festgestellt, dass Ihr Freund gar nicht wissen kann, was so richtig nach Ihrem Unfall mit Ihnen los ist. Stimmt das?	Zusammenfassung der erarbeiteten Erkenntnisse
P0:	Ja, das habe ich jetzt begriffen.	Erkenntnis
T2:	Und Sie wollen weiterhin denken, dass er deshalb kein Freund ist und darüber enttäuscht sein?	Fokussierung auf Eigenverantwortung für Gefühle
P0:	Nein, das will ich nicht!	
T2:	Und, wie wollen Sie die Situation in Zukunft sehen?	P0 soll ein K^{neu} formulieren.

P0:	Ich kann ja nicht wirklich erwarten, dass mein Freund so reagiert, wie ich das gerne hätte. Der kann das ja gar nicht wirklich nachvollziehen. Ich muss über die Sache noch mal nachdenken …	Erkenntnisgewinn Therapeutische Verwirrung
T1:	Ja, tun Sie das!	Verstärkung

Im weiteren Gesprächsverlauf wird erarbeitet, dass sich Freundschaften in der Regel im Laufe des Lebens verändern und dass sich, *auch ohne SHT*, häufig „alte“ Freund*innen zurückziehen und dass man gleichzeitig die Möglichkeit hat, neue Freundschaften zu schließen.

Häufig berichten SHT-Betroffene, dass sie selbst auch Freund*innen, Bekannte und Kolleg*innen nach ihrem SHT anders sehen als vor diesem Schicksalsschlag. Menschen, von denen die Patient*innen es nie erwartet hätten, zeigen sich unerwartet interessiert und unterstützend. Andere „gute Freunde“ hingegen ziehen sich manchmal ohne Erklärung zurück.

In der SHT-Gruppe kann erarbeitet werden, dass die früheren Freund*innen nicht „lebenslang“ Freund*innen bleiben müssen, „weil sich das so gehört“. Sie haben vielmehr das Recht, Freundschaften zu beenden, weil sie z. B. die Patient*innen so, wie sie nach dem SHT sind, nicht mehr attraktiv finden.

Natürlich können die Patient*innen hierauf mit Trauer reagieren. In der Gruppe lernen sie aber, dass das Verändern von Sozialkontakten nach einer schweren Schädel-Hirn-Verletzung typisch ist und dass sie den Rückzug alter Freund*innen auf verschiedene Arten bewerten können.

Viele Patient*innen berichten, dass sie sowieso nicht mehr so viele Ressourcen haben, um alle alten Kontakte weiterzupflegen, andere schließen Freundschaft mit Mitpatient*innen, die sie beispielsweise in der Reha-Klinik kennengelernt haben, weil diese sie besser verstehen als „Gesunde“.

4 IKVT in der ambulanten neuropsychologischen Therapie

Ambulant tätige Neuropsycholog*innen behandeln in der Regel Patient*innen, die nach erworbener Hirnschädigung oder Hirnerkrankung (z. B. Schädel-Hirn-Trauma oder Schlaganfall) krankheitswertige Störungen in den Bereichen

- Lernen und Gedächtnis
- höhere Aufmerksamkeitsleistungen
- Wahrnehmung, räumliche Leistungen
- Denken, Planen und Handeln

aufweisen und/oder unter psychischen Störungen leiden.

Häufig findet eine ambulante neuropsychologische Therapie im Anschluss an einen Aufenthalt in der Reha-Klinik statt. Die Klinikbehandlung stellt eine Ausnahmesituation dar: Die Patient*innen absolvieren eine Vielzahl von Therapien und arbeiten auf diese Weise – mehr oder weniger aktiv – am Wiedererlangen ihrer Leistungsfähigkeit mit. Gleichzeitig werden sie rund um die Uhr versorgt und bei Bedarf unterstützt, sodass alltagsrelevante körperliche und kognitive Einschränkungen erst nach Rückkehr ins häusliche Umfeld für die Patient*innen selbst und ihre Angehörigen in ihrem Gesamtausmaß deutlich werden. Dies kann einerseits zu psychischen Belastungen bei Patient*innen und Angehörigen führen, andererseits aber auch die Therapiemotivation der Patient*innen erhöhen.

Zu diesem Zeitpunkt ist eine professionelle psychotherapeutische Begleitung durch ambulant tätige Neuropsycholog*innen besonders erfolgversprechend. Betrachten wir nun die Einsatzmöglichkeiten für IKVT-Therapieanteile.

4.1 IKVT in der Diagnostikphase und der restitutiven Therapie

Für den Bereich der neuropsychologischen Diagnostik und der restitutiven Therapie erscheint IKVT insofern interessant, als sie die therapeutische Grundhaltung (offen, zugewandt und nicht wertend) bestimmt. Eine standardisierte neuropsychologische

Diagnostik und eine restitutive Therapie können nur sinnvoll sein, wenn die Patient*innen von deren Sinnhaftigkeit überzeugt sind. Bei mangelnder Störungseinsicht sollten die behandelnden Neuropsycholog*innen im Idealfall ein stabiles Vertrauensverhältnis zu den Patient*innen aufbauen, damit diese ihre Übungen absolvieren, *weil* der/die „Spezialist*in" weiß, welche Behandlung zielführend ist.

Dialog mit einem Patienten zum Aufbau der Compliance

Dialog (T: Therapeut, P: Patient)		**Kommentar**
T:	Sie sehen hier vor sich vier Bausteine, die alle gleich sind. Die Steine haben eine rote Seite, eine weiße Seite und eine rot-weiß geteilte Seite. Ihre Aufgabe ist, bestimmte Muster mit diesen Bausteinen nachzubauen.	T gibt die Instruktion zum Mosaiktest (WAIS-IV, Petermann, 2012).
P:	Das ist ja wie im Kindergarten. Das müssen Sie meine Enkelin machen lassen, die kann das sowieso besser.	P zeigt Widerstand.
T:	Es kann schon sein, dass es sehr lange her ist, dass Sie mit Bauklötzen hantiert haben. In diesem Fall kann ich Ihnen aber versichern, dass die Aufgabe recht anspruchsvoll ist, auch wenn es auf den ersten Blick so aussieht, als könnten Kindergartenkinder die Aufgabe mal eben schnell lösen.	T zeigt sich offen gegenüber den Einwänden von P. Gleichzeitig demonstriert T Fachkompetenz.
P:	Was soll das mit meinem Problem und meinen Alltagsschwierigkeiten zu tun haben?	Hier hat P entweder die vorangegangene Begründung für diese Aufgabe nicht verstanden oder er hat nicht zugehört.
T:	Ja, auf den ersten Blick hat das mit Ihrem Alltag nicht allzu viel zu tun. Aus meiner fachlichen Erfahrung weiß ich aber, dass Sie im Alltag bestimmte Schwierigkeiten haben könnten, die ich mit diesem Test schnell und unkompliziert erfassen kann. Natürlich könnte ich Sie auch eine Woche lang in Ihrem Alltag begleiten und vor Ort schauen, welche Schwierigkeiten auftreten. Das wäre aber sehr zeitaufwendig und möglicherweise würde Ihnen das auf die Nerven gehen. Wie ich vorhin schon erklärt habe: Wenn ich diesen Test in wenigen Minuten	Wie zuvor

	durchführe und das Ergebnis mit Ihren Schilderungen abgleiche, habe ich in kurzer Zeit eine Menge Information gewonnen, die ich nutzen kann, um für Sie eine optimale Therapie zu planen. Dafür ist es notwendig, dass Sie mich dabei unterstützen und Ihr Bestes geben, auch wenn Ihnen der Test merkwürdig erscheinen mag.	Werben um Mitarbeit und damit Betonen der Eigenverantwortung von P
P:	Was hat das Bauen mit Klötzchen mit meinem Alltag zu tun?	
T:	Mit diesem Test prüfe ich Ihre räumlichen Fähigkeiten. Ich kann beobachten, ob Sie die Vorlagen erfassen können und ob Sie das, was Sie da sehen, auch mit den Händen bauen können.	Wie zuvor
P:	Und wenn nicht?	
T:	Dann würde ich noch einige weitere Tests aus diesem Bereich machen und mit Ihnen besprechen, ob Sie Alltagsschwierigkeiten haben, die mit räumlichen Einschränkungen zu tun haben. Im nächsten Schritt würde ich dann eine Therapie planen, mit deren Hilfe Sie Ihre Leistungsfähigkeit in diesem Bereich wieder verbessern können. Sie machen aber jetzt schon den zweiten Schritt vor dem ersten. Ich schlage vor, dass wir diesen Test erst einmal machen und dann weitersehen. Es ist gut möglich, dass Sie die Aufgaben gut schaffen und wir beide uns dann gar nicht mehr mit diesem Test beschäftigen müssen. Einverstanden?	T formuliert einen Vorschlag, um P dessen Eigenverantwortung bei der Entscheidung aufzuzeigen.
P:	Na, dann machen Sie mal …	

Positiv erscheint in diesem Kontext, dass Patient*innen sich im ambulanten Setting in der Regel (z. T. im Unterschied zur Reha-Klinik) aus freien Stücken entschieden haben, eine neuropsychologische Therapie zu absolvieren. Bisher erfordert es einigen Aufwand, eine ambulante neuropsychologische Therapie zu bekommen. Das wirkt sich meist positiv auf die Motivation zur Mitarbeit aus.

Betrachten wir nun die typischen Einsatzfelder für IKVT-Therapieanteile: die kompensatorische und die integrative Therapie.

4.2 IKVT in der kompensatorischen Therapie

Ziele der kompensatorischen Therapie sind „die Anpassung an kognitive Störungen und das Erlernen von Ersatz- und Bewältigungsstrategien" (vgl. G-BA-Richtlinie Neuropsychologische Therapie, veröffentlicht im Bundesanzeiger Nr. 31 vom 23.02.2012, s. Bundesministerium für Gesundheit, 2012).

Akzeptanz vorhandener Defizite

Eine Anpassungsleistung an vorhandene Störungen setzt voraus, dass die Patient*innen möglicherweise vorübergehende, häufig aber überdauernde Defizite als zurzeit gegeben hinnehmen. Erst dann sind sie motiviert zu versuchen, diese Defizite zu kompensieren. Akzeptieren sie das Unbeeinflussbare nicht, üben sie die von den Neuropsycholog*innen individuell auf die Patient*innen zugeschnittene Kompensationsstrategien nicht und wenden sie nicht an.

Dialog mit einem Patienten zur Akzeptanz vorhandener Defizite

Dialog (T: Therapeutin, P: Patient)		**Kommentar**
P:	Ich verstehe nicht, wieso ich ein Gedächtnistagebuch schreiben soll. Ich bin doch hier, damit Sie mich wieder fit machen und damit mein Gedächtnis wieder so wird wie früher.	Hinweis auf grundsätzlichen Erklärungsbedarf bzgl. der kompensatorischen Therapie
T:	Das Gedächtnistagebuch hat eine Reihe von Vorteilen. Einerseits nehmen Sie sich jeden Tag die Zeit zu überlegen, was Sie den ganzen Tag über gemacht haben. Dies allein ist schon eine sehr gute Übung für Ihr Gedächtnis. Zum anderen geht es darum, Sie von Ihrer Familie und Ihren Freunden unabhängiger zu machen. Im Moment sind Sie sehr leicht zu verunsichern. Ständig müssen Sie die anderen fragen, was wann gewesen ist und was Sie wann gemacht haben. Wenn Sie ein solches Tagebuch führen, können Sie selbst nachschauen und sich gewissermaßen wieder auf sich selbst verlassen.	T bemüht sich, auf Einwände von P einzugehen, um dessen Akzeptanz der Kompensationsstrategie zu erreichen.

P:	Aber wenn ich alles aufschreibe, schaltet mein Gedächtnis doch ganz ab. Dann habe ich ja gar keinen Anreiz mehr, mir etwas zu merken. Ich habe Angst, dass ich mich so an die Gedächtnisstörungen gewöhne und damit umzugehen lerne, dass es nicht mehr besser wird. Wenn man ein Bein gebrochen hatte, muss man doch auch Krankengymnastik machen, damit es besser wird. Da sagt man doch auch nicht: Nimm den Rollstuhl, dann kommst du auch von A nach B.	P äußert einen weitverbreiteten Einwand gegenüber kompensatorischer Therapie.
T:	Das eine schließt das andere nicht aus. Man versucht mithilfe von Krankengymnastik das Bein wieder aufs Gehen vorzubereiten. Zusätzlich bietet man dem Patienten einen Rollstuhl an, damit er sich in der Zeit, wo das selbstständige Gehen noch nicht funktioniert, möglichst frei bewegen kann. Finden Sie das zwangsläufig negativ für den Patienten?	T greift die Analogie auf. Funktionaler Disput
P:	Na ja, so könnte man das tatsächlich auch sehen. Besser man hat einen Rollstuhl, als dass man nicht vom Fleck kommt.	
T:	Was würde das in Ihrem Fall bedeuten?	T bleibt bei Analogie.
P:	Besser ich schreibe Tagebuch und kann jederzeit nachschauen, was wann gewesen ist, wenn ich mich nicht mehr erinnere, als dass ich immer darauf angewiesen bin, von den anderen die notwendigen Informationen zu bekommen.	P zeigt erste Anzeichen von Compliance.
T:	Das sehe ich auch so. Sie sagten, dass Sie befürchten, dass sich Ihr Gedächtnis nicht mehr verbessert, wenn Sie erst lernen, mit den Gedächtnisstörungen umzugehen. Wie kommen Sie darauf?	T verstärkt P in seiner neuen Sichtweise. Logischer Disput
P:	Ich befürchte, dass ich mich an die Gedächtnisstörungen gewöhne und sie irgendwann zu mir gehören. Dann würde ich nicht mehr kämpfen, und wer nicht kämpft, hat schon verloren.	
T:	Können Sie mir bitte erklären, weshalb das so sein muss?	Logischer Disput

P:	Ich meine, dass man sich unbedingt hohe Ziele stecken muss, um etwas zu erreichen. In meinem Fall wäre das hochgesteckte Ziel, dass mein Gedächtnis wieder so wird wie vor dem Unfall. Wenn ich es mir mit meinen Defiziten gewissermaßen „gemütlich“ mache, würde das ja heißen, dass ich dieses Ziel aus dem Auge verliere. Das würde bedeuten, dass ich aufgebe.	
T:	Was würden Sie aufgeben?	Konkretisierung
P:	Den Kampf gegen meine Defizite. Ich würde klein beigeben, kapitulieren.	
T:	Könnte es auch eine andere Sichtweise geben?	Logischer Disput
P:	Nein, natürlich nicht. Was für eine andere Sichtweise? Es ist doch unumstritten beschissen, Gedächtnisstörungen zu haben. Ich kann mir schon denken, worauf Sie hinauswollen. Sie kommen mir bestimmt jetzt mit „positivem Denken“ oder so.	
T:	Meine Frage zielte darauf ab herauszufinden, ob es automatisch „klein beigeben“ bedeuten *muss*, wenn Sie Ihr Leben so organisieren, dass Sie mit den zurzeit bestehenden Defiziten ein selbstbestimmteres Leben führen können.	Wie zuvor
P:	Ich bin schon ganz wirr im Kopf. Worauf wollen Sie hinaus?	
T:	Mein Vorschlag ist, dass Sie lernen, trotz der Gedächtnisstörungen ein selbstbestimmteres Leben zu führen. Dazu gehört es, ein Tagebuch zu führen. Okay?	Rückkehr zur Ausgangsfrage
P:	*(Nickt.)*	
T:	Sie sehen darin die Gefahr, dass Sie sich mit Ihren Gedächtnisstörungen arrangieren und dass dies einer Kapitulation gleichkäme. Nach dem Motto: Wenn ich mir ein neues Leben mit Gedächtnisstörungen aufbaue, bleiben die Gedächtnisstörungen und ich habe den Kampf um mein altes Leistungsniveau verloren.	Zusammenfassen der Sichtweise von P

P:	Ja, genau so ist es.	
T:	Meine Frage zielte darauf ab herauszufinden, ob man das auch anders sehen kann, ob es möglicherweise auch schlau sein könnte, sich ein neues Leben *mit* Gedächtnisstörungen aufzubauen. Dies würde ich gerne in unserer nächsten Sitzung besprechen.	Funktionaler Disput

In den folgenden Sitzungen wird erarbeitet, welche Kriterien sinnvolle Ziele erfüllen bzw. wohin es führt, zu hoch gesteckte Ziele zu verfolgen. Darüber hinaus wird das Anpassen von Lebenszielen an die Unfallfolgen besprochen und eine angemessene Selbstbewertungsmöglichkeit entwickelt, um einem sekundären psychischen Problem entgegenzuwirken.

Pauschales Selbstabwerten

Häufig können Patient*innen vorhandene Defizite schon allein deswegen nicht als gegeben akzeptieren oder sie realistisch einschätzen, weil sie ihren persönlichen Wert davon abhängig machen, leistungsstark, unfehlbar, beliebt etc. zu sein.

Wenn in ambulanter Praxis tätige Neuropsycholog*innen ein derartiges Selbstwertproblem diagnostizieren, erarbeiten sie mithilfe eines explikativen Sokratischen Dialogs die Konsequenzen eines solchen Selbstwertkonzepts und stellen es auf den Prüfstand. Bleibt dieses Denkmuster unbearbeitet, setzen die meisten Patient*innen nur halbherzig und widerwillig Kompensationsstrategien ein, weil sie zum Wiedererlangen ihres Selbstwerts *unbedingt* wieder „wie früher" werden müssen. Wird ihnen bewusst, dass sie dies nicht erreichen können, entwickeln etliche eine Depression.

Explikativer Sokratischer Dialog zum Thema: „Was ist das: ein wertvoller Mensch?"

Dialog (T: Therapeut, P: Patient)		**Kommentar**
T:	Haben Sie über unsere Frage vom letzten Mal nachgedacht, wonach Sie den Wert eines Menschen und speziell den von sich selbst bestimmen?	Wiederholen der Ausgangsfrage
P:	Ja, also am wichtigsten ist mir, dass jemand was für die Gesellschaft leistet. Das heißt hauptsächlich, dass jemand im Beruf viel leistet, gesellschaftlich anerkannt ist und eine Menge Steuern zahlt. Falls man Familie hat, sollte die natürlich auch gut dastehen.	Erster Definitionsversuch von P

	Die Kinder brauchen eine gute Ausbildung, die Frau sollte gepflegt sein und so weiter. Dann erscheinen mir noch verschiedene Charaktereigenschaften wichtig: Ehrlichkeit, Zuverlässigkeit, Intelligenz, Zielstrebigkeit, Fleiß, Hilfsbereitschaft.	
T:	Und wer diese Vorgaben erfüllt, den halten Sie für einen wertvollen Menschen?	T geht hier nicht auf die ungeklärten Begriffe wie Ehrlichkeit, Zuverlässigkeit etc. ein, sondern akzeptiert diese zunächst, um die Definition von P auf eine weniger zeitintensive Art zu prüfen, indem er die Verknüpfung der einzelnen Eigenschaften untersucht.
P:	Ja.	
T:	Und wenn eins dieser Merkmale fehlt, halten Sie ihn für ein wertloses Subjekt?	T polarisiert die Aussage, um P auf „Alles-oder-nichts-Denken“ zu prüfen.
P:	... Na, das ist etwas übertrieben. ... Aber weniger wert ist er schon.	
T:	Hm. Ich hätte da gern ein konkretes Beispiel, um das besser zu verstehen. Kennen Sie einen wertvollen Menschen?	T versucht die Definition von P zu konkretisieren und einen Alltagsbezug herzustellen.
P:	Ja klar. Meine Frau und meine Kinder und meinen Freund Jens.	
T:	Und sind die alle gleich viel wert?	
P:	Ja, irgendwie schon.	
T:	Ah ja. Und die erfüllen alle Ihre genannten Kriterien gleich gut?	Empirischer Disput. T konfrontiert P mit seiner aufgestellten Definition.
P:	Das nun weniger.	
T:	Ach? Und trotzdem sind sie gleich wertvoll?	Logischer Disput
P:	Ja, schon.	
T:	Das verstehe ich nicht. Wie passt das zu Ihrem Fordern, wie wertvolle Menschen zu sein haben?	Wie zuvor

P:	Stimmt. Das passt irgendwie nicht. Vielleicht habe ich zu spezielle Normen angelegt. Jedenfalls sind das für mich wertvolle Menschen.	
T:	Obwohl sie manchmal gegen Ihre aufgestellten Bedingungen verstoßen und sie nicht gleich gut erfüllen?	Wie zuvor
P:	Ja, leider.	
T:	Aber dennoch sind sie für Sie weiterhin gleich wertvoll?	Wie zuvor
P:	Ja.	
T:	Hm, wie bringen Sie das unter einen Hut mit den aufgestellten Eigenschaften für wertvolle Menschen?	Wie zuvor
P:	Die muss ich wohl relativieren.	
T:	Oder Ihre Frau, Ihre Kinder und Ihren Freund Jens als wertlos ansehen.	T zeigt die sonst für P inakzeptable Alternative auf.
P:	Nein, das auf keinen Fall. Ich muss das relativieren.	
T:	Und wie?	Konkretisieren
P:	Wertvolle Menschen erfüllen überwiegend die von mir vorgegebenen Kriterien.	Neuer Definitionsversuch von P
T:	Hm. Was meinen Sie mit überwiegend? Über 50 Prozent des Erreichbaren?	T versucht, den unbestimmten Begriff „überwiegend“ zu operationalisieren.
P:	Das weiß ich auch nicht so genau. So viel wie möglich natürlich. Aber sagen wir mal: mindestens zu 75 Prozent des Erreichbaren.	
T:	Also, wer z. B. 75 Prozent des Erreichbaren all Ihrer Kriterien geschafft hat, den finden Sie wertvoll?	Konkretisieren und Herstellen des Alltagsbezugs
P:	Das klingt irgendwie schräg – wie soll ich das denn messen können? Das ist unrealistisch und unangemessen.	
T:	Wollen Sie Ihre Definition eines wertvollen Menschen verändern?	T leitet zurück zur Ausgangsfrage.
P:	Muss ich wohl.	
T:	Und wie?	Konkretisieren
P:	Da bin ich jetzt überfordert. Ich muss darüber in Ruhe nachdenken.	

In den folgenden Sitzungen versucht der Patient mehrfach, seine Kriterien zum Bestimmen eines wertvollen Menschen neu zu definieren. Die therapeutische Aufgabe besteht darin, die Aussagen des Patienten zu konkretisieren und den Alltagsbezug herzustellen. Wenn der Patient seine eigenen Definitionsversuche selbst widerlegt, weil er Widersprüche oder unlogische Elemente in seinem Modell erkennt, gerät er in die „sokratische Verwirrung". Er erkennt, dass seine Vorgaben nicht operationalisierbar sind und es nicht sinnvoll ist, einen „Gesamtpunktwert" oder pauschal bestimmten Wert für Menschen allgemein oder für den eigenen Wert zu errechnen.

Explikativer Sokratischer Dialog zum Thema: „Was ist das: ein wertvoller Mensch?" (Fortsetzung 1)

Dialog (T: Therapeut, P: Patient)		**Kommentar**
T:	Sie sagten, Sie würden Ihr Bewerten von Menschen eher von einzelnen konkreten Sachen abhängig machen. Haben Sie dafür ein Beispiel?	T greift P's neuen Definitionsversuch auf und stellt den Alltagsbezug her.
P:	Na ja, wenn ich zum Beispiel lese, dass da jemand einen neuen Impfstoff gefunden oder einen Nobelpreis oder Oscar, wofür auch immer, erhalten hat. Das ist ein wertvoller Mensch.	
T:	Egal, wie dieser Mensch sonst noch ist? Was er sonst noch tut, denkt oder darstellt, welche Eigenschaften er sonst noch hat?	T konfrontiert P mit dem Widerspruch zu seinen vorherigen Eigenschaftsanforderungen.
P:	Hm, das stimmt, darüber scheine ich in dem Moment überhaupt nicht nachzudenken.	
T:	Sie meinen, Sie picken sich *eine* Eigenschaft heraus und beurteilen *danach* den Wert eines Menschen?	Wie zuvor
P:	Ja, das tue ich dann tatsächlich …	
T:	Hm. Ich verstehe noch nicht so ganz, wie Sie dabei vorgehen, wonach Sie dabei selektieren, wonach Sie bestimmen, welche Eigenschaft Sie bewerten und welche nicht. Vielleicht verstehe ich das besser an einem Beispiel. Stellen Sie sich vor, Ihr Kind käme vorzeitig weinend aus der Schule zurück, weil ein Lehrer festgestellt hat, dass es nichts wert sei, weil es die Hausaufgaben nicht richtig gemacht hat. Entspräche das so in etwa Ihrem Vorgehen, einen Menschen nach bestimmten Eigenschaften oder Fähigkeiten zu beurteilen?	T zieht eine Parallele, von der er glaubt, dass P sie entrüstet ablehnen und widerlegen wird.

P:	Das wäre ja wohl das Letzte! Dem würde ich vielleicht den Marsch blasen! Man kann doch nicht ein Kind nach so einer Einzelleistung abqualifizieren!	
T:	Und Erwachsene?	Konkretisieren
P:	Auch nicht. Das wäre doch wohl das Letzte!	
T:	Und wenn jemand keinen Impfstoff erfindet, keinen Nobelpreis bekommt oder sonst etwas Herausragendes leistet?	T konfrontiert mit P's alter Forderung, etwas Besonderes leisten zu müssen, um wertvoll zu sein.
P:	Dann kann er immer noch ein absolut wertvoller Mensch sein.	
T:	Wie das?	Beginn des logischen Disputs
P:	Weil er vielleicht andere Eigenschaften hat, die ich wertvoll finde.	
T:	Hm ... Auch wenn er krankheits- oder unfallbedingte Leistungseinschränkungen hat?	T kommt wieder auf die vormals von P beschriebene Situation zurück.
P:	Selbstverständlich!	
T:	Hm. Das verstehe ich nun nicht. Oder gilt das nicht für Sie selbst?	P soll mithilfe des logischen Disputs erkennen, dass er zwei verschiedene Maßstäbe für dieselbe Sache benutzt. T führt P zur Frage: Wie oder wonach beurteile ich mich selbst?
P:	Wieso?	
T:	Wenn ich Sie richtig verstanden habe, sehen Sie sich als totalen Versager und schämen sich, wenn Sie aufgrund der Unfallfolgen Ihre berufliche Tätigkeit nicht genauso erfolgreich fortsetzen können wie vor Ihrem Unfall. Was Sie sonst noch für Eigenschaften haben, ist Ihnen egal. Für Sie zählt nur dieses eine Kriterium, oder?	T konfrontiert P mit seinem alten Selbstbewertungsmaßstab.
P:	Da haben Sie recht.	
T:	Womit?	Konkretisierung
P:	Ich benutze zwei Maßstäbe.	
T:	Wozu?	Funktionaler Disput

P:	Keine Ahnung. Wahrscheinlich denke ich, ich müsste mich strenger beurteilen als andere …	Subthema: Wonach bestimme ich meinen eigenen Wert?
T:	Wozu das denn?	Funktionaler Disput
P:	Vermutlich, um auf der sicheren Seite zu sein. Um garantiert gut zu sein.	
T:	Und wann sind Sie danach ein wertvoller Mensch?	Konkretisierung
P:	Wenn ich besser bin. Ich muss besser sein als andere, um etwas zu taugen.	Neuer Definitionsversuch von P
T:	Das klingt ja so, als wenn Sie sagen würden: Alle, die einen Meter hoch springen können, sind wertvoll. Ich aber muss mindestens zwei Meter schaffen, um garantiert etwas zu taugen. Hab' ich das richtig verstanden?	Konkretisieren und Herstellen des Alltagsbezugs. T nutzt eine Analogie, um P die Irrationalität seines Maßstabes vor Augen zu führen.
P:	Ja, das klingt zwar komisch, aber so mach ich das wohl.	
T:	Sie haben mir ja für Ihre Selbstabwertung schon ein konkretes Beispiel genannt. Wenn ich Sie richtig verstehe, können Sie aufgrund des Unfalls bzw. der eingeschränkten Belastbarkeit beruflich nicht mehr so viel leisten wie früher. Aufgrund dieser verletzungsbedingten Leistungseinschränkungen sind Sie zu dem Ergebnis gekommen: „Ich bin ein Versager." Andererseits gestehen Sie anderen zu, auch dann wertvolle Menschen zu sein, wenn sie krankheits- oder verletzungsbedingte Leistungseinschränkungen haben. Das gilt jedoch nicht für Sie, oder?	T fasst P's Aussagen zusammen und stellt sie einander gegenüber, in der Hoffnung, dass P dadurch deren Unlogik und Irrationalität erkennt.
P:	Ja, das stimmt.	
T:	Das klingt ja fast so, als wenn Sie etwas ganz Besonderes wären.	T möchte P's Widerspruch herausfordern und ihn danach mit dem eigenen widersprüchlichen Vorgehen konfrontieren.
P:	Wieso?	
T:	Na ja, weil Sie sich als etwas ganz Besonderes behandeln, wenn Sie einen eigenen Maßstab ganz für sich allein beanspruchen und einen für den Rest der Menschheit.	Wie zuvor

P:	Stimmt. Da haben Sie recht. Das ist komisch.	
T:	Komisch? Wie geht es Ihnen denn damit, wenn Sie sich derart streng bewerten?	P soll die Konsequenzen dieses Vorgehens bewerten.
P:	Meistens schlecht. Nein, nicht komisch, sondern unsinnig.	
T:	Und? Wollen Sie das so lassen? Soll es Ihnen weiter damit unnötig schlecht gehen?	P soll selbst entscheiden, ob er die beschriebenen Konsequenzen weitertragen will.
P:	Ich kann Ihnen nicht folgen. Ihnen würde es auch schlecht damit gehen, wenn Sie nach einer schweren Kopfverletzung in Ihrem Beruf Abstriche machen müssten.	P reagiert gereizt auf das Wort „unnötig“ und hat Schwierigkeiten, T zu folgen.
T:	Das stelle ich nicht infrage. Sie befinden sich in einer ausgesprochen lästigen Situation. Meine Frage zielte darauf ab, ob Sie zusätzlich zu den ohnehin schon bestehenden Problemen Ihre psychische Situation weiter verschlechtern wollen, indem Sie von sich selbst noch mehr verlangen als von allen anderen.	T erläutert seine Frage, um Missverständnisse zu vermeiden.
P:	Nein.	
T:	Was könnten Sie dann tun? Sich einen anderen eigenen Maßstab schaffen und sich ab sofort nur noch ganz wertvoll finden, egal, wie Sie sind und was Sie tun?	P soll eine Alternative abwägen und bewerten.
P:	Das wäre genauso sinnlos. *Ein* Maßstab für alle wäre sinnvoll.	
T:	Sie wollen für sich den gleichen Maßstab verwenden wie für den Rest der Menschen?	Konkretisieren
P:	Ja.	
T:	Dann kommen wir wieder zu unserer Ausgangsfrage zurück: Welcher Maßstab soll das sein?	

An dieser Stelle beendet der Therapeut das Subthema „Wonach bestimme ich meinen eigenen Wert?“, wendet sich wieder der ursprünglichen Frage „Wonach bestimme ich den Wert eines Menschen?“ zu und fasst das bereits Erarbeitete zusammen:

- Der Patient findet es unsinnig, den Wert eines Menschen von bestimmten Eigenschaften abhängig zu machen, egal ob zu 100 Prozent, „überwiegend" oder als Punktesumme.
- Ebenso unsinnig findet er, den Wert an einer beliebig herausgepickten Eigenschaft oder Fähigkeit festzumachen.
- Außerdem möchte er sich künftig nach demselben Maßstab beurteilen wie alle anderen.

Im Anschluss daran erarbeitet der Patient, dass Menschen vielschichtige Wesen sind, deren Eigenschaften und Fähigkeiten sich wechselseitig beeinflussen und außerdem tagesformabhängig schwanken, sodass er mit der Aufgabe überfordert ist, sie sinnvoll pauschal zu bewerten. Danach erarbeitet der Therapeut die Probleme pauschalen Bewertens von etwas Mehrdimensionalem und die daraus erwachsenden emotionale Probleme.

Explikativer Sokratischer Dialog zum Thema: „Was ist das: ein wertvoller Mensch?" (Fortsetzung 2)

Dialog (T: Therapeut, P: Patient)		**Kommentar**
T:	Wer ist mehr wert, die Chinesen oder die Italiener?	T bringt alternative Beispiele für Mehrdimensionales und hofft, dass P dann deren Lösung auf das eigene Problem überträgt.
P:	Oh Mann! Das ist ja noch pauschaler als die Frage nach dem persönlichen Wert!	
T:	Ja. Und?	Funktionaler Disput
P:	Das würde ich so nicht beantworten wollen!	
T:	Weshalb nicht?	Wie zuvor
P:	Weil das total bescheuert wäre! Auf beiden Seiten gibt es bestimmt unendlich viele Varianten von Menschen, Persönlichkeiten, Charakteren. Wie soll ich die alle in einen Topf schmeißen?	
T:	Vielleicht so wie zuvor die Vielzahl Ihrer Eigenschaften und Fähigkeiten?	T schlüpft in die Rolle des „Advocatus Diaboli".

P:	Das war ja auch ziemlich blöd. Nee, so eine Frage beantworte ich nicht.	
T:	Und wozu dann die andere?	Funktionaler Disput
P:	Welche?	
T:	Na, die nach dem Wert eines Menschen oder die nach dem eigenen Wert?	Konkretisieren
P:	Stimmt.	
T:	Was stimmt?	Konkretisieren
P:	Das sollte ich auch besser sein lassen.	
T:	Und dann? Wie wollen Sie dann die Frage beantworten, ob jemand ein wenig, viel oder wenig wert ist?	P soll eine Konsequenz für die Ausgangsfrage ziehen.
P:	Gar nicht!	Ergebnis

Anschließend prüft der Therapeut dieses Ergebnis zusammen mit dem Patienten. Als Lösung wird angestrebt, dass der Patient erkennt, dass pauschales Urteilen über komplexe, vielschichtige Dinge unsinnig ist und dass es sinnvoller ist, einzelne Teile, einzelne Fähigkeiten, bestimmte Eigenheiten oder Wesenszüge zu bewerten, ohne dies auf die anderen Qualitäten zu übertragen. Es ist unsinnig, von einer einzelnen Qualität auf die ganze Sache oder Person zu schließen. Zudem führt so etwas zu emotionalen Problemen und behindert das Erreichen eigener Ziele.

Die erarbeitete Lösung liegt in der Erkenntnis des Patienten, dass ein Beantworten der Ausgangsfrage insgesamt unsinnig ist. Die verschiedenen Definitionsversuche hat der Patient selbst nacheinander widerlegt und dann die alternative Lösung erarbeitet. Sie besteht darin, die Ausgangsfrage nicht mehr beantworten zu wollen (ausführlicher zur Sokratischen Gesprächsführung s. Stavemann, 2015).

Anpassen der eigenen Ansprüche und Erwartungen

In einem ähnlichen Kontext wie die Selbstwertprobleme infolge einer leistungsabhängigen Selbstwertschöpfung ist der kompensatorische Therapieanteil zum Thema „Anpassen der eigenen Ansprüche und Erwartungen" zu sehen. Ein solcher Anpassungsprozess ist nur dann ohne zusätzliche psychische Probleme möglich, wenn die Patient*innen an sich selbst keine höheren Erwartungen oder strengeren Maßstäbe stellen als an andere und ihren Wert nicht pauschal z. B. über Leistung und gesundheitliche Unversehrtheit definieren. Auch hier ist das Thema Selbstwert vorrangig zu bearbeiten.

4.3 IKVT in der integrativen Therapie

Die integrative Therapie umfasst „Maßnahmen mit dem Ziel der Verarbeitung des Geschehenen, der psychosozialen Anpassung und zur Reintegration in das soziale, schulische und berufliche Umfeld“ (vgl. G-BA-Richtlinie Neuropsychologische Therapie, veröffentlicht im Bundesanzeiger Nr. 31 vom 23.02.2012, s. Bundesministerium für Gesundheit, 2012). Die Maßnahmen zu Ersterem wurden bereits im Abschnitt 4.2 beschrieben. Zur therapeutischen Begleitung der Arbeit an der psychosozialen Anpassung und der Reintegration in das soziale, schulische und berufliche Umfeld ist die IKVT optimal geeignet.

Reintegrationsmaßnahmen

Reintegration soll nicht als das Therapieziel verstanden werden, jetzt wieder „wie früher“ zu werden. Daher ist in der Therapie zunächst sicherzustellen, dass die Betroffenen akzeptieren, dass nicht alles so weiterlaufen wird wie vor der Erkrankung/dem Unfall. Vielmehr geht es darum, den Weg in ein Alltagsleben zu finden, das sowohl soziale als auch schulisch-berufliche Belange in einer Weise berücksichtigt, die den neuen Möglichkeiten als auch den eigenen Bedürfnissen entspricht. Möglicherweise haben die Patient*innen die Zeit seit Erkrankungsbeginn genutzt, um darüber zu reflektieren, was sie z. B. im Privatleben/in der Schule/im Beruf anders machen wollen, welche Sozialkontakte ihnen guttun, welche sie weiterführen möchten und welche nicht.

Psychische Probleme behandeln

IKVT-Methoden können die Patient*innen dabei unterstützen zu erkennen, woran es liegt, dass sie sich überfordern, dass sie Leistungseinschränkungen, Macht- oder Anerkennungsverlust mit Selbstwertverlust gleichsetzen, dass sie sich maßlos erregen, wenn etwas nicht so ist, wie es ihrer Meinung nach unbedingt sein sollte etc. Meist stoßen sie dabei auf inzwischen unbewusste, i. d. R. sozial früh vermittelte Selbstwertkonzepte wie z. B. „Ohne Fleiß keinen Preis!“, „Viel Freund, viel Ehr’!“, „Kannst du was, bist du was!“, „Hast du was, bist du was!“, „Wertvolle Menschen leisten etwas für die Gemeinschaft!“.

Die Patient*innen lernen zunächst, die eigenen Konzepte zu rekonstruieren und somit wieder auf die Bewusstseinsebene zu bringen. Erst dann können sie diese überprüfen, ihre Gültigkeit infrage stellen und letztlich neue, adäquate Konzepte entwickeln. Wenn sie lernen, ihre alternativen Wege und Ziele zu verfolgen, werten sie sich nicht mehr ab, wenn sie gegen vermeintlich allgemeingültige Normen oder Erwartungen verstoßen.

Abgrenzungstraining

Häufig berichten Patient*innen, die nach schwerer Erkrankung oder schwerem Unfall mit wochenlangem Krankenhausaufenthalt und nachfolgender mehrwöchiger stationärer Rehabilitationsbehandlung wieder zu Hause sind, dass sie überfordert auf das häufige Fragen nach ihrem Befinden reagieren. Der Versuch, wieder in einen wie auch immer gearteten Alltag zurückzukehren, wird gewissermaßen dadurch behindert, dass Menschen aus dem entfernteren sozialen Umfeld immer wieder die Krankheit thematisieren, die die Patient*innen aber hinter sich lassen möchten. Es kostet sie häufig viel Kraft, diese Fragen zu beantworten, ohne dass sie selbst davon profitieren. Manche müssen erst noch lernen, nicht jede Frage zu beantworten und sich von anderen abzugrenzen.

Dialog mit einem an einem Hirntumor erkrankten Patienten zum Abgrenzen gegenüber unerwünschtem Fragen nach der Befindlichkeit

Der Patient wurde vor einigen Monaten an einem bösartigen Hirntumor operiert und ist im Anschluss an den Aufenthalt in der Rehabilitationsklinik weiterhin krankgeschrieben.

Dialog (T: Therapeutin, P: Patient)		**Kommentar**
P:	Ich habe große Probleme damit, dass mich viele Leute aus meinem Umfeld fragen, wie es mir geht und wie es um mich steht. Ich bemühe mich dann, dies ehrlich zu beantworten, und habe gleichzeitig öfter den Eindruck, dass die Leute mir gar nicht zuhören.	P schildert seine Schwierigkeiten.
T:	Woraus schließen Sie das?	Logischer Disput
P:	Beispielsweise meine Chefin: Ich war vor ein paar Tagen kurz bei der Arbeit. Sie fragt mich, wie es mir geht, und ich antworte, wobei sie einfach weiterarbeitet und mir nur mit einem Ohr zuhört. Das hat mich sehr verletzt. Meine Frau hat mir geraten, sie direkt zu fragen, ob sie meine Antwort überhaupt interessiert.	Passivkonstruktion: Hinweis auf dysfunktionales Bewerten
T:	Mit welchem Ziel wollen Sie das fragen?	Funktionaler Disput
P:	Mit dem Ziel, dass sie merkt, wie scheiße sie mit mir umgeht. Es kostet mich unendlich viel Kraft, offen über meine Erkrankung zu sprechen, aber mir bleibt ja nichts anderes übrig. Insbesondere meiner Chefin gegenüber muss ich ja alles sagen, was ich weiß.	Sachlich falsch. T möchte, dass P dies selbst herleitet.

T:	Wie kommen Sie darauf?	Logischer Disput
P:	Na, weil sie meine Vorgesetzte ist.	
T:	Weshalb müssen Sie Ihre Vorgesetzte genauestens über Ihren Gesundheitszustand informieren?	Normativer Disput
P:	Das machen wir in der Firma alle so. Muss ich das nicht?	Erste Zweifel bei P
T:	Wenn Sie eine Krankschreibung in der Firma abgeben, steht darauf eine Diagnose?	
P:	Nein, da steht nur ein Datum, bis zu dem ich voraussichtlich bzw. mindestens arbeitsunfähig bin.	
T:	Genau. Können Sie sich vorstellen, warum auf dieser offiziellen Bescheinigung keine Diagnose steht?	
P:	Weil das den Arbeitgeber nichts angeht?	
T:	Ja.	Verstärken der Erklärung
P:	Aber sie fragt mich doch. Da kann ich doch nicht sagen, dass sie das nichts angeht …	
T:	Können Sie es etwas diplomatischer ausdrücken?	
P:	Wie soll ich denn diplomatisch ausdrücken, dass sie das nichts angeht?	
T:	Ich frage mal anders: Wer soll entscheiden, welche Informationen Sie an Ihre Chefin weiterleiten?	
P:	Ja, wenn Sie so fragen: Ich. Wenn ich sie nicht informieren muss, kann ich selbst entscheiden, ob ich das tue.	
T:	Und, möchten Sie?	Wie zuvor
P:	*(Grinst.)* Natürlich nicht.	
T:	Wie könnten Sie sich also in einer solchen Situation zielführend verhalten?	T kommt auf die Ausgangsfrage zurück und betont die Zielorientierung der Handlung.
P:	Das ist gut, dass Sie mich da auf den Teppich bringen. Ich war gerade dabei, von einem Extrem ins andere zu kippen und ihr entgegenzuschleudern, dass sie meine Gesundheit einen Dreck angeht und dass ich sie für eine oberflächliche Kuh halte, die sich ihre dämlichen Sprüche wie „Das wird schon wieder" sparen kann. Der könnte ich sagen, dass der Tumor	

	wieder wächst, und sie würde in ihren Akten blättern und sagen: „Siehst du, das wird schon wieder." Da hätte sie nicht ganz unrecht. Aber es würde halt nicht auf die Weise wieder, die sie meint. Ich merke, dass ich mich jetzt gerade wieder total aufrege. Ich bin so enttäuscht von meiner Chefin, sie war früher mal eine gute Freundin.	
T:	Sie hatten eben einen Gedanken angefangen und nicht ganz zu Ende geführt. Sie sagten, es sei gut, dass ich Sie auf den Teppich bringe …	T kommt erneut auf die Ausgangsfrage zurück.
P:	Ja, genau. Sie fragten, wie ich mich zielführend verhalten kann. Das ist genau das entscheidende Stichwort. Es geht darum, dass ich mich an meinem Arbeitsplatz so verhalte, dass es meinem Ziel nützt.	
T:	Was ist denn Ihr Ziel gegenüber Ihrer Chefin?	Konkretisieren
P:	Na, mein Ziel ist, dass sie mir wohlgesonnen bleibt und mich nicht abschreibt. Gleichzeitig möchte ich sie nicht mehr so nah an mich heranlassen, damit ich nicht jedes Mal mit Enttäuschung reagiere.	
T:	Wie könnte Ihnen das gelingen?	Wie zuvor
P:	Ich müsste mir ganz in Ruhe vor dem nächsten Gespräch ein paar Floskeln und Redewendungen zurechtlegen, die höflich und unverfänglich sind.	
T:	Zum Beispiel?	Wie zuvor
P:	Ich könnte sagen: „Es gibt gute und schlechte Tage. Ganz allmählich geht es mir besser. Niemand kann mir genau sagen, wann genau ich wieder so fit bin, dass ich arbeiten kann. Natürlich möchte ich selbst aber so schnell wie möglich den Wiedereinstieg schaffen."	
T:	Das klingt höflich und unverfänglich, gleichzeitig auch ehrlich. Sie sagen in knappen Worten, wie es ist.	T verstärkt P in seiner neuen Sichtweise.
P:	Und ich lasse weg, was psychisch in mir vorgeht. Wie beschissen es mir manchmal geht, welche Scheißangst ich habe.	
T:	Mit welchen Leuten möchten Sie das besprechen?	T betont die Selbstbestimmung und Eigenverantwortung von P.

P:	Mit meiner Frau, meiner Schwiegermutter, einem bestimmten Kollegen, drei Mitpatienten, die ich in der Reha-Klinik kennengelernt habe, und natürlich mit Ihnen und meinem Arzt.	
T:	Das sind schon recht viele.	
P:	Das stimmt. Klingt nach Luxus, oder? Ich habe auch das Bedürfnis, über meine Angst zu sprechen. Aber es wäre wirklich besser, wenn ich mir vorher genau angucke, wem ich mein Herz auf dem Silbertablett präsentiere.	
T:	Sie wollen also in Zukunft selbst entscheiden, wem Sie sich anvertrauen und wem nicht, egal wer Sie nach Ihrem Befinden fragt?	Zusammenfassen der neu erarbeiteten Sichtweise
P:	Genau, so klingt das jetzt ganz logisch und selbstverständlich. Ich hatte das aber bis zu unserem Gespräch nicht klar.	
T:	Und wenn jemand „Entfernteres“ Sie fragt, wie es Ihnen geht?	Festigen der neuen Sichtweise durch Antizipation einer „kritischen Situation“
P:	Dann werde ich mit einer Floskel antworten. Ich werde mit meiner Frau da mal verschiedene Möglichkeiten durchspielen und dann zwei oder drei auswendig lernen, damit sie mir auch in der entsprechenden Situation einfallen.	
T:	Das halte ich für eine sehr gute Idee.	Verstärken

Der Patient hat im Dialog angesprochen, wie enttäuscht er von seiner ehemaligen Freundin und jetzigen Chefin ist, die ihn „mit Floskeln abspeist“. Die Therapeutin geht zunächst nicht darauf ein, um bei der ursprünglichen Frage zu bleiben. In einem nachfolgenden Gespräch greift sie dies noch einmal auf, um die unangemessenen emotionalen Turbulenzen zu beleuchten (Ärger-Reaktion wegen vorheriger Trauer mit unlogischer Schuldzuweisung für die eigene Befindlichkeit).

Beruflicher Wiedereinstieg

Ein häufiges Thema in der ambulanten neuropsychologischen Therapie ist das Vorbereiten und Begleiten des beruflichen Wiedereinstiegs der Patient*innen. Hierbei sind verschiedene Hürden zu nehmen.

- Bei hochgradig leistungsorientierten Patient*innen ist zunächst ein Anpassen der eigenen Ansprüche und Erwartungen an die tatsächliche Leistungsfähigkeit zu erarbeiten. Die IKVT-Vorgehensweise hierzu wurde bereits dargestellt (s. Kap. 3).
- Danach ist es möglich, die Arbeitsstelle bzw. das Aufgabengebiet und/oder die Arbeitszeiten den aktuellen Fähigkeiten bzw. der tatsächlichen Belastbarkeit der Patient*in anzupassen.

Kontaktaufnahme mit Arbeitgeber*innen. Je nach Kostenträger kann es aus neuropsychologsicher Perspektive sinnvoll sein, das persönlich Gespräch mit Arbeitgeber*innen zu suchen. Im Beisein der Patient*innen können vorhandene Restdefizite erläutert, um Verständnis für deren Belange geworben und Unsicherheiten sowie mögliche Ressentiments auf Arbeitgeber*innenseite abgebaut werden. Die Neuropsycholog*innen stellen sich auch längerfristig als Ansprechpersonen für mögliche Krisensituationen in der beruflichen Wiedereingliederung zur Verfügung.

Günstige Wiedereinstiegsbedingungen schaffen. Ein wichtiger Schritt besteht darin, Arbeitgeber*innen davon zu überzeugen, die Patient*innen im Rahmen der betrieblichen Möglichkeiten zu unterstützen und eine „wohlwollende Atmosphäre“ zu schaffen, die es den Patient*innen ermöglicht, ihr Leistungspotenzial und auch ihre Leistungsgrenzen nach der Erkrankung/dem Unfall zu erproben. Gelingt es, eine solche Atmosphäre am Arbeitsplatz zu schaffen, können die Patient*innen mehr Ressourcen in die eigentliche Arbeit stecken, statt z. B. permanent damit beschäftigt zu sein, (Leistungs-)Defizite und Erschöpfung zu kaschieren (s. nachstehenden Dialog). Am Arbeitsplatz haben Therapeut*innen zudem die Möglichkeit, durch kleine Veränderungen im Setting spürbare Erleichterungen für die Patient*innen zu erzielen (z. B. durch das Einrichten eines ruhigeren Arbeitsplatzes statt eines Schreibtischs im Großraumbüro, durch das Umstrukturieren der Arbeitszeit bzw. der Pausen etc.).

Einbezug der Patient*innen beachten. Grundsätzlich ist es sinnvoll, die Patient*innen in alle Beratungen und Überlegungen mit einzubeziehen. Wenn man sie übergeht und z. B. innerbetrieblich versetzt, um sie zu entlasten, ohne dass sie selbst von der Sinnhaftigkeit dieser Maßnahme überzeugt sind, werden die wichtigen Grundsätze zur Eigenverantwortung und Selbstbestimmung missachtet. Dies erhöht die Gefahr erheblicher Konflikte und depressiver Entwicklungen bei Patient*innen signifikant.

Überforderung der Patient*innen entgegenwirken. Häufig fürchten Patient*innen, den Erwartungen von Vorgesetzten und Kolleg*innen nicht gerecht zu werden, und überfordern sich, indem sie mehr arbeiten, als ihnen guttut. Gleichzeitig sind sie bemüht, ihre Defizite zu kaschieren.

Dialog mit einer SHT-Patientin zum Vermeiden einer Selbstüberforderung

Die hier vorgestellte Patientin hat 1,5 Jahre nach ihrem Unfall eine ambulante neuropsychologische Behandlung begonnen. Sie berichtet über ihren Wiedereinstieg in das Berufsleben und ihre damit verbundenen Befürchtungen.

Dialog (T: Therapeut, P: Patientin)		**Kommentar**
P:	Meinen Unfall hatte ich, nachdem ich eine neue Arbeitsstelle angenommen hatte. Ich bin beim Fensterputzen von der Leiter gestürzt und mit dem Hinterkopf aufgeschlagen. Dabei habe ich mir das SHT zugezogen. Nach dem Krankenhausaufenthalt war ich kurz krankgeschrieben und habe dann wieder angefangen zu arbeiten.	
T:	In welchem Bereich arbeiten Sie?	
P:	Ich organisiere eine Radiologie-Praxis mit mehreren Ärzten. Einer der Ärzte kannte mich aus dem Krankenhaus, in dem ich früher gearbeitet habe, und hat mich gewissermaßen mitgenommen, um die Praxis mit aufzubauen. Und das, obwohl ich schon 56 Jahre alt war.	
T:	Und kurze Zeit danach ist der Unfall passiert?	
P:	Ja, genau. Ich hatte nur den Gedanken, dass ich mir jetzt überhaupt nicht leisten kann, krank zu sein. Ich dachte immer nur, dass ich funktionieren muss, weil der Laden sonst zusammenbricht.	Hinweis auf dysfunktionales Selbstwertkonzept
T:	Wie ist das Verhältnis zu Ihrem Arbeitgeber?	T prüft die Hypothese einer dysfunktionalen Selbstwertschöpfung durch Anerkennung.
P:	Sehr gut, das ist ja gerade das Problem. Er kannte mich und hat mich gefragt, ob ich mit in seine Praxis gehe, weil er so viel von meinen beruflichen Fähigkeiten hält. Natürlich verstehen wir uns auch gut, die Chemie zwischen uns stimmt einfach. Und ausgerechnet dann falle ich aus.	

T: Wie ging es dann weiter?

P: Man sieht mir ja nichts weiter an, wahrscheinlich habe ich auch deshalb gedacht, dass ich nicht wirklich krank bin. Ich habe also wieder zu arbeiten angefangen und jeden Tag etwa zehn Stunden geschuftet. Danach war ich so fertig, dass ich nicht mal mehr zum Kühlschrank gehen konnte, um mir etwas zu essen oder zu trinken zu holen. Ich habe nur auf dem Sofa gelegen und vor mich hingestarrt. Selbst Telefonieren war mir zu viel. Wenn mein Mann nicht gewesen wäre, wäre ich verhungert.

T: Wie haben Sie Ihre beruflichen Aufgaben bewältigt?

P: Teilweise gar nicht. Ich habe mich so durchgepfuscht. Ab und zu hatte ich regelrechte Blackouts. Manchmal wusste ich gar nicht, was ich da eigentlich tue. Dann wieder habe ich meine Fehler selbst entdeckt und ausgebügelt, was mich dann von der eigentlichen Arbeit, die ja sowieso schon viel ist, abgehalten hat. Ich habe immer nur gedacht: Die dürfen nicht merken, was mit dir los ist. Du darfst das in dich gesteckte Vertrauen nicht enttäuschen. Das hat mich wahnsinnig gestresst.

Erneuter Hinweis auf dysfunktionales Selbstwertkonzept

T: Wie sehen Sie das inzwischen?

Betonen der Selbstbestimmtheit der Patientin. Es gibt Anhaltspunkte, dass sie bereits ihre Sichtweise geändert hat.

P: *(Lächelt.)* Dass ich hier bei Ihnen sitze, zeigt ja, dass ich angefangen habe, an der Situation etwas zu ändern. Ich bin irgendwann an den Punkt gekommen, mir einzugestehen, dass ich nicht „gesund“ bin und es nicht sinnvoll ist, so zu tun, als sei alles in Ordnung. Mein Chef macht es mir da auch nicht gerade leicht. Der strahlt mich immer nur an und macht einen lockeren Spruch, wie z. B. „Du siehst aus wie das blühende Leben. Dir geht es doch sicher wieder gut.“ Der ist blind dafür, wie es mir wirklich geht. Ich will ihm das auf keinen Fall vorwerfen. Vielmehr muss ich mir selbst eingestehen, dass ich offenbar gut geschauspielert habe.

T:	Wie soll es Ihrer Meinung nach weitergehen?	Wie zuvor
P:	Ich habe mich entschieden, nur noch halbtags zu arbeiten, werde also eine Teilrente beantragen. Ihre Aufgabe sehe ich darin, mich darin zu unterstützen, nicht rückfällig zu werden.	
T:	Rückfällig?	Konkretisieren
P:	Ja, es könnte ja sein, dass ich mal wieder solche Anwandlungen bekomme und mich für fit und gesund halte. *(Lächelt.)*	
T:	Wann könnten Sie solche Anwandlungen haben?	T verfolgt das Ziel, die „Gefahr“ einzugrenzen bzw. zu konkretisieren.
P:	Na, wenn ich tatsächlich halbtags arbeite und es mir allmählich besser geht, weil ich eben nicht mehr über meine Grenzen marschiere. Dann brauche ich Ihre Unterstützung, damit Sie mit mir die Fakten durchgehen und mich daran erinnern, dass es mir besser geht, *weil* ich nicht mehr so viel arbeite und dass das keineswegs bedeutet, dass ich wieder so viel arbeiten sollte wie früher.	
T:	Wollen Sie weiterhin Ihre Defizite verstecken?	T prüft die neue Sichtweise von P.
P:	Ich hoffe nicht. Aber es wird sicherlich schwer, von dieser Gewohnheit loszukommen. Außerdem denke ich, dass ich die Aufgaben gut bewältigen kann, wenn ich nur halbe Tage arbeite.	

Im weiteren Verlauf der Therapie werden die unbewussten Konzepte rekonstruiert, die die Patientin dazu veranlassen, sich zu überfordern und ihren Chef auf keinen Fall enttäuschen zu wollen. Im Anschluss hieran erfolgen dann die üblichen IKVT-Schritte:

- Überprüfen der Sinnhaftigkeit dieser Konzepte
- Entwickeln neuer adäquater Konzepte
- Lernen, diese alternativen Konzepte im Alltag zu leben, und dadurch
- unnötige emotionale Turbulenzen vermeiden.

Widerstände von Patient*innen bei der Wiedereingliederung bearbeiten. Manchmal würden die kognitive Leistungsfähigkeit und die Belastbarkeit von Patient*innen eine berufliche Wiedereingliederung durchaus zulassen, diese droht aber an den enttäuschten Erwartungen der Patient*innen an die Arbeitgeber*innen zu scheitern. Dann kann versucht werden, mithilfe einer IKVT-Begleitung die Erfolgsaussichten der Wiedereingliederung zu erhöhen. In der Therapie werden die irrationalen Konzepte der Patient*innen herausgearbeitet und auf Angemessenheit geprüft. Anschließend werden dann ggf. adäquate Alternativen erarbeitet.

Dialog mit einer widerständigen Patientin mit geringer Frustrationstoleranz

Dialog (T: Therapeutin, P: Patientin)		**Kommentar**
P:	Mein Arbeitgeber schikaniert mich. Der hat wohl vergessen, was ich alles für ihn getan habe. Im Nachhinein könnte ich mich dafür ohrfeigen, aber jetzt ist es wohl zu spät.	Hinweis auf dysfunktionale Bewertungen vom FIP-A-Typ (Frustrationsintoleranz-Forderer-Typus)
T:	Haben Sie mal ein Beispiel für diese Schikane?	Konkretisieren
P:	Da könnte ich ein Buch drüber schreiben … Es fängt schon damit an, dass er sich auf eine Wiedereingliederung nur eingelassen hat, wenn ich täglich – das müssen Sie sich mal vorstellen: täglich! –, bevor ich nach Hause gehe, Bericht darüber abstatte, was ich getan habe. Der behandelt mich wie eine doofe Göre in der Schule.	Wie zuvor
T:	Wie kommen Sie mit den übertragenen Aufgaben zurecht?	Versuch, eine Sachebene zu finden
P:	*(Lächelt.)* Das ist es ja gerade. Der brummt mir wirklich anspruchsvolle Aufgaben auf, wahrscheinlich in der Hoffnung, dass ich die nicht bewältige. Aber Pustekuchen, bis jetzt habe ich alles geschafft, was er mir gegeben hat.	
T:	Wie finden Sie das?	Bewertungsfrage zum Verständnis des kognitiven Konzepts
P:	Das finde ich unmöglich von dem!	Hinweis auf eine Ärger-Reaktion von P

T:	Ich meinte, wie Sie es finden, dass Sie bisher im Rahmen Ihrer Wiedereingliederung alles geschafft haben, was man Ihnen aufgetragen hat?	Präzisieren der vorherigen Frage und betont positives Formulieren, die der Sicht von P entgegensteht, mit dem Ziel, einen Perspektivwechsel einzuleiten
P:	Ach so, na ja, man muss schon auch den Preis berücksichtigen, den ich dafür zahle.	P ist zu diesem Zeitpunkt nicht zum Perspektivwechsel bereit.
T:	Welchen Preis zahlen Sie?	Konkretisierung
P:	Ich arbeite unter einer solchen Anspannung und unter einem solchen Druck, dass ich mittags total fertig bin. So ab 11.00 Uhr spätestens bekomme ich Kopfdruck, der sich bis 13.00 Uhr zu unerträglichen Schmerzen steigert. So ab 12.30 Uhr kommen dann noch Taubheitsgefühle im Gesicht dazu. Bis jetzt habe ich nie länger als bis 13.00 Uhr durchgehalten. Zu Hause muss ich mich dann erst mal zwei bis drei Stunden hinlegen, und danach bin ich auch nicht wirklich zu gebrauchen. Mein Mann hat schon gesagt, das sei doch kein Leben. Ich solle kündigen, ich habe es nicht nötig, mich so behandeln zu lassen in meinem Alter.	Hinweis darauf, dass der Ehemann möglicherweise die dysfunktionalen Bewertungsmuster von P für seine eigenen Ziele nutzt.
T:	Wie genau meint er das?	Frage mit dem Ziel, P's diesbezügliche Sichtweise zu erfahren
P:	Na, er meint, dass er genug verdient für uns beide. Wir stehen finanziell gut da und er geht in zwei Jahren auch schon in Rente. Da hätte er mich bestimmt gerne an seiner Seite zu Hause. Andererseits hat mir die Arbeit immer sehr viel Spaß gemacht, weil ich wirklich gut bin in dem, was ich da tue. Ich bin sehr ehrgeizig und brauche die Bestätigung, dass ich was draufhabe. Bisher habe ich auch immer gedacht, dass mein Chef mit meiner Leistung zufrieden ist, aber jetzt will er mich anscheinend entsorgen wie einen alten Putzlappen.	Hinweis auf einen Interessenkonflikt P benennt dysfunktionale Kriterien zur Selbstwertschöpfung.

T:	Sehen Sie einen Zusammenhang zwischen Ihren körperlichen Beschwerden nach einigen Stunden konzentrierten Arbeitens und Ihrer Anspannung gegenüber dem Chef?	T erfragt P's Beschwerdemodell.
P:	Ja klar, natürlich.	
T:	Was könnten Sie ändern?	Betonung der Eigenverantwortung von P
P:	Wie bitte, wieso ich? Der schikaniert mich! Das soll der natürlich sein lassen. Was hab' ich nicht alles für den Betrieb getan!	P weist (erwartungsgemäß, FIP-A-typisch) jede Eigenverantwortung von sich.
T:	Noch einmal: Sie sehen einen Zusammenhang zwischen Ihrer psychischen Situation und Ihrer Leistungsfähigkeit. Könnten Sie an Ihrer psychischen Situation etwas verändern?	Zusammenfassen des bisher Erarbeiteten zum Einleiten der Frage nach Verantwortungsübernahme
P:	Ich kann mir schon denken, worauf Sie hinauswollen. Das habe ich bei Ihrer Kollegin in der Reha-Klinik auch schon gehört. Die hat ja die gleiche Ausbildung wie Sie und deswegen hat die BG mich zu Ihnen geschickt. Ich soll an meinem Perfektionismusanspruch arbeiten und unabhängiger vom Lob meines Vorgesetzten werden und meinen Wert nicht davon abhängig machen, ob ich Leistung und Anerkennung bekomme.	Die Formulierungen von P (sie werde „geschickt" und sie „soll" an etwas arbeiten) lassen vermuten, dass sie keine eigene Problemeinsicht mitbringt.
T:	Und, was halten Sie davon?	
P:	Ich finde das nicht richtig. Das ist einfach meine Persönlichkeit. So bin ich schon immer. Meine Schwierigkeiten kommen dadurch zustande, dass ich diesen Unfall hatte. Sie haben nichts mit meiner Persönlichkeit zu tun, mit der bin ich 53 Jahre gut zurechtgekommen. Dann hatte ich den Unfall und komme nicht mehr klar – was soll das mit meiner Persönlichkeit zu tun haben?	Bestätigung des Fehlens jeglicher Problemeinsicht
T:	Möglicherweise steht Ihnen Ihre Art, wie Sie Dinge einschätzen und bewerten, in der jetzigen Situation im Weg. Weil Sie vorher nie in einer solchen Situation waren, ist Ihnen nicht weiter aufgefallen, dass Sie die Dinge auf eine Art bewerten, die Ihnen schadet.	Versuch von T, trotz minimaler Erfolgsaussichten bei P Problemeinsicht zu wecken

P:	Kann schon sein, aber ich sehe überhaupt nicht ein, dass ich mich ändern soll. Mein Chef kann auch mal Rücksicht nehmen. Ich hab' in der Vergangenheit so viel für die Firma getan, jetzt können die auch mal was für mich tun.	Hinweis auf rigide dysfunktionale Bewertungsmuster (FIP-A-Typus)
T:	Steht es in Ihrer Macht zu entscheiden, wie Ihr Chef sich verhält?	Empirischer Disput
P:	Wenn Sie so fragen, nein. Da haben seine Eltern offenbar was in der Erziehung versäumt. Aber ich sehe überhaupt nicht ein, dass ich klein beigebe. Ich habe mich gestern erst einmal wieder krankschreiben lassen.	Wie zuvor

In diesem Gespräch ergeben sich zahlreiche Hinweise auf dysfunktionale Konzepte.

Prinzipiell kann mit der Therapie ein erfolgreicher Verlauf der beruflichen Wiedereingliederung unterstützt werden. Hier ist es sinnvoll, eine angemessene Selbstbeurteilungsmöglichkeit zu erarbeiten, die unabhängig von der Anerkennung durch andere ist, und die Patient*innen darin anzuleiten, ihre Sichtweisen und Schlussfolgerungen auf Rationalität, Logik, Normenverträglichkeit, Funktionalität und Langfrist-Hedonismus zu prüfen und ggf. adäquat zu verändern (zum Vorgehen vgl. Stavemann, 2023a). Therapeutisches Ziel ist ein möglichst sachliches Herangehen an die berufliche Situation und das Bedürfnis nach zwischenmenschlichen Beziehungen und Sozialkontakten im Privatleben (und nicht im Beruf) zu befriedigen.

(Re-)Integration in das soziale Umfeld

Es erscheint häufig für neurologische Patient*innen unmöglich und auch wenig zielführend, alle Sozialkontakte wieder aufzunehmen, die vor der Erkrankung/dem Unfall bestanden haben. Viele Bekannte und Freund*innen können mit der veränderten Situation nicht umgehen und verabschieden sich in der Regel lautlos. Die meisten Patient*innen reagieren darauf mit Trauer oder Ärger. Gleichzeitig machen aber auch viele die Erfahrung, dass Menschen, von denen sie es vorher gar nicht gedacht hätten, echtes Interesse an ihnen zeigen.

Es kommt auch vor, dass die Patient*innen selbst mit ihren alten Freund*innen und Bekannten nun nichts mehr anfangen können, weil sie ihnen z. B. als oberflächlich erscheinen oder weil sich im Nachhinein zeigt, dass die größte Gemeinsamkeit darin bestand, gemeinsam „Party" zu machen. Seit das nun nicht mehr möglich ist, zeigt sich, dass man sonst nicht viel gemein hat.

Schließlich knüpfen viele Patient*innen in Reha-Aufenthalten neue Kontakte und Freundschaften zu Mitpatient*innen. Sie verstehen sich untereinander oft besser als mit „Gesunden".

Hieraus ergibt sich, dass „Integration in das soziale Umfeld" *nicht* bedeutet, genauso weiterzumachen wie zuvor. Vielmehr geht es darum, ein Netz aus Sozialkontakten aufzubauen, das nur zum Teil deckungsgleich mit den alten Kontakten ist. IKVT-Therapeut*innen können die Patient*innen in allen Phasen dieser Integrationsleistung unterstützen, z. B.

- beim Bewältigen von Trauer über den Verlust früherer Freund*innen
- beim Entscheiden, welche Sozialkontakte sie selbst weiterführen möchten und welche nicht
- beim Aufbau neuer Kontakte.

Dialog mit einem Patienten über den Aufbau neuer Sozialkontakte

Dialog (T: Therapeut, P: Patient)		**Kommentar**
T:	Bei unserem letzten Gespräch haben Sie berichtet, dass Ihnen verschiedene Kontakte zu alten Kumpels nicht guttun.	Einleiten des Themas
P:	Ja genau. Die kapieren es einfach nicht. Die meinen, wir müssten da weitermachen, wo wir vor meinem Unfall aufgehört haben.	
T:	Wo haben Sie aufgehört?	Konkretisieren
P:	Na ja, das habe ich ja schon angedeutet. Wir haben jedes Wochenende Party gemacht. Waren beim Schützenfest, in der Disco, halt überall da, wo was los ist. Da wurde jedes Mal die Nacht zum Tag gemacht und gesoffen wurde auch nicht zu knapp.	
T:	Und das schaffen Sie jetzt nicht mehr?	Wie zuvor
P:	Nein, natürlich nicht. Ich bin froh, wenn ich meine Arbeit wieder halbwegs geregelt kriege. Ich brauche meinen regelmäßigen Nachtschlaf und saufen kann ich auch nicht mehr. Ich vertrage seit dem Unfall nichts mehr. Damit habe ich mich inzwischen auch abgefunden. *(Lächelt.)* Man gewöhnt sich an alles.	Hinweise auf funktionales Bewerten der neuen Situation

T:	Und Ihre Kumpels haben dafür kein Verständnis?	Wie zuvor
P:	Nee, die raffen es überhaupt nicht. Die meinen, mein Kopf ist zusammengeflickt worden und alles ist gut.	
T:	Wie wichtig ist Ihnen, dass Ihre Kumpels Sie verstehen?	Betonen der Eigenverantwortung von P
P:	Ehrlich gesagt bin ich inzwischen an dem Punkt, wo ich meine, dass es eigentlich gar nicht wichtig ist.	
T:	Eigentlich?	
P:	*(Lächelt.)* Ja, eigentlich, Sie wissen schon, wie ich das meine. Es wäre halt sehr schön, wenn sie mich verstehen würden.	Emotionale Beteiligung von P wird deutlich.
T:	Was würde das für Sie bedeuten?	
P:	Na, wenn sie mich verstehen würden, würden sie mit mir was anderes unternehmen. Aber in den letzten Wochen ist mir klar geworden, dass sie kein Interesse daran haben. Für meine Party- und Saufkumpels bin ich offenbar nur interessant, wenn ich Party mache und saufe. Der übrige Mensch zählt nicht.	
T:	Wie finden Sie das?	Bewertungsfrage zum Verständnis des kognitiven Konzepts
P:	Scheiße eigentlich. Obwohl es inzwischen auch nicht mehr so schlimm für mich ist. Ich habe genug andere Kontaktmöglichkeiten.	Vorherrschendes Gefühl: Trauer; selbstständige kognitive Umstrukturierung durch P
T:	Welche?	Konkretisierung
P:	Da gibt es zum Beispiel eine Arbeitskollegin, die ich früher gar nicht groß beachtet habe. Die ist seit dem Unfall durchgehend sehr interessiert daran, wie es mir geht und welche Fortschritte ich mache. Das hätte ich vorher nie gedacht.	
T:	Wie finden Sie die Kollegin?	
P:	Gut. Wir treffen uns inzwischen regelmäßig und die Gespräche mit ihr sind richtig gut. Wir unternehmen auch öfter was zusammen und sie nimmt wie selbstverständlich Rücksicht darauf, was ich kann und was nicht.	

T:	Welche Kontakte haben Sie noch?	Wie zuvor
P:	Ich habe zwei wirklich gute Freunde, mit denen ich schon zusammen zur Schule gegangen bin. Die sind auch weiter für mich da. Mit denen komme ich auch nach dem Unfall so gut klar wie vorher. Diese Freundschaften möchte ich unbedingt weiterpflegen. Und dann habe ich noch so eine Clique aus der Reha-Klinik. Wir treffen uns alle drei, vier Wochen reihum bei einem zu Hause. Das ist klasse, wir verstehen einander eben, weil wir alle was am Kopf haben. *(Lächelt.)*	
T:	Das klingt tatsächlich so, als hätten Sie so viele Sozialkontakte, wie Sie brauchen, um zufrieden zu sein.	Zusammenfassen mit Betonen des Ziels „Zufriedenheit“
P:	Stimmt. Ich habe Leute, mit denen ich etwas unternehmen kann und mit denen ich reden kann, wenn es mir schlecht geht. Welche, die mich nicht gleich fallen lassen, wenn ich nicht mithalten kann.	
T:	Was ist mit den alten Kumpels, die Sie nicht mehr treffen?	Festigen der neuen Sichtweise von P
P:	Die vermisse ich nicht mehr. Ich habe mich verändert, mein Leben hat sich verändert, also hat sich auch mein Freundes- und Bekanntenkreis verändert. Eigentlich ist das ganz logisch, es wäre ja komisch, wenn es anders wäre.	
T:	Ja, das stimmt.	Verstärken der neuen Sichtweise

Arbeit mit Bezugspersonen

In der G-BA-Richtlinie (veröffentlicht im Bundesanzeiger Nr. 31 vom 23.02.2012, s. Bundesministerium für Gesundheit, 2012) wird mehrfach die „Einbeziehung von Bezugspersonen“ als Option bei der ambulanten neuropsychologischen Behandlung erwähnt. In Kapitel 6 wird ausführlich auf die Einsatzmöglichkeiten der IKVT bei der Angehörigenberatung eingegangen.

5 IKVT mit Kindern und Jugendlichen in der schulischen und beruflichen Rehabilitation

In diesem Kapitel werden Erfahrungen mit Kindern und Jugendlichen im Anschluss an ein erlittenes Schädel-Hirn-Trauma (SHT) geschildert. Die Erkenntnisse im Umgang sowie die empfohlenen IKVT-Methoden sind übertragbar auf andere vergleichbare hirnorganische Erkrankungen (z. B. Hirnblutungen, Tumore, entzündliche Prozesse).

Laut AWMF-Leitlinie Nr. 24-018 „Das Schädel-Hirn-Trauma im Kindes- und Jugendalter" von 2022 (AWMF-Leitlinie, 2022) liegt die Inzidenz eines SHT bei Kindern und Jugendlichen unter 15 Jahren bei 661/100.000. Das SHT ist bei Kindern bis 15 Jahren die mit Abstand häufigste Todesursache.

5.1 Ziele der Rehabilitation bei Kindern und Jugendlichen

Die Rehabilitation von Schädel-Hirn-verletzten Kindern und Jugendlichen gestaltet sich grundsätzlich anders als bei Erwachsenen, bei denen das Ziel das Wiedererlangen des ursprünglichen Gesundheits- und Leistungsstandes ist. Kinder und Jugendliche befinden sich in der Entwicklung, sodass zum Zeitpunkt der Hirnverletzung wesentliche Entwicklungsschritte, auf denen nachfolgende aufbauen, noch nicht vollzogen wurden.

Hieraus ergibt sich, dass in der Rehabilitation nicht nur die bereits vor der Verletzung vorhandenen Fähigkeiten und Fertigkeiten möglichst wiedererlangt werden sollen, sondern zusätzlich (und möglicherweise von größerer Relevanz für die mittel- und langfristige Reintegration in Schule und Beruf) auch das individuelle Entwicklungspotenzial. Gelingt dies nicht, so kommt es im Laufe der Entwicklung bzw. des Heranwachsens bei entsprechender Therapie zwar zu individuellen Leistungsverbesserungen, die relative Differenz zu den Leistungen Gleichaltriger vergrößert sich jedoch, weil diese sich parallel zum Genesungsprozess des Schädel-Hirn-verletzten Kindes ebenfalls bis ins frühe Erwachsenenalter weiterentwickeln, und das zudem in der Regel schneller (vgl. auch Heubrock & Petermann, 2000).

Im günstigen Fall werden Kinder und Jugendliche über einen mehrjährigen Zeitraum neuropsychologisch begleitet (optimal bis zum Eintritt ins Berufsleben), da das ganze Ausmaß der Unfallfolgen in der Regel erst im Verlauf und bei Konfrontation mit komplexeren Anforderungen deutlich wird (z. B. wird in höheren Schulklassen bei Klassenarbeiten nicht nur Reproduzieren, sondern auch Anwenden von Wissen verlangt).

Ziel der schulischen Rehabilitation. Das Ziel der schulischen Rehabilitation von Kindern und Jugendlichen besteht darin, die Voraussetzungen für eine Berufsausbildung und eine Tätigkeit auf dem allgemeinen Arbeitsmarkt (dem „ersten" Arbeitsmarkt) zu schaffen.

Nach Möglichkeit werden Schädel-Hirn-verletzte Kinder/Jugendliche an *der* Schule wieder eingegliedert, die sie vor ihrem Unfall besucht haben. Nur wenn dies nicht möglich erscheint, wird eine alternative Schule gesucht, die für den aktuellen Leistungsstand und das Lernvermögen des Kindes/Jugendlichen adäquat ist. Zurzeit gibt es in Deutschland jedoch noch keine schulischen Versorgungsstrukturen für Schädel-Hirn-verletzte Kinder, die deren spezielle Bedürfnisse berücksichtigen. Vielmehr geht es immer um kreative Einzellösungen, die häufig weniger von der Schulform als von den beteiligten Personen abhängen.

Typische Symptome der Schädel-Hirn-Verletzung

Neben kognitiven Beeinträchtigungen zeigen sich häufig Verhaltensauffälligkeiten und psychische Störungen, die nicht selten die kognitiven Leistungsbeeinträchtigungen überdauern. Die mangelnde Impulskontrolle, die insbesondere infolge von Schädigungen frontaler Hirnstrukturen auftritt, und hiermit verbundenes aggressives Verhalten bergen die Gefahr zunehmender sozialer Isolation.

Störungen des Antriebs erschweren jede Form von aktivem Tun und vermindern hierdurch das Maß positiver Verstärkung, was wiederum die Gefahr depressiver Entwicklungen erhöht. Häufig strengen SHT-Kinder und -Jugendliche sich über die Jahre nach Kräften an, um mit „normalen" Gleichaltrigen mithalten zu können, erhalten hierfür aber selten gute Schulnoten. So kommt es zu ständigem Misserfolgserleben, das schnell zum Eindruck mangelnder Selbstwirksamkeit führt. Depressiven Störungen und Angsterkrankungen in Verbindung mit sozialem Rückzug und Vermeidungsverhalten gilt es daher in der neuropsychologischen Therapie vorzubeugen oder sie zu behandeln.

In noch viel stärkerem Maß als bei Erwachsenen ist bei Schädel-Hirn-verletzten Kindern und Jugendlichen der Lebenshintergrund bei der Therapieplanung und beim Koordinieren der schulischen und beruflichen Rehabilitation zu berücksichtigen.

Die wichtigsten Kontext-Faktoren der schulischen Rehabilitation von Schädel-Hirn-verletzten Kindern und Jugendlichen sind die Unterstützung durch die Eltern und die soziale Umwelt, aber auch die Zusammenarbeit mit Lehrer*innen und Ausbilder*innen (vgl. z. B. Prigatano, 2004).

Die Ziele von Neuropsycholog*innen bei der koordinierten schulischen und beruflichen Rehabilitation sind

- das Wiedererlangen verloren gegangener kognitiver Funktionen zu unterstützen und zu fördern
- Kompensationsmöglichkeiten zu schaffen
- das Potenzial für eine weitergehende Entwicklung bereitzustellen
- Verhaltensauffälligkeiten zu behandeln sowie
- psychische Störungen zu vermeiden bzw. zu behandeln.

Hierzu sind nicht nur verschiedene Therapieansätze, sondern auch günstige, therapieförderliche Voraussetzungen in Familie, Schule/Ausbildung und sonstigem privaten Umfeld essenziell.

5.2 Therapeutische Aufgabenbereiche und Erstgespräch

Der Ablauf einer IKVT mit Kindern und Jugendlichen unterscheidet sich nicht grundsätzlich von dem Therapieablauf bei Erwachsenen. Vielmehr geht es darum, die Methoden und Beispiele dem Entwicklungsstand und der Lebenswelt des Kindes oder des Jugendlichen anzupassen (vgl. hierzu Schlarb & Stavemann, 2019).

Wie bei Erwachsenen lassen sich auch bei Kindern und Jugendlichen übergeordnete dysfunktionale Muster finden, die sich den Kategorien

- Selbstwertprobleme
- existenzielle Probleme
- Probleme aufgrund mangelnder Frustrationstoleranz zuordnen lassen.

Selbstwertprobleme. Bei Selbstwertproblemen verknüpfen die Kinder/Jugendlichen Eigenschaften oder Fähigkeiten mit dem Gewinn oder Verlust eigener Wertigkeit. Emotionale Folgen sind

- Angst, den (selbst oder von den Bezugspersonen) gesetzten Maßstab (Leistung, Anerkennung, Beliebtheit, Schönheit, schlank sein etc.) nicht zu schaffen
- Scham, wenn das Befürchtete eingetreten ist, und
- Niedergeschlagenheit, wenn die Betroffenen keine Möglichkeit sehen, „wertvoll" zu sein.

Aufgrund der in der Regel mit einer schweren Schädel-Hirn-Verletzung einhergehenden Beeinträchtigungen der körperlichen und kognitiven Leistungsfähigkeit ist die Gefahr der Entwicklung sekundärer psychischer Beeinträchtigungen und insbesondere von Selbstwertproblemen ausgesprochen hoch.

Ein Therapieschwerpunkt der neuropsychologischen Behandlung Schädel-Hirnverletzter Kinder und Jugendlicher sollte daher grundsätzlich sein, den Selbstwert von Leistung, Beliebtheit oder anderen Eigenschaften und Verhaltensweisen zu entkoppeln und angemessene Konzepte zum Selbstbeurteilen (z. B. anhand eines differenzierten Selbstbilds) zu entwickeln.

Existenzielle Probleme. Existenzielle Probleme beziehen sich auf die eigene physische Existenz und zeigen sich in der Regel in Form von Ängsten. Nach dem Erfahren einer schweren und meist lebensbedrohlichen Verletzung sollten Kinder/Jugendliche die Möglichkeit bekommen, derartige Ängste in der Therapie zu besprechen. Grundsätzlich bestimmen die Patient*innen selbst den „richtigen" Zeitpunkt, indem sie das Thema ansprechen bzw. entsprechende Fragen stellen. Die Initiative sollte also vom Kind oder dem/der Jugendlichen ausgehen. Ist das Thema angesprochen, unterscheidet sich der Therapieablauf nicht grundsätzlich von dem bei Erwachsenen, wobei auf ein kindgerechtes Aufbereiten des Themas geachtet wird (vgl. Schlarb & Stavemann, 2019).

Zunächst wird in einem psychoedukativen Therapieteil erarbeitet, wie Angst entsteht, welche Funktion sie hat und wodurch das Kind oder der/die Jugendliche die Höhe der Angst beeinflussen kann. Das Kind wird angeleitet, die Angst bzw. die angstauslösenden Gedanken zu identifizieren, um sie dann mit einem „Realitätscheck" auf Angemessenheit zu prüfen (Was ist das Schlimmste, was ich befürchte? [„worst case"-Szenario]. Könnte ich die Folgen tatsächlich nicht überleben? Wie wahrscheinlich ist, dass dieser Fall wirklich eintritt?).

Probleme aufgrund mangelnder Frustrationstoleranz. Frustrationsintoleranzprobleme entstehen, wenn Kinder oder Jugendliche nicht gelernt haben, Kosten und Mühen auf sich zu nehmen, um Ziele zu erreichen. Nach Meinung der Kinder/Jugendlichen sollten sie auch ohne Einsatz belohnt werden. In der schulischen und beruflichen Rehabilitation von Kindern und Jugendlichen wird diesen in der Regel ein sehr hohes Maß an Anstrengungsbereitschaft und Mehrarbeit abverlangt, damit sie eine Chance haben, in die Regelschule bzw. den ersten Arbeitsmarkt integriert zu werden. Ein bereits prämorbid bestehender Mangel an Frustrationstoleranz (dann meist auch bei den Eltern) stellt einen erheblichen Risikofaktor für das Gelingen jeglicher Rehabilitationsanstrengungen dar.

Das Erstgespräch

Das Erstgespräch führen Neuropsycholog*innen zusammen mit den Eltern und den Kindern/Jugendlichen. Dabei werden Informationen und Sichtweisen von allen Beteiligten erhoben, um ein möglichst umfassendes Bild von der allgemeinen Lebenssituation, den vorliegenden Schwierigkeiten und den Erwartungen von Eltern und Kindern/Jugendlichen zu bekommen. Die Therapeut*innen gewinnen dabei auch einen ersten Eindruck von den Persönlichkeiten der Eltern und ihres Kindes, der Rollenverteilung und vom Umgang miteinander. Bereits im Erstgespräch können so Hinweise auf dysfunktionale Muster, auf elterliches Fehlwahrnehmen der Problematik oder auf unrealistische Ziele erkannt werden. Aufseiten des Kindes kann sich mangelndes Störungsbewusstsein und somit möglicherweise mangelnde Veränderungsmotivation andeuten. Die Therapeut*innen berücksichtigen in diesem Zusammenhang auch, dass hirnorganisch erkrankte Jugendliche, genau wie gesunde Gleichaltrige, bei der Problemschilderung zu Untertreibungen neigen, da sie nach „Normalität“ streben (vgl. Schlarb & Stavemann, 2019).

Andererseits gewinnen die Eltern und ihr Kind im Erstgespräch einen ersten Eindruck von den Therapeut*innen und ihrer Kompetenz. Um hier nicht unnötig Vertrauenskapital zu verspielen, sollten diese adäquat vorbereitet sein und dem Erstgespräch ein ausführliches Aktenstudium voranstellen. Zudem verteilen sie ihre Aufmerksamkeit gleichmäßig und zeigen sowohl Verständnis für die Belange und Sichtweisen der Eltern als auch für die möglicherweise konträren Sichtweisen der Kinder/Jugendlichen.

Bei der schulischen und beruflichen Rehabilitation von Kindern und Jugendlichen ist zudem eine genaue Umfeldanalyse, insbesondere in der Schule/am Arbeitsplatz notwendig, um alle relevanten Einflussfaktoren zu erfassen.

5.3 Allgemeines therapeutisches Vorgehen

Therapie mit den Kindern/Jugendlichen

Wir stellten bereits fest, dass in der ambulanten neuropsychologischen Therapie das Ziel verfolgt wird, kognitive Funktionseinschränkungen und Verhaltensauffälligkeiten abzubauen und „psychische Gesundheit“ aufzubauen. Aufgrund des thematischen Schwerpunkts dieses Buchs wird auf ein differenziertes Darstellen neuropsychologischer Diagnostik und Funktionstherapie verzichtet (s. hierzu z. B. Lidzba, Everts & Reuner, 2019; Pletschko, Leiss, Pal-Handl, Proksch & Weiler-Wichtl, 2020).

In den zum Abbau von Funktionseinschränkungen und Verhaltensauffälligkeiten und zum Aufbau „psychischer Gesundheit“ notwendigen neuropsychologischen Therapieprozess werden unterstützend diverse kognitiv-verhaltenstherapeutische Elemente eingebaut. Da Kinder und Jugendliche noch nicht in dem Maße abstrahieren können wie Erwachsene – insbesondere nicht nach einer Hirnverletzung –, sollte sich die Therapie an konkreten Alltagsbeispielen ausrichten. Auch durch Geschichten und Metaphern können in der Therapie funktionale Denkmuster transportiert werden, ohne belehrend zu wirken.

Realistische Ziele erarbeiten. Wie in der Therapie mit Erwachsenen ist es auch beim Behandeln von Kindern und Jugendlichen notwendig, realisierbare Ziele zu erarbeiten. Da Kinder und Jugendliche viele langfristig wirksame Faktoren noch nicht durchblicken (z. B.: „Tierarzt kann ich nur werden, wenn ich Abitur mache“), erarbeiten sie zunächst Ziele, die in einem überschaubaren Zeitraum zu erreichen sind. Hierbei achten die Therapeut*innen darauf, dass die Kinder/Jugendlichen an sich selbst nur Anforderungen stellen, die ihrer aktuellen Leistungsfähigkeit angepasst sind.

Aus verschiedenen Gründen wird hier vom üblichen Vorgehen (vgl. Stavemann, 2017) abgewichen und zunächst auf das Bestimmen der langfristigen Ziele und der Oberziele verzichtet. Zum einen ist dies der momentan bedingten Reflexionsfähigkeit der Klientel geschuldet, zum anderen ist zu diesem Zeitpunkt noch nicht absehbar, welche langfristigen Ziele für diese speziellen Patient*innen nach erfolgreichem Abschluss der Therapie realistisch sind.

Im Unterschied zur Therapie mit Erwachsenen ist möglicherweise das Vorformulieren potenzieller Ziele durch die Therapeut*innen sinnvoll (s. folgenden Beispieldialog).

Dialog mit einer Jugendlichen zum Zielbestimmen

Dialog (T: Therapeutin, P: Patientin)		**Kommentar**
T:	Was hast du dir für die nächsten Wochen vorgenommen?	T betont die Eigenverantwortung von P.
P:	Ich werde ganz viel für die Schule machen. Das geht ja so nicht weiter. Vor dem Unfall habe ich gute Noten geschrieben und jetzt nur Vieren und Fünfen. Ich muss mich mehr anstrengen, dann geht das auch.	P benutzt den prämorbiden Bewertungsmaßstab und macht mangelnde Anstrengung für Misserfolge verantwortlich.
T:	Du sagtest gerade, dass du dich mehr anstrengen musst. Das klingt, als würdest du dich bisher gar nicht richtig anstrengen ...	Empirischer Disput
P:	Ja, das stimmt. Ich meine, wenn man Vieren und Fünfen schreibt, heißt das doch, dass man sich nicht anstrengt.	Wie zuvor
T:	Wie kommst du darauf?	Logischer Disput
P:	Ich weiß nicht. Das war vor dem Unfall immer so.	Wie zuvor
T:	Und nach dem Unfall?	Empirischer Disput
P:	Da strenge ich mich an und schreibe trotzdem Vieren und Fünfen.	
T:	Bedeutet das dann, dass die Vieren und Fünfen etwas damit zu tun haben, dass du dich nicht anstrengst?	Logischer Disput
P:	Nein, wohl nicht.	
T:	Deine Lehrer haben ja schon vor einiger Zeit vorgeschlagen, dass du die Klasse wiederholst, weil du so viel verpasst hast.	T prüft, ob ein dysfunktionales Selbstwertkonzept diesen Vorschlag behindert.
P:	Meine Eltern wollen das nicht. Die meinen, ich müsste in meiner alten Klasse bleiben, damit ich meine Freundinnen nicht verliere und mich nicht an neue Mitschüler und neue Lehrer gewöhnen muss.	P „versteckt" sich hinter den Eltern – Zurückweisen von Eigenverantwortung
T:	Und wie siehst du das?	Funktionaler Disput, Betonen der Eigenverantwortung
P:	Am Anfang habe ich das genauso gesehen. Aber inzwischen fühle ich mich nicht mehr wohl. Ich habe überhaupt keine Zeit mehr, mich mit Freundinnen zu treffen. Immer muss ich lernen und oft bekomme ich davon Kopfschmerzen. Am Ende hagelt es Fünfen. Das macht alles keinen Spaß mehr.	Gefahr einer depressiven Fehlentwicklung aufgrund ständigen Überforderns und mangelnden positiven Verstärkens

T:	Was ist für *dich* denn wichtig? Womit würdest *du* gerne deine Zeit verbringen?	Perspektivwechsel, Betonen der Eigenverantwortung
P:	Mir ist ganz wichtig, dass ich mich mal wieder mit den Mädels treffen kann. Am besten wäre, wenn ich sie zu mir nach Hause einladen könnte, weil ich doch noch so schnell kaputt bin. Wenn ich zu Hause bin, kann ich mich ja jederzeit ausruhen, wenn ich nicht mehr kann. Mir ist wichtig, ein ganz normales Mädchen zu sein. Ja, und natürlich die Schule schaffen.	Hier zeigt sich, dass P längst „im Stillen“ über diese Fragen nachgedacht hat, ohne sie von sich aus anzusprechen.
T:	Wie wichtig ist es dir, dass du keine Klasse wiederholst?	Explorationsfrage
P:	Das ist mir eigentlich gar nicht mehr wichtig. Ich möchte einfach auch mal wieder ein bisschen Freizeit haben. Im Moment habe ich die nicht.	Wie zuvor
T:	Ich habe jetzt zwei Dinge gehört: Erstens möchtest du die Klasse wiederholen und zweitens möchtest du wieder mehr Zeit mit deinen Freundinnen verbringen. Stimmt das?	Zusammenfassen der Sichtweise von P
P:	Ja genau.	
T:	Sollen wir das bei meinem nächsten Termin bei euch zu Hause mit deinen Eltern besprechen?	T holt Erlaubnis von P für dieses Ziel ein.
P:	Ja, das fände ich gut. Ich komme mir nämlich ganz schön blöd vor, dass ich erst wie ein Löwe dafür gekämpft habe, in meiner Klasse bleiben zu können, und es mir jetzt doch anders überlegt habe.	Hinweis auf dysfunktionales Bewerten

Im Gespräch ergeben sich Hinweise auf dysfunktionale Bewertungsmuster, die in den nachfolgenden Therapiesitzungen aufgegriffen werden sollten: Die Patientin macht sich selbst (und nicht die SHT-bedingten Gesundheitseinschränkungen) für Misserfolge verantwortlich und benutzt alte Bewertungsmaßstäbe aus der Zeit vor der Schädel-Hirn-Verletzung. Zudem ist an einem Entkoppeln von Selbstwert und Leistung und an der Akzeptanz vorhandener Defizite zu arbeiten, um realistische, aus eigener Kraft erreichbare Ziele zu entwickeln.

Ein weiterer Schwerpunkt liegt im Fördern sozialer Kompetenzen, um der Patientin zu ermöglichen, ihre altersgerechten Sozialkontakte aufrechtzuerhalten und Teil einer „Clique“ zu bleiben.

Wissensvermittlung und Psychoedukation

In der ersten Zeit nach einer schweren Schädel-Hirn-Verletzung fragen Kinder und Jugendliche häufig nicht nach den mittel- und langfristigen Folgen einer solchen Verletzung sowie den damit verbundenen Perspektiven und Prognosen. Im Verlauf der schulischen Reha beginnen sie, diese Fragen zu stellen, typischerweise wenn es ihnen bereits besser geht.

Die Neuropsycholog*innen sind für solche Kinder bzw. Jugendliche kompetente Ansprechpersonen, die weniger emotional beteiligt sind als die Eltern und mit denen die Kinder/Jugendlichen offen sprechen können, ohne auf die Gefühle anderer Rücksicht nehmen zu müssen.

Wissensvermittlung. Typische Fragen betreffen die Art der Verletzung („Was passiert denn überhaupt mit dem Gehirn bei einem SHT?"), die Folgen bzgl. der kognitiven Leistungsfähigkeit, emotionale und Verhaltensauffälligkeiten („Ich bin ständig sauer und möchte andauernd meinen kleinen Bruder verprügeln, woher kommt das?") und auch Fragen bzgl. der Prognose („Werde ich jemals ein ‚normales' Leben führen können?"). Derartige Fragen sollten, soweit möglich, offen und sachlich beantwortet werden, wobei die Kinder/Jugendlichen den Zeitpunkt im Therapieverlauf durch eigene Fragen selbst bestimmen.

Für den Erfolg der Therapie stellen solche Fragen eine große Chance dar: Sie zeigen an, dass die Kinder/Jugendlichen beginnen, die eigene Situation zu reflektieren. Hieraus ergibt sich, dass sie ihre Situation realistischer einzuschätzen lernen und es ihnen somit wesentlich leichter fällt, ein Störungsbewusstsein zu entwickeln. Dieses wiederum stellt die Basis für das erfolgreiche Anwenden kompensatorischer Therapieanteile dar.

Auf „positive" Aktivitäten achten! Den Eltern und Patient*innen wird in den psychoedukativen Gesprächen vermittelt, dass es Aktivitäten gibt, die als neutral oder unangenehm, und solche, die als angenehm erlebt werden. Eine Ausgewogenheit beider Aktivitätenarten ist notwendig, um die Entwicklung von Niedergeschlagenheit und Depression zu verhindern (Hautzinger, 2021). Insbesondere bei Schädel-Hirn-verletzten Kindern und Jugendlichen überwiegt sehr häufig der Anteil „unangenehmer" Aktivitäten, um eine schulische Wiedereingliederung zu ermöglichen. Umso entscheidender ist es, die Entwicklung der Stimmung dieser Patient*innen zu beobachten, um durch Erweitern des Anteils „positiver Aktivitäten" rechtzeitig gegensteuern zu können.

Verhaltensauffälligkeiten

Häufig treten bei Kindern oder Jugendlichen nach SHT sogenannte „organisch bedingte“ Verhaltensauffälligkeiten auf. Im Vordergrund stehen hier Antriebsschwäche, Stimmungsschwankungen sowie Disinhibition bzw. mangelnde Impulskontrolle, die sich beispielsweise in Wutausbrüchen äußern. Seltener kommt es zu pathologischem Imitations- und Verwendungsverhalten, Perseverationen oder Stereotypien (Heubrock & Petermann, 2000).

Zunächst sollten Neuropsycholog*innen den Kindern/Jugendlichen und Eltern erläutern, wie sich die Verhaltensauffälligkeiten konkret äußern (womit die Beteiligten meist schon Erfahrungen gemacht haben) und wie sie zustande kommen (vgl. z. B. Prigatano, 2004). Häufig ist es für die Betroffenen und die Angehörigen erleichternd zu hören, dass das unerwünschte Verhalten „organische Ursachen“ hat und dadurch erklärbar ist. Andererseits ergibt sich daraus, dass diese Verhaltensauffälligkeiten gegenüber psychisch verursachten Verhaltensauffälligkeiten eine erhöhte Therapieresistenz aufweisen. Ein realistisches und erreichbares Therapieziel ist daher nicht das vollständige Beseitigen der Verhaltensauffälligkeiten, sondern der sinnvolle Umgang damit.

Antriebsschwäche. Bei Antriebsschwäche wäre dies beispielsweise das genaue zeitliche und inhaltliche Strukturieren des Tagesablaufs, das durch externe Hilfen (z. B. technische Erinnerungssysteme) und die Eltern gewährleistet wird. Es bedarf in der Regel intensiver Gespräche mit den Eltern jugendlicher Patient*innen, damit diese erkennen, dass die Antriebsschwäche ihres Kindes nicht Ausdruck pubertären Verhaltens oder einer „Charakterschwäche“ ist, sondern eine Folge der Hirnschädigung und somit nach anderen Maßstäben gemessen werden sollte als das eigene Verhalten oder das von Geschwisterkindern (s. u.).

Mangelnde Impulskontrolle. Bei der mangelnden Impulskontrolle sollte es hingegen *nicht* darum gehen, die Umwelt anders zu strukturieren, da es unmöglich ist, den Kindern/Jugendlichen alle Stolpersteine, auf die sie mit Ärger reagieren könnten, aus dem Weg zu räumen. Hier ist vorrangig, zunächst das kognitive Modell der Emotionsentstehung und -steuerung zu erarbeiten sowie die Ärger auslösenden Kognitionen zu identifizieren. Es geht darum, die Patient*innen dazu zu befähigen, im Vorfeld zu erkennen, dass sie gleich wieder mit (unangemessener) Wut und möglicherweise körperlicher Aggression reagieren. Dies ermöglicht ihnen in einem ersten Schritt, die Situation vorzeitig zu verlassen.

Dies ist *nicht* zu verwechseln mit Vermeidungsverhalten, das das Ursprungsproblem noch weiter verstärkt. Vielmehr handelt es sich um eine sinnvolle „Erste-Hilfe-

Maßnahme", um den Kindern/Jugendlichen ein grundsätzliches Verbleiben in sozialen Gruppen, wie z. B. der Schulklasse, zu ermöglichen. Im Anschluss üben sie mithilfe der IKVT, dysfunktionale Bewertungsmuster und Konzepte in „Ärger-Situationen" zu rekonstruieren bzw. zu identifizieren und neue zielführende Sichtweisen zu entwickeln.

Aufwendige Bahnung

Aufgrund der „organischen Komponente" der aggressiven Impulsdurchbrüche bedarf es vieler Trainingsdurchläufe, um neue Bewertungsmuster und neues Verhalten zu bahnen. Als realistisches mittel- bis langfristiges Ziel wird ein Reduzieren der Stärke von Wut und Aggression (statt Stufe 8 – ich sehe rot und gehe auf meinen Lehrer los, Stufe 5 – ich bin stinksauer, verschränke die Arme, gucke zu Boden und schweige) angestrebt.

Zusätzlich zum Entwickeln neuer, sinnvoller *Bewertungsmuster* ist zu prüfen, ob den Kindern/Jugendlichen sinnvolle *Verhaltensmuster* zum Bewältigen von Problemsituationen zur Verfügung stehen. Sollte ein (prämorbides) Lerndefizit an sinnvollen Copingstrategien bestehen (z. B. beim Lösen von Konflikten mit Gleichaltrigen oder beim Vertreten eigener Interessen), werden entsprechende Fertigkeiten bzw. Handlungspläne erlernt und geübt.

Anpassen des Selbstbilds („Ich will normal sein")

Insbesondere in der Pubertät stellt es für SHT-Patient*innen eine erhebliche Herausforderung dar, mit den Folgen des SHT zurechtzukommen, macht dieses sie doch nahezu automatisch zu Außenseiter*innen.

Meist sind Betroffene weit und breit die einzigen, die eine lebensbedrohliche Verletzung und damit eine schwere Krise überlebt haben, während die meisten anderen vor Gesundheit strotzen und noch nicht an Krankheit oder Tod denken. Diese Erfahrung verändert sie und lässt sie in der Regel ernsthafter und „erwachsener" werden. Häufig führt dies dazu, dass die Jugendlichen sich als „anders" erleben. Dies kann dazu führen, dass sie sich selbst „nicht normal" oder „schräg" finden.

Häufig haben jugendliche SHT-Patient*innen damit zu kämpfen, dass sie aufgrund vorhandener Defizite nicht so sind wie die anderen. Möglicherweise können sie aufgrund eines verbliebenen Krampfleidens keinen Führerschein machen. Manche brauchen in der Schule Integrationshelfer*innen, die als Störfaktoren im Umgang mit Mitschüler*innen erlebt werden. Auch kann es sein, dass sie verlangsamt und/oder sprachbehindert sind und somit bei keinem verbalen Schlagabtausch in der Gruppe mithalten können, oder sie sind aufgrund körperlicher Einschränkungen sportlichen Herausforderungen nicht gewachsen etc.

Der folgende Gesprächsausschnitt fokussiert auf das Thema „Ich will normal sein!".

Dialog mit einem Jugendlichen über den Wunsch nach „Normalität"

Dialog (T: Therapeut, P: Patient)		**Kommentar**
P:	Heute haben wir in Religion über das Thema Tod gesprochen. Da konnte ich mich natürlich gut beteiligen.	P gibt ein Thema vor, dessen Brisanz sich nicht auf Anhieb erschließt.
T:	Das ist ja klasse.	
P:	Nicht so ganz. *(Guckt zu Boden.)*	
T:	Wie meinst du das?	Explorationsfrage
P:	Ich habe von meinem Unfall erzählt und dass ich fast gestorben wäre und von der Zeit im Koma und den schlechten Träumen und so weiter.	
T:	Und wie war das für dich?	Bewertungsfrage
P:	Irgendwie hat es gutgetan, mal darüber zu sprechen. Die anderen waren auch voll interessiert *(grinst)*, besonders die Mädchen.	
T:	Und was war nicht so klasse?	T greift die anfängliche Bewertung von P auf.
P:	Dass ich die jetzt selbst wieder daran erinnert habe, dass ich nicht normal bin.	
T:	Wie meinst du das?	Explorationsfrage
P:	Na ja, die hatten sich gerade an mich gewöhnt und ich bin nicht mehr so sehr aufgefallen. Da gehe ich hin und mach mich mit meiner schweren Verletzung wichtig. Ganz schön blöd von mir.	Hinweis auf dysfunktionale Bewertungen
T:	Könnte man das auch anders sehen?	Empirischer Disput
P:	Nee, ich möchte normal sein, und in meinem Alter fast gestorben zu sein, ist eben nicht normal.	
T:	Steht es in deiner Macht, den Unfall ungeschehen zu machen?	Empirischer Disput
P:	Nee, natürlich nicht. Das wäre cool. Aber ich kann so tun, als ob nichts wäre, dann vergessen es die anderen vielleicht.	
T:	Und wenn die anderen deinen Unfall vergessen, macht das den Unfall ungeschehen?	Logischer Disput

P:	Nee, ich weiß es ja und ich muss mit den Folgen leben, egal, ob die anderen es auf dem Schirm haben oder nicht.	
T:	Du sagtest eben, dass die anderen an dem, was du erzählt hast, interessiert waren.	T lenkt die Aufmerksamkeit auf das Ausgangsthema zurück, um Realitätsbezug herzustellen.
P:	Ja, den Eindruck hatte ich. Die haben auch in der Pause noch Fragen gestellt.	
T:	Könnte es auch positive Konsequenzen für dich haben, dass du offen über deinen Unfall gesprochen hast?	Empirischer Disput
P:	*(Zögert.)* Vielleicht. Es könnte sein, dass sie jetzt besser verstehen, warum ich manchmal was nicht so kann oder warum ich manchmal komisch bin.	
T:	Inwiefern war es also blöd von dir, dass du offen über deinen Unfall gesprochen hast?	Funktionaler Disput
P:	So gesehen war es gar nicht blöd. Für die Mädels war ich endlich mal interessant. Ändern kann ich an dem Scheißunfall sowieso nichts, warum soll ich nicht mal davon erzählen, wenn es zum Thema passt?	
T:	Das sehe ich auch so.	T bestärkt die Sichtweise des P.

In der weiteren Therapie wird vorrangig an der Akzeptanz des Ist-Zustandes bzw. der vorhandenen Restdefizite gearbeitet. Erst dann ist das Entwickeln von Lebenszielen und in der Folge das Unterstützen der Patient*innen bei deren Verwirklichen sinnvoll und möglich.

Umgang mit emotionalen Turbulenzen

Wie erwachsene neurologische Patient*innen sehen sich auch Kinder und Jugendliche mit Schwierigkeiten konfrontiert, die Krankheit zu bewältigen. Sie verlangen z. B. mehr von sich, als sie tatsächlich leisten können bzw. orientieren sich an ihren „alten" Maßstäben und reagieren mit Ärger und Wut oder mit Scham auf ihr vermeintliches Scheitern. Sie machen sich Gedanken, ob sie noch attraktiv für potenzielle Partner*innen sind, und darüber, welche berufliche Zukunft sie haben.

Die Aufgabe von IKVT-Therapeut*innen in der Neuropsychologie besteht darin, zusammen mit den Kindern/Jugendlichen diese krank machenden Denkmuster zu identifizieren, sie selbst diese Denkmuster widerlegen zu lassen und durch neue, zielführende zu ersetzen.

Dialog mit einer Jugendlichen zum Erarbeiten eines dysfunktionalen Konzepts

Dialog (T: Therapeutin, P: Patientin)		**Kommentar**
P:	Heute in der Schule, da ist mir wieder mal was voll Peinliches passiert.	
T:	Was denn?	Explorationsfrage
P:	Ich hab in Englisch vor der versammelten Klasse gefragt, wann wir denn die Arbeit zurückkriegen. Die haben mich angeguckt, als wäre ich ein Gespenst.	
T:	Wieso das?	Wie zuvor
P:	Weil wir die Arbeit schon in der letzten Stunde gekriegt haben.	
T:	Und du hattest das in dem Moment vergessen.	
P:	Genau. Voll peinlich! Ich hab mich so geschämt, ich wäre am liebsten rausgelaufen, aber das hätte alles noch schlimmer gemacht. Also habe ich so getan, als sei alles nur ein Joke gewesen, und habe laut gelacht. Die anderen waren ganz erleichtert und haben mitgelacht. Aber so richtig geglaubt, dass ich das extra gemacht habe, hat das, glaube ich, keiner.	
T:	Was genau findest du so peinlich?	Explorationsfrage
P:	Dass ich vergessen hatte, dass wir die Arbeit zurückhaben und dass das alle mitgekriegt haben.	
T:	Hast du eine Erklärung dafür, weshalb du das vergessen hast?	Realitätsbezug herstellen – T prüft, ob die Gedächtnisstörung selbst die Ursache für die Scham ist.
P:	Ja klar, mein blödes SHT. Früher wäre mir das nicht passiert.	
T:	Was ist dir denn in dem Moment durch den Kopf gegangen?	Versuch, Bewertungsmuster zu rekonstruieren

P:	Peinlich, peinlich, peinlich.	P benennt die Bewertung.
T:	Wir haben uns ja schon öfter solche Situationen angeguckt, in denen du mit heftigen Gefühlen reagiert hast. Ich frage ja dann immer danach, was dir da so durch den Kopf gegangen ist, und im ersten Moment fällt dir erst mal nicht viel dazu ein. Wenn du dich aber zurückversetzt in die Situation, fällt dir vielleicht doch noch ein, was du so gedacht hast.	
P:	Das finde ich ganz unangenehm.	P sieht sich erneut dem „unangenehmen" Gefühl ausgesetzt.
T:	So dass du dich schon wieder schämst, wenn du mir davon berichtest?	T spricht ein hierarchisches Selbstwertproblem an.
P:	Ja genau, ich werde jetzt noch rot.	P benennt $R_{Körper}$.
T:	Das kann ich gut verstehen. Am liebsten würdest du dich gar nicht mehr mit dem Thema beschäftigen. Mein Ziel ist es aber, dass du dich in Zukunft, wenn du etwas Ähnliches machst, nicht mehr schämst.	Versuch, P zur Mitarbeit zu motivieren, indem T das Ziel formuliert.
P:	Wie soll das denn gehen?	
T:	Dazu müssen wir erst mal rausfinden, was du gedacht hast, bevor du dich geschämt hast. Du sagtest eben, dass alle mitgekriegt haben, dass du was vergessen hast. War das vielleicht das Entscheidende, dass die anderen es mitgekriegt haben?	Im Gegensatz zur Therapie mit Erwachsenen werden mögliche Bewertungen vorformuliert und gewissermaßen zum Prüfen angeboten.
P:	Ja klar, ich selbst bin ja an meine Gedächtnisstörungen gewöhnt. Aber alle haben es mitgekriegt. Das stimmt, das war eigentlich das Schlimme.	
T:	Was genau?	Frage nach der Normenverletzung von P
P:	Na, die denken jetzt natürlich: Ist die blöd, das ist ja krass, die kann man nicht für voll nehmen.	Dysfunktionales Selbstwertkonzept, Generalisieren
T:	Für wie wahrscheinlich hältst du das?	Empirischer Disput
P:	Na, hundertprozentig!	
T:	Du meinst also, dass garantiert *alle* Mitschüler*innen gedacht haben: „Ist die blöd, das ist ja krass, die kann man nicht für voll nehmen"?	T fasst die Aussagen P's mit dem Ziel zusammen, dass P auffällt, dass ihre Schlussfolgerung nicht zwingend ist.

P:	Klingt unwahrscheinlich, oder?	
T:	Das finde ich auch.	Verstärken
P:	Okay. Vielleicht hat das der ein oder die andere gedacht.	P relativiert ihre ursprüngliche Aussage.
T:	Kannst du wissen, was deine Mitschüler*innen gedacht haben?	Empirischer Disput
P:	Nee, nicht wirklich.	
T:	Also gehörst du nicht zu den Menschen, die Gedanken lesen können?	Provokation zum Festigen der Erkenntnis
P:	Leider nicht, das wäre cool.	
T:	Also fasse ich mal zusammen, was ich bisher verstanden habe: Du hast vergessen, dass ihr schon die Englischarbeit zurückbekommen habt, und hast vor der versammelten Klasse danach gefragt, sodass alle deine Gedächtnisstörung bemerkt haben. Und dann hast du gedacht: „Oh Gott, ist das peinlich" und hast dich geschämt. Geschämt hast du dich, weil du es peinlich gefunden hast, dass dich jetzt alle für vollkommen blöd halten und dich nie mehr für voll nehmen. Dann hast du dich selbst nicht mehr in Ordnung gefunden – war es so?	T fasst das bisher Erarbeitete zusammen und erfragt P's Bestätigung.
P:	Ja genau, klingt blöd, oder? Klar haben die nicht alle dasselbe gedacht. Es gibt zwar so 'n paar ganz Dämliche, die das nicht raffen mit meinem SHT, die können mir aber sowieso gestohlen bleiben. Und was die anderen gedacht haben, weiß ich ja gar nicht. Die kennen mich ja schon lange und haben bestimmt schon öfter mitgekriegt, dass ich was vergessen habe.	Erneuter Hinweis auf ein Problem zweiter Ordnung: P schämt sich dafür, dass sie sich geschämt hat. Beginn der kognitiven Umstrukturierung
T:	Und halten die dich deswegen alle für blöd?	Empirischer Disput
P:	Nee, gar nicht. Manchmal fragen sie mich auch was.	
T:	Und, fragt man Leute, die man für blöd hält?	Versuch, die neue Sicht zu festigen
P:	Nee, die legen offenbar Wert auf meine Meinung. So blöd können sie mich also nicht finden.	
T:	Das sehe ich auch so.	Verstärken

Akzeptanz angemessener unangenehmer Emotionen

Im Rahmen Kognitiver Verhaltenstherapie kann es auch darum gehen zu erarbeiten, dass Gefühle angemessen und somit auch nicht veränderungswürdig sind. Der folgende Dialog beschäftigt sich mit der Trauer einer jugendlichen Patientin über den Unfall, während ihr Vater „positives Denken" von ihr erwartet.

Dialog mit einer Jugendlichen zur Akzeptanz unangenehmer Gefühle

Dialog (T: Therapeutin, P: Patientin)		**Kommentar**
T:	Was ist los? Alles klar bei dir?	Explorationsfrage
P:	Nee, ich bin mal wieder sauer auf Papa.	
T:	Was ist passiert?	Wie zuvor
P:	Papa geht mir voll auf die Nerven.	
T:	Was hat er gemacht?	Wie zuvor
P:	Gestern Abend hab ich geheult, weil die anderen aus der Clique in den Club gegangen sind und ich nicht mitkonnte. Ich kann ja den Lärm und diese wirren Lichter da nicht vertragen. Das weiß ich ja auch. Aber trotzdem hat es wehgetan und ich habe mich scheiße gefühlt und geheult. Zuerst war ich todtraurig und dann habe ich meine Turnschuhe ein paar Mal durchs Zimmer geworfen, weil ich so sauer war.	P beschreibt eine SKR-Modell-Kette.
T:	Worauf warst du sauer?	Wie zuvor
P:	Auf alles, auf mein ganzes Leben.	Generalisierung von P
T:	Worauf genau? Auf die Turnschuhe?	Für T ist klar, dass dies nicht der tatsächlichen Sicht von P entspricht. Sie versucht, das Gespräch aufzulockern und zur Ausgangsfrage zurückzukehren.
P:	*(Lächelt.)* Nee, die konnten ja nichts dafür. Ich war sauer, weil mir der Scheißunfall passiert ist. Das ist einfach kacke, ich werde mein Leben lang mit den Folgen kämpfen. Dass ich nicht in den Club kann, ist ja nur eine Sache, es gibt ja noch so viel andere. Manchmal bin ich deswegen einfach scheiße drauf.	Differenziertes Wahrnehmen der eigenen Kognitionen. P schildert die Nichtakzeptanz des Geschehenen und den empfundenen Verlust (Hinweis auf ein zusammengeschobenes SKR-Modell).

T:	Du sagtest eben, du wärst sauer auf deinen Papa gewesen?	Rückkehr zur Ausgangsfrage
P:	Ja genau. Als ich die Turnschuhe rumgeworfen hab, ist er in meinem Zimmer aufgetaucht und hat mir eine Predigt gehalten, voll ätzend. Der hat gemeint, ich solle mich mal nicht so haben, ich hätte doch noch Glück gehabt, so schlecht gehe es mir doch gar nicht. Und außerdem solle ich positiv denken. Zum Kotzen!	
T:	Was meint dein Vater mit „positiv denken"?	Explorationsfrage
P:	Na, immer wenn ich mies drauf bin, meint er, das würde nichts bringen. Ich soll positiv denken.	
T:	Hat er dir das schon mal genauer erklärt, wie er das meint?	Wie zuvor
P:	Nee, das kann er wahrscheinlich auch gar nicht, weil es Blödsinn ist. Ich kann nichts Positives daran finden, dass ich den Unfall hatte und deshalb nicht mit den anderen in den Club kann. Natürlich gibt es Schlimmeres, aber für mich ist es schlimm genug. Positiv denken! Das soll er mir mal vormachen, wenn er das nächste Mal einen Hexenschuss hat und auf eine Feier mit seinen Kumpels verzichten muss.	P grenzt sich von der aus ihrer Sicht nicht zielführenden Sichtweise ihres Vaters ab und liefert eine schlüssige Begründung. P weist die nicht schlüssig begründete Forderung nach „positivem Denken" zurück.
T:	Verstehe ich dich richtig, dass du es nicht angemessen findest, in der Situation, in der du warst, positiv zu denken?	Zusammenfassen
P:	Ja genau, das klingt gut. Es wäre einfach nicht angemessen gewesen. Angemessen war Trauer. Es ist ja nicht so, dass ich mich umbringen wollte. So schlimm war es ja nicht. Aber grundsätzlich war es okay, traurig zu sein.	
T:	Das kann ich gut verstehen.	Verstärken

Im Anschluss wird das SKR-Kette rekonstruiert und bearbeitet. Die Patientin ist wütend auf den „Trauer-Verursacher". Wenn sie lernt, den weiteren Bereich (hier das Schicksal in Form ihres Unfalls und die Sichtweise des Vaters) als gegeben zu akzeptieren, bleibt es bei der angemessenen Trauer ohne zusätzliche Ärger-Turbulenzen.

Emotionale Blockaden aufgrund hierarchischer Probleme bearbeiten

Insbesondere Jugendliche tun sich oft schwer, schambesetzte Themen anzusprechen. Hierbei handelt es sich häufig um hierarchische emotionale Probleme.

Ein hierarchisches Problem bezeichnet ein emotionales Problem mit einem bereits bestehenden emotionalen Problem, z. B.: „Ich schäme mich zu sagen, dass ich Angst davor habe, in der Schule ausgelacht zu werden, und deswegen nicht mehr dahin will." Formal handelt es sich in diesem Beispiel um ein Selbstwertproblem zweiter Ordnung wegen eines bereits länger bestehenden Selbstwertproblems (erster Ordnung). Bearbeitet wird zunächst das hierarchisch übergeordnete Problem, um die Akzeptanz des Ist-Zustands herzustellen (genauer zur Diagnose von und zum Umgang mit hierarchischen Problemen: Stavemann, 2022c, 2023a).

Hier ist der Einsatz altersgerechter Hilfen zum Überwinden von Scham angebracht. So können die Therapeut*innen z. B. von anderen Patient*innen erzählen, denen es ähnlich ergeht. In viel stärkerem Maße als bei erwachsenen Patient*innen ist Jugendlichen der Einfluss von Normen und Wertvorstellungen ihrer Peer-Group zu berücksichtigen. Bei Fragen nach Gefühlen antworten Kinder und Jugendliche häufig mit: „Weiß nicht". Zu prüfen ist dann, ob sich hinter dieser Antwort mangelnde Motivation, Überforderung oder ein hierarchisches Problem verbirgt, denn möglicherweise ist es den Kindern/Jugendlichen peinlich, über ihre Gefühle zu sprechen.

Dialog mit einer jugendlichen SHT-Patientin über ein hierarchisches Problem

Dialog (T: Therapeutin, P: Patientin)		**Kommentar**
T:	Hallo M., was möchtest du heute besprechen?	Explorationsfrage
P:	Weiß nicht.	
T:	Was meinst du mit „weiß nicht"?	
P:	Na „weiß nicht" eben.	
T:	Geht es dir heute so gut, dass es nichts zu besprechen gibt?	T gibt erste Wahlmöglichkeit vor.
P:	Vielleicht.	
T:	„Vielleicht" klingt wie: eher nicht. Dann frage ich mal anders: Hast du vielleicht keine Lust auf Therapie, weil das Wetter so schön ist und du ins Schwimmbad möchtest? Oder hast du vielleicht was zu besprechen und weißt nicht, wie du es anfangen sollst?	T prüft die Hypothese, dass „weiß nicht" und „vielleicht" dafür stehen, dass P ein schambesetztes Thema ansprechen möchte. Vordergründig gibt sie P aber die Möglichkeit, sich vom Thema zurückzuziehen (Schwimmbad).

P:	Schwimmbad wäre nicht schlecht. Aber es ist ja Ramadan – da darf ich nicht schwimmen.	
T:	Den Zusammenhang kenne ich noch gar nicht.	
P:	Man darf nicht schwimmen gehen, weil man nichts trinken darf, und beim Schwimmen könnte man aus Versehen Wasser schlucken.	
T:	Ach so. Das ist für dich ja nicht so schön. Andererseits hast du dann Zeit für unseren Termin. „Weiß nicht“ heißt bei meinen Patient*innen häufig: „Eigentlich hätte ich was zu besprechen, ich weiß aber nicht, wie ich anfangen soll.“	Rückkehr zum eigentlichen Thema; Vorformulieren durch T (ggf. sinnvoll bei Kindern und Jugendlichen)
P:	*(Lächelt und schaut zu Boden.)* Genauso ist es, ich kann da gar nicht drüber sprechen, weil ich mich so schäme.	P benennt eindeutige Emotion: Scham.
T:	Da bist du nicht allein. Viele Jugendliche müssen sich erst mal überwinden, offen über verschiedene Dinge zu reden. Aber ich kann dir versprechen, so schnell haut mich nichts um. Hat es was mit der neuen Schule zu tun?	Altersgerechte Hilfe zum Überwinden der Scham: anderen geht es auch so; erneute Vorgabe, um Einstieg ins Thema zu erleichtern
P:	*(Schaut hoch.)* Ja genau. Da sind türkische Jungs, die meine Freundin und mich blöd angequatscht haben.	
T:	Was haben sie denn gesagt?	Realitätsbezug herstellen
P:	*(Wird rot.)* Das kann ich unmöglich wiederholen.	
T:	Hat es was mit Sex zu tun?	Wie zuvor
P:	Woher wissen Sie das?	
T:	Weil du dich offenbar schämst und es was mit Jungs zu tun hat. Da liegt es nahe, dass das Thema „Sex“ ist. Ich spreche häufig mit Patientinnen in deinem Alter über dieses Thema.	Wie zuvor
P:	Echt? Das hätte ich nicht gedacht.	
T:	Wollen wir jetzt über dein Problem sprechen?	Rückkehr zum Ausgangsthema
P:	Es tut mir leid, dass ich hier so ein Theater veranstalte. Es ist vollkommen albern, dass es mir so peinlich ist, über Jungs und Sex zu sprechen. Ich bin 16 Jahre alt, das sollte für mich ganz normal sein.	Hinweis auf ein hierarchisches Problem

T:	Gehst du davon aus, dass alle 16-Jährigen mit Erwachsenen ganz locker und ohne Scham über Jungs und Sex sprechen?	Wie zuvor
P:	Etwa nicht?	
T:	Ich denke, dass es vielen so geht wie dir.	
P:	Dann bin ich gar nicht so daneben?	
T:	Ich denke, dass du es nicht gewöhnt bist, über solche Dinge zu sprechen, und dass du einfach ein bisschen Übung brauchst.	
P:	Vielleicht.	

Anders als bei erwachsenen Patient*innen fragt die Therapeutin so lange aktiv nach und gibt verschiedene Möglichkeiten vor, bis die Patientin sich gewissermaßen „wiedererkennt" und sie die Möglichkeit sieht, das schambesetzte Thema anzusprechen.

Wie aus dem Dialog hervorgeht, handelt es sich um ein muslimisches Mädchen, das von den Eltern sehr behütet wird und sich in der neuen Schule mit „Anmachsprüchen" von Jungen konfrontiert sieht. In der Therapie wird nicht nur an den schamauslösenden Kognitionen gearbeitet, sondern zusätzlich (im Sinne einer Erweiterung des Verhaltensrepertoires) verschiedene Verhaltensalternativen zum Umgang mit unerwünschter Kontaktaufnahme entwickelt und eingeübt.

Stressmanagement/adäquater Umgang mit Anstrengung und Erschöpfung

Es ist davon auszugehen, dass bei Schädel-Hirn-verletzten Kindern und Jugendlichen die alltägliche Stressbelastung deutlich erhöht ist. Typische Stressoren können sein: Klassenarbeiten, Hausarbeiten, mangelnde Erholungsphasen aufgrund zusätzlicher Therapien und Förderunterricht, von den Eltern ausgehender Leistungsdruck etc. Um das Stressmanagement zu optimieren, ist es sinnvoll, das Thema Stress bzw. Stressreduktion in der Therapie intensiv zu bearbeiten. Positive Effekte lassen sich z. B. durch positive Selbstinstruktionen, Erarbeiten persönlicher Ressourcen, Vermitteln von Entspannungsverfahren, Ablenkung und Suche nach sozialer Unterstützung erzielen.

Oberstes Ziel ist in diesem Zusammenhang, die Selbstwirksamkeitseinschätzung der Kinder/Jugendlichen zu stärken, d. h. die Grundüberzeugung zu erarbeiten, mit wichtigen oder schwierigen Situationen angemessen umgehen zu können (z. B. Beyer & Lohaus, 2018; Lauth & Linderkamp, 2018).

5.4 Elternberatung

Bei Kindern und Jugendlichen können nur dann Behandlungserfolge erzielt werden, wenn Therapeut*innen und Eltern „an einem Strang" ziehen. Beispiele hierfür sind das an die neu erlangten Fähigkeiten angepasste Verselbstständigen der Jugendlichen oder das Aufbauen alternativer Verhaltensweisen, das nur gelingen kann, wenn die Eltern das Erarbeitete im Alltag umsetzen bzw. ihr Kind beim Umsetzen unterstützen. Dafür ist es für Therapeut*innen essenziell, einen guten Kontakt zu den Eltern aufzubauen und zu erhalten. Diese Aufgabe verlangt ihnen einiges an Sensibilität ab, denn die Eltern hirnverletzter Kinder haben in der Regel bereits einen langen Leidensweg absolviert und reagieren häufig entsprechend „dünnhäutig". Vielfach haben sie mit harten Bandagen und Stehvermögen für die Belange ihres Kindes gekämpft und finden sich jetzt in der Situation wieder, ihr Kind einem Neuropsychologen oder einer Neuropsychologin anzuvertrauen, der/die über die Zeit viel Einfluss auf ihr Kind hat und z. T. sehr private Einblicke ins Familienleben gewinnt.

Grundsätzlich gilt: Je jünger der/die Patient*in, umso wichtiger ist die Elternarbeit. Gerade bei psychotherapeutischen Interventionen wird bei Kindern im Vorschul- oder Grundschulalter Therapie nur in Form einer „Billard-Therapie" über die Eltern langfristig erfolgreich sein (vgl. Schlarb & Stavemann, 2019): Nach dem Prinzip des Modelllernens werden die kindlichen Konzepte über ein Verändern der elterlichen Vorbild-Konzepte modifiziert, d. h., die Therapie des Kindes verläuft über das Verändern der elterlichen Konzepte. Dazu ist die motivierte Mitarbeit der Eltern unerlässlich.

Katastrophisieren: Mein Kind wird nie wieder ein „normales" Leben führen

Die Konzepte der Eltern haben eine wesentliche Vorbildfunktion für das Kind. Daher wirkt es sich verheerend aus, wenn die Eltern oder einzelne Elternteile ihre Kinder abwerten, ihnen nichts zutrauen oder in Bezug auf die Zukunft ihres Kindes „schwarzmalen".

Das Kind ist dringend darauf angewiesen, von den Eltern unterstützt zu werden. Diese haben die Aufgabe, das Kind zu motivieren und in jeglicher Hinsicht beim Erreichen der immer wieder neu zu steckenden Ziele zu unterstützen. Glauben die Eltern nicht, dass ihr Kind „eine Zukunft hat", gelingt ihnen dieses Unterstützen nur unzureichend. In solchen Fällen ist daher primär das Stabilisieren der Eltern notwendig, um einen mittel- und langfristigen Therapieerfolg des Kindes zu gewährleisten. Der folgende Dialog beschäftigt sich mit der Frage: Kann mein Kind ein normales Leben führen?

Dialog mit einer Mutter über die Genesungsaussichten ihrer Tochter

Dialog (T: Therapeutin, M: Mutter der Patientin)		**Kommentar**
M:	Wollen Sie mir etwa sagen, dass meine Tochter mal ein normales Leben führen kann, dass sie einen Führerschein machen, einen Beruf erlernen, heiraten und Kinder kriegen kann?	
T:	Was spricht konkret dagegen?	Versuch, den Realitätsbezug herzustellen
M:	Sie machen wohl Witze! Schauen Sie sich meine Tochter doch an: Seit dem Unfall geht sie merkwürdig, sie hat eine Narbe am Kopf, und dass sie Gedächtnisstörungen hat, wissen Sie selbst ja wohl am besten, abgesehen davon, dass sie viel zu dick ist.	
T:	Zu dick wofür?	Wie zuvor
M:	Zu dick, um einen Partner abzukriegen.	
T:	Sie meinen also, dass Frauen, die einige Kilo mehr auf den Rippen haben, als es dem gängigen Schönheitsideal entspricht, garantiert keinen Mann abkriegen?	Empirischer Disput
M:	Das ist es ja nicht alleine. Es geht um das Gesamtpaket: merkwürdiger Gang, Narbe am Kopf, Gedächtnisstörungen und zu dick – *so* wird sie ja wohl niemals einen Partner finden. Mein Mann und ich müssen uns wohl darauf einstellen, dass sie in unserem Betrieb arbeitet und dass wir uns lebenslang um sie kümmern müssen.	
T:	Nach welchen Kriterien werden Partner in der Regel ausgewählt?	Empirischer Disput
M:	Na, man verliebt sich einfach, was soll denn diese Frage?	
T:	Nun, Sie sagten eben, dass Sie nicht glauben, dass Ihre Tochter die Chance hat, jemals einen Partner zu finden. Daher möchte ich mit Ihnen zusammen schauen, wie realistisch diese Einschätzung ist.	Wie zuvor
M:	Was war noch mal die Frage?	

T:	Nach welchen Kriterien werden Partner in der Regel ausgewählt?	
M:	Das kann man gar nicht so genau sagen. Der Mensch, in den man sich verliebt, der muss irgendetwas an sich haben, das man anziehend findet, das ist bei jedem Menschen anders.	
T:	Und Ihre Tochter hat auf gar keinen Fall irgendetwas Anziehendes an sich, in das sich der eine oder andere verlieben könnte?	Wie zuvor
M:	Ja, schauen Sie sie doch an.	
T:	Ich schaue sie ja oft an, ich mag viele Seiten an Ihrer Tochter.	
M:	Das ist nicht Ihr Ernst. Sie haben sie ja nicht vor dem Unfall gekannt. Da war sie ein wunderbares Mädchen. Der Unfall hat ihr alles genommen.	Hinweis auf dysfunktionales Denkmuster (Schwarz-Weiß-Malen/Generalisieren)
T:	Sieht Ihre Tochter das auch so?	Versuch, den Fokus auf die Hauptbetroffene zu lenken
M:	Nein, die nimmt die Situation einfach so, wie sie ist. Aber sie ist ja auch ein Teenager. Sie denkt nicht an gestern und nicht an morgen. Ich als ihre Mutter weiß aber genau, dass sie kein normales Leben wird führen können. Das fängt ja schon damit an, dass sie nicht in den Club kann, weil es ihr da viel zu laut ist.	
T:	Ja, das hat sie mir auch erzählt. Sie meinte, das fände sie gar nicht so schlimm, sie habe genug andere Möglichkeiten, sich mit Gleichaltrigen zu treffen. Aber Sie meinen, dass es zu einem „normalen Leben" gehört, in den Club zu gehen, und dass junge Mädchen, die das nicht tun, keinen abkriegen?	Empirischer Disput
M:	Zumindest, wenn sie zusätzlich noch so entstellt sind wie meine Tochter.	

Im hier vorgestellten Beispiel zeigt die Mutter mehrere ausgeprägt dysfunktionale Denkmuster: Sie bewertet die Konsequenzen des Unfalls für ihre Tochter extrem negativ und erstellt ein (den tatsächlichen Verletzungsfolgen nicht angepasstes) Katastrophenszenario: „Meine Tochter wird nie ein selbstständiges Leben führen, einen Beruf ausüben und einen Partner finden." Außerdem wertet sie ihre Tochter pauschal ab, indem sie von einzelnen Eigenschaften (merkwürdiger Gang, Narbe, vermeintliches Übergewicht) auf ihren gesamten (Menschen-)Wert bzw. ihre Attraktivität als Partnerin schließt.

Höchstwahrscheinlich wird die Tochter ein Selbstwertproblem entwickeln, weil die Mutter ihr diese Bewertungsmuster modellhaft vorlebt. Aus Sicht der behandelnden Therapeutin erscheinen diese Denkmuster dysfunktional, für die Mutter sind sie aber zum jetzigen Zeitpunkt ein nicht verhandelbarer „Fakt". Daher erscheint der Versuch wenig erfolgversprechend, die Denkweise der Mutter zu verändern. Zielführend ist hier die Arbeit mit den übrigen Bezugspersonen, insbesondere dem Vater, um ein Gegengewicht zur pauschal abwertenden Haltung der Mutter zu schaffen. Das Therapieziel ist hier, die Bedingungen in der Familie auf ein „erträgliches Maß" zu bringen, da ein grundlegendes Verändern unrealistisch erscheint.

Es ist nicht die Aufgabe der behandelnden Neuropsycholog*innen, mit einzelnen Elternteilen therapeutisch zu arbeiten, vielmehr geht es ausschließlich darum, mit den Eltern für das Wohlergehen ihres Kindes zu arbeiten. Wenn der/die Neuropsycholog*in darum gebeten wird (und nur dann!), kann er/sie dabei behilflich sein, einen Therapieplatz für einzelne oder auch beide Elternteile bei Kolleg*innen zu suchen. Von therapeutischer Seite sollte aber nichts unversucht gelassen werden, um die Veränderungsmotivation und Krankheitseinsicht bei den betroffenen Elternteilen zu erarbeiten, um zu verhindern, dass eigene dysfunktionale Konzepte der Genesung ihres Kindes entgegenwirken. Häufig hilft dabei psychoedukative Literatur für die Erziehenden (s. z. B. Stavemann & Bergmann, 2019).

Bagatellisieren: Man sieht nichts, also ist alles okay

Neben den dysfunktionalen Bewertungsmustern „katastrophisierender" Eltern gibt es auch Eltern, die – ganz im Gegenteil – die Folgen der Schädel-Hirn-Verletzung ihrer Kinder bagatellisieren. Auf den ersten Blick scheint diese Einstellung den Therapieerfolg weniger zu beeinträchtigen als das Übertreiben vorhandener Defizite. Langfristig wirkt sich aber ein Bagatellisieren der Defizite in mehrfacher Hinsicht negativ aus:

- Die Motivation der Eltern, therapeutische Bemühungen zum Kompensieren vorhandener Defizite und zum Integrieren des verletzten Kindes in einen „normalen" Alltag zu unterstützen, setzt voraus, dass die Eltern die Notwendigkeit dieser Bemühungen sehen. Tun sie das nicht, unterstützen sie die therapeutischen Bemühungen nur halbherzig und infolgedessen arbeitet auch das Kind nur wenig motiviert mit (s. o.: Billard-Therapie).

- Ein weiterer, aus psychotherapeutischer Sicht noch gravierenderer Aspekt betrifft das Einordnen der im Alltag auftretenden Konflikte, Defizite und Beeinträchtigungen als Folgen des Schädel-Hirn-Traumas. Negieren die Eltern z. B. die durch eine Verletzung des Frontalhirns bedingte Antriebsminderung ihrer jugendlichen Tochter, so interpretieren sie diese wahlweise als „Charakterschwäche" („Mein Bruder war auch so, nichts als Gammeln im Kopf. Der hat auch keinen vernünftigen Schulabschluss geschafft.") oder als „pubertäre Phase", die von selbst vergeht. Naturgemäß unterstützen und fördern sie ihr Kind dann nicht angemessen.

Die behandelnden Neuropsycholog*innen sollten immer wieder anhand von Beispielen und Erfahrungen mit anderen Patient*innen verdeutlichen, welche organischen Folgen Schädel-Hirn-Traumata in der Regel haben und welche auch in diesem einzelnen Fall zu beobachten sind.

Umgang mit erschöpften Eltern

Eltern haben häufig einen langen „Leidensweg" hinter sich gebracht, bevor das Kind mit der schulischen Rehabilitation beginnen kann und eine ambulante neuropsychologische Behandlung organisiert wurde. In der Regel haben sie über einen längeren Zeitraum um das Leben ihres Kindes bangen müssen und häufig, im Anschluss an den Krankenhausaufenthalt, den mehrmonatigen Aufenthalt ihres Kindes in der Reha-Klinik begleitet. Für den Familienalltag bedeutet dies, dass in der Regel die Mütter beruflich zurückstecken, dass Geschwisterkinder vernachlässigt werden und dass die Eltern wenig Zeit erübrigen, sich mit ihren eigenen Bedürfnissen zu beschäftigen.

Im Laufe der Zeit merken die Eltern häufig, dass sie (zumindest in Deutschland) ein Netzwerk aus Unterstützer*innen selbst organisieren müssen und dass die Weiterbehandlung ihres Kindes selten „automatisch" funktioniert. Hieraus resultiert ihre Erfahrung, sich um alles selbst kümmern zu müssen. Zeitgleich zu diesem „Organisationsmarathon" müssen sie verkraften, dass ihr Kind mit größter Wahrscheinlichkeit nie wieder „wie früher" wird.

Dies sollten Neuropsycholog*innen berücksichtigen, um den Eltern entsprechend „behutsam" zu begegnen.

Zum Zeitpunkt des neuropsychologischen Erstgesprächs zeigt sich häufig, dass insbesondere die Mütter, die sich schwerpunktmäßig um das verunfallte Kind kümmern, vollkommen erschöpft sind und dass für sie die Gefahr einer depressiven Fehlentwicklung besteht. Als „Erste-Hilfe-Maßnahme" sollten zunächst das Betreuen der Hausaufgaben sowie das Vorbereiten von Klassenarbeiten durch externe Kräfte organisiert werden, da durch das Thema „Schule" regelhaft Konflikte zwischen Kind und Eltern entstehen.

Neuropsycholog*innen sollten mit den Eltern im Gespräch sein und sich – vorzugsweise in regelmäßig hierfür reservierten Terminen – die Zeit nehmen, offene Fragen in Ruhe zu besprechen. Es erscheint sinnvoll, die Eltern zur Wiederaufnahme von Hobbys, zu Treffen mit Freund*innen und Bekannten und zur Rückkehr zu einer gewissen „Normalität" zu ermuntern, um einer depressiven Fehlentwicklung vorzubeugen. Sollte diese bereits eingesetzt haben, können die Therapeut*innen bei der Suche nach einem Therapieplatz für einzelne Elternteile behilflich sein (s. o.).

Umgang mit elterlichen Widerständen

Notwendige elterliche Compliance. Es kann sein, dass ein Kostenträger Neuropsycholog*innen einschaltet, ohne dass die Eltern so recht wissen, was sie davon halten sollen. Oder sie wollen dezidiert nicht *schon wieder* eine neue Ansprechperson, keine neuerliche „Belastung" für ihr Kind.

Hier wird von therapeutischer Seite zunächst mit den Eltern am Aufbau der Compliance gearbeitet, indem die Möglichkeiten und Erfolgschancen einer neuropsychologischen Behandlung ausführlich darlegt werden und der Therapieprozess für die Eltern durchschaubar gemacht wird. Beim Vermitteln von Informationen und beim Vorstellen des Behandlungskonzepts wird darauf geachtet, dass die Eltern nicht intellektuell überfordert werden, um zu vermeiden, dass diese aufgrund mangelnden Verständnisses die therapeutischen Anregungen nicht umsetzen (können) oder mit einer Abwehrhaltung gegenüber der Therapie reagieren („Der Klugscheißer hat doch keine Ahnung, wovon er spricht").

Manchmal sehen sich Therapeut*innen mit der Situation konfrontiert, dass sie zwar einerseits einen guten Kontakt zu ihren jungen Patient*innen aufbauen sollen, dass aber andererseits manche Eltern mit Eifersucht reagieren, wenn ihr Kind mit ihnen vermeintlich besser zurechtkommt als mit den eigenen Eltern. Auch hier wird man zunächst mit den Eltern arbeiten müssen, damit die Therapie nicht elternseitig aufgrund dysfunktionaler Verlustängste „sabotiert" wird.

Das Kind als Ursache elterlicher Probleme. Wie bereits erwähnt kann eine erfolgreiche Rehabilitation von Kindern und Jugendlichen nur gelingen, wenn die Eltern (bzw. die Familie) in das Therapiekonzept mit eingebunden werden. Gelegentlich stellt sich dabei heraus, dass das verunfallte Kind als Dreh- und Angelpunkt aller innerfamiliären Schwierigkeiten betrachtet wird und dass die Eltern hartnäckig daran festhalten, das Kind müsse therapiert werden, damit es wieder so „funktioniere" wie vor dem Unfall. Alle Veränderungsvorschläge oder -anregungen, die die Eltern bzw. ihr Verhalten betreffen, werden konsequent zurückgewiesen.

In einem solchen Fall können die behandelnden Neuropsycholog*innen nur in regelmäßigen Abständen deutlich auf ihre fachliche Sicht bzgl. der Wichtigkeit elterlicher bzw. familiärer Anteile an einer gelungenen Rehabilitation verweisen (und diese auch schriftlich dokumentieren) und allein mit dem Kind arbeiten. Dadurch besteht die Möglichkeit, dass die Eltern im Verlauf der Zeit allmählich ein gewisses Maß an Veränderungsbereitschaft entwickeln. Tun sie dies nicht, besteht die Gefahr, dass das verunfallte Kind die Rolle des „Sündenbocks" in der Familie bekommt und immer wieder die Rückmeldung erhält, „verkehrt" zu sein. So etwas macht das Ausbilden eines Selbstwertproblems wahrscheinlich.

In der Therapie ist daher in noch stärkerem Maße als sonst ein Schwerpunkt auf Selbstwert stabilisierende Anteile zu legen. Mittel- bis langfristig ist die Prognose allerdings schlecht, weil bei Kindern keine Therapie ohne zielgerichtetes Einbeziehen der Eltern erfolgversprechend ist. Bei jugendlichen Patient*innen können Therapeut*innen versuchen, sie beim altersgerechten „Abnabelungsprozess" von den Eltern zu unterstützen.

5.5 Optimieren des schulischen (und beruflichen) Umfelds

Schulische Rehabilitation

Eine erfolgreiche schulische Rehabilitation kann nur gelingen, wenn die Schulleitung und die Lehrer*innen der Schädel-Hirn-verletzten Kinder/Jugendlichen engagiert mitarbeiten.

Die Aufgabe der Neuropsycholog*innen besteht zunächst darin, die (gesundheitliche) Situation der Kinder/Jugendlichen, vorhandene Restdefizite und spezielle Fähigkeiten zu erläutern und auf diese Weise um Verständnis für ihre Belange zu werben.

Im nächsten Schritt kann dann auch über besondere Bedürfnisse und Fördermöglichkeiten der hirnverletzten Kinder/Jugendlichen gesprochen werden. Wichtig erscheint in diesem Zusammenhang, dass den Lehrer*innen durch regelmäßige Gespräche die Möglichkeit eröffnet wird, Beobachtungen und Unsicherheiten zu thematisieren und damit nicht alleingelassen zu werden. Im Rahmen ihres Studiums haben sie keinerlei Informationen über Schädel-Hirn-verletzte Kinder und deren besondere Bedürfnisse erhalten. Umso wichtiger erscheint es, sie für den Umgang mit solchen Kindern „fit" zu machen und eine partnerschaftliche Zusammenarbeit aufzubauen.

Neuropsycholog*innen profitieren insofern von gesprächsbereiten Lehrer*innen, als sie deren alltägliche Beobachtungen und Informationen über auftretende Schwierigkeiten bei ihrer Therapieplanung berücksichtigen können. Bereits durch kleine Veränderungen im Setting sind spürbare Erleichterungen für Schädel-Hirn-verletzte Schüler*innen zu erzielen (z. B. durch die Auswahl eines ablenkungsarmen Sitzplatzes in der Schulklasse, durch das Verlängern von Klassenarbeitszeit, durch das Aushandeln eines Nachteilsausgleichs bei der Benotung etc.). Weiterhin gehören die Organisation und Supervision von neuropsychologisch fundiertem Förderunterricht zu den neuropsychologischen Aufgabenbereichen.

Im optimalen Fall werden Schädel-Hirn-verletzte Jugendliche bis zum Eintritt ins Berufsleben neuropsychologisch begleitet und beim Prozess der Berufsfindung, der Ausbildungsplatzsuche bzgl. schulischer Ausbildungsanteile sowie dem Optimieren der Kontextfaktoren am Arbeitsplatz unterstützt.

Umgang mit Widerständen bei Lehrer*innen

Im schulischen Rahmen ergeben sich immer wieder Fragen, die auch in der Zusammenarbeit mit den Eltern Schädel-Hirn-verletzter Kinder/Jugendlicher auftreten: Die vorhandenen Defizite werden katastrophisiert („Was hat ein solches Kind in meinem B-Kurs zu suchen?“) oder bagatellisiert („Das haben doch andere Schüler auch.“).

Manche Lehrer*innen haben erhebliche Berührungsängste mit „behinderten“ Kindern, andere fürchten die nicht von der Hand zu weisende zeitliche „Mehrbelastung“ durch Besprechungstermine, Konferenzen, schriftliche Anträge auf Nachteilsausgleich bei der Schulbehörde etc.

Letztendlich hängt der Schulerfolg eines Schädel-Hirn-verletzten Kindes in sehr hohem Maße davon ab, ob die Lehrer*innen bereit sind, das Kind zu unterstützen. Daher sollte die Auswahl der Schule sorgfältig vorgenommen werden und Wert auf einen regelmäßigen sowie möglichst unkomplizierten Austausch zwischen Neuropsycholog*innen und Lehrer*innen in persönlichen Gesprächen gelegt werden, um zeitnah auf Schwierigkeiten reagieren und Missverständnisse aus dem Weg räumen zu können.

Dennoch besteht die Gefahr, dass Schädel-Hirn-verletzte Kinder aufgrund von Impulsdurchbrüchen häufiger an Auseinandersetzungen beteiligt sind. Der folgende Dialog verdeutlicht, dass solche Kinder schnell in die Rolle des „ewigen Sündenbocks“ rutschen. Manchmal erscheint ein unbelasteter „Neustart“ an einer anderen Schule als sinnvolle Alternative.

Dialog mit einem Jugendlichen über seine Sündenbockrolle

Dialog (T: Therapeutin, P: Patient)		**Kommentar**
P:	Die Jungs aus der Klasse haben gestern eine Taube in die Luft gejagt.	
T:	Veräppelst du mich jetzt?	
P:	Nein, im Ernst. Die haben eine Taube gefunden, die wohl irgendwie krank war und deshalb nicht wegfliegen konnte. Sie hat aber noch gelebt. Und dann haben die sich die Taube geschnappt und ihr einen Kracher in den Hals gesteckt und ihn angezündet.	Schilderung von P lässt erkennen, dass er sich mit der Situation auseinandergesetzt hat. („Sie hat noch gelebt.“)
T:	Das ist ja furchtbar.	Emotionale Reaktion von T
P:	Ja, ich habe das genau gesehen. Das Blut ist nur so durch die Gegend gespritzt, voll eklig eigentlich.	
T:	Und was hattest du damit zu tun?	Explorationsfrage
P:	Nichts, ehrlich. Aber die doofe Meier hat mich natürlich sofort verdächtigt. Weil ich so oft unangenehm auffalle, hat sie wohl automatisch gemeint, dass ich der Tierquäler vom Dienst bin.	P selbst erkennt, dass bei den Lehrer*innen ihm gegenüber Vorurteile bestehen.
T:	Woher weißt du das?	Explorationsfrage
P:	Na, weil ich zum Direktor zitiert wurde.	
T:	Was genau hat er zu dir gesagt?	Wie zuvor
P:	Er meinte, dass ich doch bestimmt der Anführer gewesen sei, dass normale Menschen doch wohl nicht solche Ideen hätten.	Hinweis auf Ablehnung von P durch den Schulleiter als „nicht normal“
T:	Das hat er so gesagt?	
P:	Ja, genau das hat er gesagt. Und meine Eltern hat er auch angerufen.	
T:	Mit welcher Begründung?	
P:	Die sollten mich abholen, weil ich nicht normal sei und endgültig übers Ziel hinausgeschossen sei.	
T:	Und wie ging es dann weiter?	
P:	Die anderen Jungs sind auch vernommen worden und dann hat sich rausgestellt, dass ich nichts damit zu tun hatte.	

In diesem Beispiel hat der Schüler keine echte Chance auf Integration. Sobald „etwas schiefläuft", gehen die Schulleitung und die Lehrerschaft davon aus, dass der Patient der Verursacher oder zumindest der Anstifter ist. Sie begegnen dem Schüler mit unverhohlener Abneigung und verfolgen das Ziel, ihn an eine Förderschule zu verweisen. Erfahrungsgemäß gelingt es in solchen Fällen eher selten, das Blatt zu wenden, insbesondere, wenn sowohl die Schulleitung als auch das Kollegium diesen Kurs verfolgen. Daher erscheint es sinnvoller, eine (integrative) Schule zu suchen, die bereit ist, sich mit „schwierigen" Schüler*innen konstruktiv auseinanderzusetzen. Leider gleicht diese Suche immer wieder der sprichwörtlichen Suche nach „der Nadel im Heuhaufen".

Berufliche Rehabilitation

Wenn sich der Unfall im Kindes- oder frühen Jugendalter ereignet hat, befassen sich die Neuropsycholog*innen optimalerweise mit der beruflichen Rehabilitation jugendlicher Patient*innen im Anschluss an die bereits von ihnen begleitete schulische Rehabilitation (s. o.). Der Prozess der Berufsfindung und die Ausbildungsplatzsuche wurden dort bereits unter Berücksichtigen der individuellen Leistungseinschränkungen und Bedürfnisse der Jugendlichen durchgeführt.

Die neuropsychologische Aufgabe besteht darin, ähnlich wie bei der schulischen Rehabilitation, gegenüber Arbeitgeber*innen und Berufsschullehrer*innen die Gesundheitssituation, bestehende Restdefizite und besondere Bedürfnisse und/oder Fördermöglichkeiten der auszubildenden Jugendlichen zu erläutern sowie um Verständnis und Unterstützung zu werben. Weiterhin gehört es zu den Aufgaben von Neuropsycholog*innen, schulische Ausbildungsanteile durch das Organisieren und Supervidieren von Nachhilfe zu unterstützen sowie die Kontextfaktoren am Arbeitsplatz (z. B. Bereitstellen eines ablenkungsarmen Arbeitsplatzes) zu optimieren.

Häufig erweist es sich als sinnvoll, eine Ausbildung in Teilzeit durchzuführen, um den Schädel-Hirn-verletzten Auszubildenden die notwendigen Regenerationszeiten sowie Zeit für Nachhilfe und Therapie zu geben. Ein Freiwilliges Soziales Jahr oder ein längeres Praktikum im späteren Ausbildungsbetrieb ermöglicht es ihnen, sich zunächst ohne Leistungsdruck einzuleben und den Betrieb und die Kolleg*innen kennenzulernen.

Neuropsycholog*innen betreuen auch Jugendliche und junge Erwachsene, bei denen das SHT während der Ausbildung oder kurz nach Abschluss der Ausbildung eingetreten ist. Zunächst stellt sich grundsätzlich die Frage, ob für diese Patient*innen trotz der SHT-bedingten Einschränkungen eine realistische Chance auf den erfolgreichen Abschluss der Ausbildung oder eine berufliche Wiedereingliederung im erlernten Beruf besteht. Sollte dies der Fall sein, können Neuropsycholog*innen die Patient*innen, wie unter „schulische Rehabilitation“ beschrieben, beim Erlangen des beruflichen Abschlusses unterstützen. Nach Ausbildungsabschluss bzw. bei beruflicher Wiedereingliederung versuchen sie, durch Gespräche mit Arbeitgeber*innen sowie durch Vorschläge für ein Verändern des Settings (z. B. innerbetriebliches Umsetzen) und der Arbeitszeiten (z. B. Stundenkürzen, Flexibilisieren der Pausen, Drei- bis Vier-Tage-Woche etc.) eine erfolgreiche Berufstätigkeit trotz verbleibender Defizite zu fördern.

In Einzelfällen kann es sinnvoll sein, Gespräche mit den Arbeitskolleg*innen zu führen, um diesen zu verdeutlichen, welche Defizite bei ihren Schädel-Hirn-verletzten Kolleg*innen vorliegen und welcher „Sonderbehandlung“ sie bedürfen. Dies kann dazu beitragen, dass die Patient*innen z. B. weniger Skrupel haben, kurze Pausen einzulegen, um die Aufmerksamkeitsleistung zu stabilisieren, weil die Kolleg*innen über die Notwendigkeit der Pausen umfassend informiert sind. Es führt in der Regel zu mehr Akzeptanz der „Sonderbehandlung“ der Betroffenen, wenn die Mitarbeiter*innen verstanden haben, warum diese notwendig ist.

Im Einzelfall ist abzuwägen, wie viele Informationen Patient*innen preisgeben, da sie sich damit ggf. auch angreifbarer machen.

6 IKVT in der Angehörigenberatung neurologischer Patient*innen

Notwendiges Einbeziehen der Angehörigen

Aufgrund der vielfältigen Auswirkungen neurologischer Erkrankungen auf das körperliche, kognitive und psychische Funktionsniveau von Patient*innen und damit auf nahezu alle Bereiche des Alltagslebens erscheint eine Therapie, die die Angehörigen vollkommen außer Acht lässt, nur bedingt erfolgversprechend. Das ausdrückliche Ziel jeder Rehabilitation ist die Reintegration des/der Patient*in in den sozialen (und beruflichen) Alltag. Da die Angehörigen selbst ein wesentlicher Teil des sozialen Alltags sind, erscheint es folgerichtig, sie in diesen Reintegrationsprozess einzubeziehen und hier insbesondere bei den kompensatorischen und integrativen Therapieanteilen mit einzubinden.

Bei den kompensatorischen Anteilen geht es um das Erlernen von Ersatz- und Bewältigungsstrategien bzgl. kognitiver Defizite, bei den integrativen Anteilen um die psychosoziale Anpassung und Reintegration in das soziale, schulische und berufliche Umfeld (s. Kap. 5).

In der G-BA-Richtlinie zur ambulanten neuropsychologischen Therapie (veröffentlicht im Bundesanzeiger Nr. 31 vom 23.02.2012, s. Bundesministerium für Gesundheit, 2012) ist mehrfach die „Einbeziehung von Bezugspersonen" als Option bei der neuropsychologischen Behandlung erwähnt und gehört im ambulanten Bereich noch in stärkerem Maße als in der Klinik zum Standard.

In der Regel bieten die in Rehabilitationskliniken tätigen Neuropsycholog*innen auf Wunsch Gespräche mit Angehörigen an – vorausgesetzt, dass die Patient*innen ihre Zustimmung hierzu erteilen. Auch Angehörigengruppen mit Selbsthilfecharakter können zur Entlastung der Angehörigen von neurologisch erkrankten Patient*innen beitragen.

Nachfolgend wird auf typische Themen eingegangen, die Neuropsycholog*innen mit Angehörigen von neurologischen Patient*innen bearbeiten.

Typische Themen im Bereich Angehörigenberatung

1. Aufklärung über die Folgen der Erkrankung
2. Erwartungen an den/die Patient*in
3. Umgang mit kognitiven Defiziten
4. „Wie viel Hilfestellung braucht mein Angehöriger/meine Angehörige?“
5. Umgang mit veränderten Rollen
6. „Wie viel Reha braucht der Mensch?“
7. „Mein Partner/meine Partnerin zieht sich aus dem Freundeskreis zurück“
8. „Mein Partner/meine Partnerin setzt nicht die richtigen Prioritäten“

6.1 Aufklärung über die Folgen der Erkrankung

Erfahrungsgemäß sind Angehörige, die keine medizinische Ausbildung absolviert haben, vollkommen überfordert, die Folgen einer Hirnerkrankung ihrer Partner*innen, Kinder oder Eltern einzuschätzen. Erschwerend kommt hinzu, dass bei neurologischen Erkrankungen über einen für Patient*innen und Angehörige oftmals quälend langen Zeitraum keine genauen Prognosen über den Krankheits- bzw. Genesungsverlauf möglich sind.

Dies führt häufig dazu, dass Angehörige den Eindruck gewinnen, mit ihren Fragen nicht ernst genommen zu werden oder intellektuell nicht in der Lage zu sein, die Äußerungen des medizinischen Personals zu verstehen.

Neuropsycholog*innen suchen in der Regel frühestens in der Reha-Klinik das Gespräch mit Angehörigen, also dann, wenn die Patient*innen die Phase der akut lebensbedrohlichen Situation überstanden haben. Insbesondere schwer Schädel-Hirnverletzte Patient*innen haben im Krankenhaus häufig ein sogenanntes „Durchgangssyndrom“ durchlaufen, einen Zustand akuter Desorientierung und Verwirrung, der mit Halluzinationen, starker Angst und z. T. hieraus resultierender motorischer Unruhe einhergehen kann (z. B. Versuche, das Bett zu verlassen, obwohl dies motorisch nicht möglich ist; gewaltsames Ziehen von Schläuchen etc.). Die Patient*innen erkennen möglicherweise die engsten Angehörigen nicht oder beschimpfen diese aufs Übelste. Später können sie sich nicht mehr differenziert an diesen Zustand erinnern. Die Angehörigen dagegen sind manchmal nachhaltig verunsichert und beschäftigen sich mit Fragen wie:

- „Wird er dieses Verhalten irgendwann wieder zeigen?“
- „Hat sie in diesem Zustand das gesagt, was sie wirklich denkt, und verschleiert sie sonst ihre wahren Gedanken?“
- „Soll ich meinem Partner erzählen, wie er sich verhalten hat, oder soll ich das lieber für mich behalten?“

Da diese Fragen häufig schambesetzt sind, scheuen manche Angehörige davor zurück, sie eigeninitiativ anzusprechen. Daher sollten die Neuropsycholog*innen die Angehörigen nach derartigen Erfahrungen fragen, um ihnen die Möglichkeit zu geben, offene Fragen im Gespräch zu klären.

Angehörige können entlastet werden, indem man ihnen die (kognitiven) Defizite der Patient*innen und vor allem deren Auswirkungen im Alltag erklärt. Insbesondere die jeweiligen Verhaltens- und Wesensänderungen sind den Angehörigen zu diesem Zeitpunkt zwar häufig schon aufgefallen, das Einordnen dieser Veränderungen wurde aber noch nicht immer als „organisch bedingt“ und als nicht willkürlich initiiert verstanden. Den meisten Angehörigen fällt es wesentlich leichter, beispielsweise eine erhöhte Reizbarkeit beim Partner (vorübergehend) zu tolerieren, wenn sie diese als regelhaft auftretende Folge eines Schädel-Hirn-Traumas einzuordnen wissen.

Gelegentlich kommt es auch vor, dass Patient*innen sich ihrer Einschränkungen selbst bewusst sind, es ihnen aber nicht gelingt, ihren Angehörigen zu verdeutlichen, dass sie nicht dort weitermachen können, wo sie vor der Erkrankung aufgehört haben.

Gespräch mit einer SHT-Patientin und ihrem Ehemann über die Krankheitsfolgen

Das folgende Angehörigengespräch wurde auf Wunsch einer 45-jährigen SHT-Patientin geführt, deren Ehemann die SHT-Folgen seiner Frau stets zu bagatellisieren versucht. Die Patientin leidet unter Störungen der Aufmerksamkeitsfunktionen, primär unter reduzierter Belastbarkeit, sekundär auch unter erhöhter Ablenkbarkeit.

Bei vorangegangenen Wochenendurlauben machte sie die Erfahrung, dass alle Familienmitglieder wie selbstverständlich davon ausgingen, dass sie wieder „die Alte“ sei. Um niemanden zu enttäuschen, strengte sie sich bis zur totalen Erschöpfung an. Das führte dazu, dass sie am ersten Behandlungstag nach dem Besuch zu Hause in der Reha-Klinik einige Termine absagen musste.

Dialog (T: Therapeutin, P: Patientin, A: Ehemann)		**Kommentar**
T:	Frau X., Sie haben den Wunsch geäußert, in meinem Beisein mit Ihrem Mann über Ihre gesundheitlichen Einschränkungen zu sprechen. Möchten Sie vielleicht anfangen?	
P:	Ich bin nicht mehr so fit wie früher …	P versucht, ihre Sichtweise vorzubringen.
A:	Mach dir keine Sorgen, das wird schon wieder.	Versuch des Ehemanns, P daran zu hindern, ihre Defizite zu benennen, indem er sie unterbricht.
P:	Aber ich werde zu Hause die alltäglichen Dinge nicht mehr so verrichten können wie früher. Ich bin viel schneller müde, vor allem abends.	Wie zuvor
A:	Das ist doch gar nicht schlimm, das kriegen wir schon hin, das wird alles wieder. Das größte Geschenk für mich ist, dass du zu meinem Geburtstag wieder zu Hause sein wirst und wir feiern können.	Bagatellisieren; Hinweis darauf, dass der Ehemann bisher die Bedürfnisse von P nicht verstanden hat.
T:	Ihre Frau erzählte, dass Sie Gäste eingeladen haben. Darf ich fragen, was Sie an Ihrem Geburtstag geplant haben?	Explorationsfrage
A:	Ach, nichts Großes, vielleicht 20 Freunde. Mit denen gehen wir abends zum Feiern in ein Restaurant. Meine Frau hat also gar keine Arbeit …	Wie zuvor
T:	Ihre Frau hat eben versucht, Ihnen zu erklären, dass sie nicht mehr so belastbar ist wie früher. Ich würde Ihnen gerne kurz erläutern, wie sich die neuropsychologischen Beeinträchtigungen Ihrer Frau in Ihrem Alltag auswirken können. Ihre Frau muss sich bei allem, was sie tut, mehr anstrengen als vor ihrer Erkrankung. Das heißt, alles, was sie vorher quasi nebenbei oder „mit links“ gemacht hat, wie Zähneputzen, Zeitung lesen, eine Maschine mit Wäsche einschalten, ein Schwätzchen mit der Nachbarin halten, macht sie jetzt unter bewusster Kontrolle und unter Einsatz von viel mehr Energie als früher.	T schildert die „fachliche Sicht“, um dem Ehemann die mangelnde Belastbarkeit von P unmissverständlich zu verdeutlichen und um weiteren Bagatellisierungsversuchen vorzubeugen.

	Daraus ergibt sich, dass Ihre Frau für die alltäglichen Dinge viel mehr Zeit einplanen muss als sonst, weil sie langsamer geworden ist und, was eigentlich noch wichtiger ist, weil sie Ruhephasen braucht. Wenn sie sich nicht daranhält und sich überfordert, ist sie früher oder später vollkommen erschöpft und wird aller Voraussicht nach depressiv. Zum Glück gelingt es ihr bisher sehr gut, ihre Belastungsgrenzen zu erkennen und zu beachten. Sie weiß, was sie schaffen und sich zumuten kann und was nicht.	Betonen der Eigenverantwortung von P Verstärken der Sichtweise von P mit dem Ziel, ihr das Vertreten eigener Interessen zu erleichtern
P:	Ich habe Angst, dass mir die vielen Leute bei deiner Geburtstagsfeier zu anstrengend werden. Vor allem, wenn mich alle fragen, was passiert ist und wie es mir jetzt geht. Dann werde ich Kopfschmerzen bekommen.	Erneuter Versuch von P, ihr Anliegen vorzubringen
A:	Das sind doch alles nette Leute, du kennst sie doch, da brauchst du dir keine Sorgen zu machen, das klappt schon.	Wie zuvor
P:	*(Blickt hilfesuchend zur Therapeutin.)*	
T:	Herr X., können Sie vielleicht noch einmal kurz aus Ihrer Sicht schildern, was Sie über die Folgen der Kopfverletzung Ihrer Frau wissen?	T lässt diesmal den Ehemann selbst die fachliche Sicht vertreten, um ihn „mit ins Boot zu holen".
A:	Nun, Sie haben gesagt, dass sie möglicherweise schneller erschöpft ist.	
T:	Und was würde das für eine größere Geburtstagsfeier am Abend bedeuten?	Deduktive Frage
A:	Ich weiß nicht genau, ich dachte, das bezieht sich nur auf anstrengende Dinge, wie Arbeit oder so. Dann können wir ja abends überhaupt nicht mehr auf Feiern gehen oder Freunde treffen …	Erneuter Hinweis auf mangelndes Verständnis, dann aber Erkenntnisgewinn und sofortiges Katastrophisieren
T:	Weil Ihre Frau sich am Abend nach ihrer Entlassung aus der Klinik nicht mit 20 weiteren Leuten in einem Restaurant treffen möchte, können Sie sich *nie mehr* mit Freunden treffen?	Empirischer Disput
A:	Na ja, doch schon, vielleicht später mal, oder?	A zeigt Interesse.
T:	Können Sie sich bis dahin gar nicht mehr mit Freunden treffen?	Wie zuvor

A:	Doch, schon, aber vermutlich irgendwie anders ..., ich weiß nur nicht wie ...	A zeigt erste Veränderungsbereitschaft.
T:	Wer könnte Ihnen diese Frage beantworten?	T bringt Partner und Partnerin miteinander ins Gespräch.
P:	Vermutlich ich!	
A:	Und was schlägst du vor?	
P:	Ich könnte versuchen, zumindest eine Zeitlang dazubleiben. Wenn es nicht mehr geht, kann mich Annika nach Hause fahren.	
A:	Dann fahre ich mit. Ich kann dich nicht alleine gehen lassen.	Hinweis auf rigide Norm bzgl. der Frage, wie sich ein Ehemann gegenüber der kranken Partnerin verhalten sollte
P:	Quatsch. Du kannst dableiben bei deinen Gästen und ich fahre nach Hause. Es ist dein Geburtstag und du sollst auch feiern.	
A:	Wird es denn jemals wieder so wie früher?	
T:	Das kann man zum jetzigen Zeitpunkt noch nicht abschließend sagen, es bleibt abzuwarten, inwieweit sich die Belastbarkeit Ihrer Frau bessert. Aber nehmen wir einfach mal an, es würde sich zwar bessern, aber Ihre Frau würde niemals so belastbar wie vorher werden, was würde das für Sie bedeuten?	
A:	Dann müssten wir einige Sachen verändern.	
T:	Wie könnte das aussehen?	

In diesem Gesprächsauszug wird deutlich, dass neurologische Patient*innen mit vielfältigen Beeinträchtigungen auf das Verständnis und die Unterstützung durch die Angehörigen angewiesen sind, wenn es um das Anpassen an vorhandene (Rest-)Defizite geht. Patient*innen, die ihre Defizite und Bedürfnisse realistisch einschätzen, können ihren Alltag nur entsprechend (um)gestalten, wenn auch die Angehörigen diese Einschätzungen teilen und am Umstrukturieren des Alltags aktiv beteiligt werden. Daher ist ein Einbeziehen der Angehörigen insbesondere in den ambulanten Therapieprozess unerlässlich.

Häufig werden im Rahmen von Angehörigengesprächen in der Reha-Klinik auch Fragen zur Pflege der Patient*innen nach Entlassung aus der Reha-Klinik oder ambulanten therapeutischen Weiterversorgung besprochen. Hierbei ist die Gratwanderung zwischen (schonungslosem) Informieren und Aufklären einerseits und dem notwendigen Stabilisieren und Motivieren der Angehörigen sowie dem Vermeiden von Verunsicherung und Frustration andererseits zu bewältigen.

6.2 Erwartungen an Patient*innen

Im Falle einer schwerwiegenden Erkrankung eines Familienmitglieds kann es vorkommen, dass die Angehörigen anders mit der Erkrankung umzugehen versuchen als die Betroffenen selbst. Manche Angehörige sind bemüht, geradezu demonstrativ „positiv" zu denken (vgl. auch obigen Dialog). Dies kann dazu führen, dass die Patient*innen mit ihrer Trauer und ihren Ängsten isoliert sind und sich als Fremdkörper innerhalb der Familie sehen. Häufig versuchen sie aus Rücksichtnahme auf die Familie, die Fassade des „positiven Denkens" aufrechtzuerhalten, was depressive Fehlentwicklungen aufgrund ständigen Überforderns begünstigt. Im günstigen Fall zeigen sie ihre Gefühle, sodass mittelfristig die Möglichkeit besteht, innerhalb der Partnerschaft oder Familie ein Klima des offenen und vorurteilsfreien Umgangs mit den Folgen der Erkrankung zu ermöglichen.

Gespräch mit einer Patientin und ihrem Ehemann über die Krankheitsbewältigung

Das folgende Gespräch zwischen Therapeutin, Patientin und deren Ehemann zeigt exemplarisch die Erwartungen eines Angehörigen an die Partnerin und deren Versuch, den Prozess ihrer persönlichen Krankheitsbewältigung zu verteidigen.

Dialog (T: Therapeutin, P: Patientin, A: Angehöriger)		**Kommentar**
T:	Frau B., Sie werden jetzt bald nach Hause entlassen.	
P:	Ich habe Angst davor, wie soll das werden? Ich sitze im Rollstuhl und kann gar nichts mehr machen.	Generalisieren, Katastrophisieren
T:	Gar nichts?	Empirischer Disput
P:	Nicht mehr laufen oder mich allein anziehen oder den Haushalt machen.	Konkretisieren

A:	Ich habe mich doch darum gekümmert, dass eine Haushaltshilfe kommt, du musst das doch gar nicht tun.	Vermischen zweier Ebenen
P:	Ich würde es aber gern selbst machen. *(Fängt an zu weinen.)*	
A:	Ich tue alles, ich kümmere mich um eine Pflegerin und eine Haushaltshilfe und das Einzige, was du tust, ist zu weinen.	Generalisieren
T:	Stört es Sie, wenn Ihre Frau weint?	Verlagern des Fokus auf die Bewertungen von A
A:	Natürlich! Wissen Sie, für mich ist es auch nicht leicht. Glauben Sie, ich möchte nicht auch manchmal weinen?	
T:	Tun Sie es denn?	Explorationsfrage
A:	Nein, es nützt doch nichts.	
T:	Können Sie sich vorstellen, dass es Ihrer Frau etwas nützt?	Empirischer Disput
A:	Nein, was denn?	
T:	Das müssen wir Ihre Frau fragen.	Versuch, Partner und Partnerin ins Gespräch zu bringen
P:	Mir geht es schlecht, ich will weinen.	
A:	Ja, und was nützt es dir?	
P:	Das weiß ich auch nicht, aber ich bin traurig, dass ich das alles nicht mehr kann und deshalb weine ich.	P beschreibt nachvollziehbar den Zusammenhang zwischen ihren Defiziten, ihrem Bewerten, dem Gefühl und den damit verbundenen physiologischen Reaktionen.
T:	Was ist für Sie so schlimm daran, wenn Ihre Frau weint?	Erneuter Versuch, den Fokus auf die Bewertung von A zu legen.
A:	Sie könnte doch auch mal das Positive sehen, dass sie lebt und sprechen kann …	A formuliert stattdessen seine Erwartungen an P.

T:	Sie meinen, Ihre Frau sollte sich darüber freuen, dass sie die Hirnblutung überlebt hat. Und wenn sie das täte, könnte sie nicht gleichzeitig darüber traurig sein, dass sie ihre Selbstständigkeit verloren hat?	Logischer Disput
A:	Na, direkt freuen kann sie sich wahrscheinlich nicht. Aber alle kümmern sich und sie zeigt kein bisschen Dankbarkeit.	Wie zuvor
T:	Das verstehe ich nicht. Sie meinen, dass jemand, der weint, weil er sehr traurig ist, undankbar ist?	Logischer Disput
A:	Na, alle sind froh, dass sie noch lebt, nur sie nicht.	
P:	Natürlich bin ich froh, dass ich noch lebe, aber deshalb muss ich mich doch nicht darüber freuen, wie es mir jetzt geht.	
A:	Aber du ziehst alle runter.	A macht P für die Gefühle anderer verantwortlich.
T:	Verstehe ich Sie richtig: Sie sind der Ansicht, dass Ihre Frau durch ihr eigenes Verhalten dafür verantwortlich ist, wie es den anderen geht?	Zusammenfassen der Sichtweise von A
A:	Ja, irgendwie schon.	
T:	Das müssen Sie mir erklären.	T möchte durch eine „naive Frage" einen logischen Disput einleiten.
A:	Na, wenn jemand zu Besuch kommt, weint sie nur und das ist für den Besuch unangenehm.	Wie zuvor
T:	Und das darf nicht sein?	
A:	Na, es ist schon peinlich, wenn jemand extra zu uns kommt und meine Frau nichts Besseres zu tun hat als zu weinen.	Wie zuvor; Hinweis auf dysfunktionales Bewerten durch A
T:	Sie schämen sich dann?	T benennt das Gefühl von A.
A:	Ja klar.	
T:	Und dafür machen Sie Ihre Frau verantwortlich.	
A:	Na wen denn sonst?	
T:	Ich sehe das so, dass jeder für seine Gefühle selbst verantwortlich ist. Sie finden es peinlich, wenn Ihre Frau weint. Könnten Sie das auch anders bewerten?	T möchte A in das Modell zum Entstehen und Verändern von Emotionen einführen.

A:	Wie anders?	
T:	Zum Beispiel könnten Sie sich klarmachen, dass Ihre Frau zu Recht traurig ist und dass es vollkommen normal ist zu weinen, wenn man traurig ist. Ob die anderen hierfür Verständnis zeigen oder nicht, entscheiden die anderen. Das ist nicht Ihre Sache.	Wie zuvor
A:	Sie meinen, das muss gar nicht automatisch peinlich sein?	
T:	Ich finde, dass jeder anders darüber denkt, was peinlich ist und was nicht. Ich könnte mir z. B. vorstellen, dass Menschen, die Ihrer Frau nahestehen, Verständnis für ihre Traurigkeit haben und vielleicht sogar mit ihr zusammen weinen.	
A:	Das hätte mir gerade noch gefehlt!	
T:	Ich höre daraus, dass Sie selbst Ihre Frau nicht gerne weinen sehen. Automatisch schließen Sie daraus, dass es allen anderen Menschen genauso geht. Glauben Sie denn, dass alle Menschen denselben Geschmack haben?	
A:	Hm – das wohl weniger. Meinen Sie, ich sollte meine Einstellung noch mal überdenken?	
T:	Ich glaube, das könnte Ihnen beiden helfen.	

6.3 Umgang mit kognitiven Defiziten

Für pflegende Angehörige ist der Umgang mit den kognitiven Defiziten der Patient*innen häufig anstrengend und führt zu emotionalen Turbulenzen. Im Beratungsgespräch mit IKVT-Therapeut*innen können Angehörige Anregungen zum kognitiven Umstrukturieren erhalten.

Gespräch mit der Tochter eines Patienten mit schweren kognitiven Defiziten

Ein 68-jähriger Patient mit mittelschwerer Demenz nach mehreren Hirninfarkten lebt bei seiner Tochter. Der Therapeut führt ein Gespräch mit der Tochter über die schweren kognitiven Defizite ihres Vaters.

Dialog (T: Therapeut, S: Tochter des Patienten)		**Kommentar**
T:	Frau S., Sie hatten um ein Gespräch hinsichtlich Ihres Vaters gebeten.	
S:	Ja, er lebt bei uns und es wird immer schwieriger … Er muss ja täglich seine Tabletten nehmen. Mal kann er es, dann wieder nicht. Manchmal denke ich, er nimmt die Tabletten absichtlich nicht.	Hinweis auf dysfunktionale Bewertung
T:	Wozu sollte er das tun?	Funktionaler Disput
S:	Natürlich um uns zu ärgern.	Wie zuvor
T:	Wie fühlen Sie sich, wenn Sie das denken?	Anwenden des kognitiven Modells zur Emotionsentstehung: Bewertungen ziehen Gefühle nach sich.
S:	Ich rege mich maßlos auf. Mein Puls steigt schon, wenn ich nur davon erzähle. Ich fange dann an, mit meinem Vater zu diskutieren, werde laut und schreie ihn schließlich an.	$R_{Emotion}$: Ärger; S spricht $R_{Physiologie}$ sowie $R_{Verhalten}$ an.
T:	Was macht Ihr Vater in solchen Momenten?	Explorationsfrage
S:	Der lacht nur, was mich noch mehr aufregt. Manchmal habe ich Angst, dass ich ihm jeden Moment eine runterhauen könnte.	
T:	Sie sagten eben, dass Ihr Vater die Tabletten manchmal nicht nimmt, um Sie zu ärgern. Wäre auch eine andere Erklärung denkbar?	Empirischer Disput
S:	Ich weiß nicht. Warum sollte er sonst seine Tabletten nicht nehmen?	
T:	Wozu sollte er Sie ärgern wollen?	Funktionaler Disput
S:	Stimmt, das ist genauso viel und genauso wenig logisch, wie dass er mich ärgern will.	
T:	Hat Ihr Vater manchmal gute und manchmal schlechte Tage?	T bietet Alternativerklärung an.
S:	Ja klar, das kennt ja jeder. Aber bei einem demenzkranken Menschen sind diese Schwankungen noch viel ausgeprägter. Sie meinen, dass mein Vater das an manchen Tagen geregelt kriegt mit seinen Tabletten und an anderen Tagen nicht?	S führt greift diese auf und „denkt sie weiter“.

T:	Das halte ich für wahrscheinlich. Wissen kann ich es natürlich nicht, aber es wäre eine denkbare Erklärung.	Verstärken der neuen Sichtweise, ohne diese als einzige Möglichkeit zu propagieren – dadurch Erhöhen der Akzeptanz bei S.
S:	Das klingt logisch.	
T:	Wenn Ihr Vater das nächste Mal seine Tabletten nicht nimmt, was könnten Sie dann beispielsweise denken?	Festigen der neuen Sichtweise, implizites Vermitteln des kognitiven Modells zur Emotionsentstehung
S:	Ich könnte denken: Heute hat er mal wieder einen schlechten Tag. Er kann nichts dafür. Morgen geht es vielleicht schon wieder besser.	
T:	Und wie geht es Ihnen mit dieser Sichtweise?	Wie zuvor
S:	Gut, richtig gut. Es ist zwar lästig, dass es mal so und mal so ist, aber wenn mein Vater mich nicht ärgern möchte, habe ich auch keinen Grund, sauer auf ihn zu sein.	
T:	Das klingt für mich vernünftig.	Wie zuvor

6.4 Wie viel Hilfestellung brauchen Betroffene?

Für das erfolgreiche Anwenden von Kompensationsstrategien ist ein Einbeziehen der Hauptbezugspersonen elementar. Beispielsweise wird eine Jugendliche mit mittelschweren Gedächtnisstörungen nur dann regelmäßig ein Gedächtnis-Tagebuch führen, wenn die Eltern sie regelmäßig daran erinnern, die Aufgabe kontrollieren und vor allem die Tochter dazu ermuntern nachzusehen, was sie wann gemacht hat, statt sie ungefragt mit diesen Informationen zu versorgen.

Häufig geht es für Therapeut*innen auch darum, bei den Bezugspersonen eine überfürsorgliche Haltung zu unterbinden. Werden Patient*innen mit Hilfe förmlich überschüttet, besteht die Gefahr, dass sie jede Motivation verlieren, selbst am Kompensieren ihrer vorhandenen Defizite zu arbeiten. Dies trägt wiederum zu mangelnden Selbstwirksamkeitserfahrungen und ausbleibenden positiven Verstärkungen bei und bildet dann häufig die Grundlage für depressive Entwicklungen.

Gleichzeitig achten die Therapeut*innen darauf, dass die Angehörigen die Aufforderung, Patient*innen die noch vorhandene Selbstständigkeit zu lassen, nicht missverstehen und ihnen die notwendige Unterstützung entziehen, weil sie glauben, er/sie solle nun alles selbstständig erledigen. So braucht z. B. ein im Bereich der Exekutivfunktionen beeinträchtigter Schüler Unterstützung beim Packen der Schultasche, kann aber seine Freundschaften selbstständig gestalten. Folgerichtig pocht er in diesem Bereich auf Eigenständigkeit.

Gespräch mit einer überfürsorglichen Mutter und ihrer Tochter mit SHT

Das folgende Beispiel zeigt das Ringen einer 35-jährigen Schlaganfallpatientin mit ihrer überbehütenden Mutter um Selbstständigkeit.

Dialog (T: Therapeutin, P: Patientin, M: Mutter)		**Kommentar**
T:	Frau K., Sie haben heute Ihre Mutter mitgebracht. Guten Tag, Frau K., das ist schön, dass wir uns mal persönlich kennenlernen. Sie sind ja eine große Stütze für Ihre Tochter.	T zeigt Wertschätzung für die durch M erbrachte Unterstützung von P und gibt eine positive Rückmeldung.
M:	Guten Tag, ich freue mich auch. Natürlich tue ich gerne für meine Tochter, was ich kann.	
P:	Ja, Mama, genau darüber wollte ich gerne mit dir sprechen. Ich bin dir sehr dankbar, dass du mir über die schlimme Zeit hinweggeholfen hast, als ich die Halbseitenlähmung hatte und ziemlich hilflos war.	
M:	Ja, das waren schlimme Zeiten. Die sind ja, Gott sei Dank, überstanden.	
P:	Ja genau, inzwischen geht es mir wieder viel besser und ich könnte einige Dinge alleine schaffen, wenn du mich denn lassen würdest …	
M:	Aber Kind, das musst du doch nicht, ich helfe doch gerne.	M unterbricht P, weil sie glaubt, zu wissen, was diese sagen möchte.
P:	Das weiß ich ja, Mama, aber mir würde es guttun, auch mal wieder was allein geregelt zu kriegen.	

M:	Aber du kriegst ganz viel geregelt. Du gehst regelmäßig zu deinen Therapien, hast bei der Arbeit mit der stufenweisen Wiedereingliederung angefangen. Das ist doch so viel, da muss ich dir doch im Haushalt helfen.	Wie zuvor
T:	Frau K., könnten Sie bitte zusammenfassen, was Ihre Tochter bisher gesagt hat?	T vermutet das Vorliegen eines Missverständnisses; Versuch, die Mutter dazu zu bringen, der P zuzuhören.
M:	Natürlich, sie meint, dass sie die Hilfe von mir nicht annehmen kann und dass ich zu viel für sie tue. Wahrscheinlich macht sie sich Sorgen, dass das für mich zu viel werden könnte, aber das braucht sie nicht.	Bestätigen der Hypothese
T:	Ich habe Ihre Tochter anders verstanden …	Versuch, P und M miteinander ins Gespräch zu bringen.
M:	Wie, anders?	
P:	*(Gereizt:)* Ja, Mama, du hast mich *gar nicht* verstanden. Ich würde mich sehr freuen, wenn du mir zuhörtest. Ich weiß, dass du es nur gut meinst, aber es wird Zeit, dass du mich wieder wie eine Erwachsene behandelst.	
M:	*(An die Therapeutin gewandt:)* Ja, tue ich das etwa nicht?	
T:	Mir fällt auf, dass Sie es offenbar sehr gut mit Ihrer Tochter meinen und sehr hilfsbereit sind, aber auch, dass sie ihr anscheinend nicht richtig zuhören oder nicht richtig verstanden haben, was sie Ihnen sagen möchte.	T fasst die Thematik so zusammen, dass sowohl die Wertschätzung gegenüber dem bisher von M Geleisteten als auch das Anliegen von P angesprochen werden.
M:	Das ist ja ein Ding! *(An die Tochter gewandt:)* Schatz, was habe ich falsch verstanden?	
P:	Ich mache mir weniger Sorgen um dich als um mich selbst. Ich möchte wieder selbstständig leben. Als ich sehr krank war, war es natürlich wunderbar, dass du dich so um mich gekümmert hast, aber jetzt geht es mir besser.	

M:	Aber ich mache das doch gerne.	
P:	Ja, das weiß ich, aber es tut mir nicht gut.	
M:	Was soll daran nicht gut sein, wenn ich z. B. für dich bügle und dir was Leckeres koche?	
P:	Das ist nicht altersgemäß! Ich bin 35 Jahre und vor meiner Erkrankung habe ich alles selbstständig bewältigt. Das möchte ich jetzt wieder schaffen. Natürlich kannst du das alles besser, du hattest ja auch keinen Schlaganfall. Aber ich möchte es auch wieder können. Bitte lass es mich ausprobieren.	
M:	Du willst mich also nicht mehr bei dir sehen?	Unlogische Schlussfolgerung
P:	*(Guckt hilfesuchend zur Therapeutin.)*	
T:	Wie kommen Sie darauf, dass Ihre Tochter Sie nicht mehr bei sich sehen will?	Logischer Disput
M:	Na, das hat sie doch eben gesagt.	
T:	Was genau hat Ihre Tochter gesagt?	
M:	Dass sie wieder selbstständig sein will, weil es ihr besser geht und weil sie das jetzt auch wieder kann und weil sie 35 Jahre alt ist, will sie mich nicht mehr sehen.	
T:	Könnte es sein, dass Sie da etwas falsch verstanden haben?	T baut M eine Brücke.
M:	*(Mit Tränen in den Augen:)* Ja, vielleicht. Es ist unendlich schwer mit anzusehen, wenn die erwachsene Tochter plötzlich so schwer krank und so hilflos ist. Ich war sehr froh, dass ich sie wenigstens durch meine praktische Hilfe unterstützen konnte.	M spricht ihre eigenen Gefühle an.
T:	Und jetzt fällt es Ihnen schwer, sie wieder loszulassen und wie eine Erwachsene zu behandeln?	T geht auf M's Situation ein.
M:	Ja, sie war doch wieder so hilflos wie ein Kind. Da bin ich wieder die Mama von früher geworden. Das hat sie doch gebraucht.	
T:	Ja genau, das haben Sie sehr gut gemacht. Ihre Tochter hat auch schon sehr oft erzählt, wie froh sie war, von Ihnen unterstützt zu werden.	Verstärkung; T möchte verhindern, dass M auf den Gedanken kommt, bisher „alles falsch" gemacht zu haben.

M:	*(An die Tochter gewandt:)* Das ist aber lieb von dir.	
T:	Jetzt ist aber anscheinend der Zeitpunkt gekommen, dass Ihre Tochter wieder erwachsen sein möchte und Sie sich, wie damals in der Pubertät Ihrer Tochter, zurücknehmen sollten, erinnern Sie sich an diese Zeit?	T führt M behutsam zum eigentlichen Thema.
M:	Natürlich, wie könnte ich diese Zeit vergessen!	
T:	Sie meinten eben, Ihre Tochter habe gesagt, sie wolle Sie nicht mehr sehen …	Einleiten eines logischen Disputs
P:	Mama, das ist totaler Quatsch. Natürlich möchte ich dich sehen, aber eben *so* wie vor meinem Schlaganfall. Und wenn ich deine Hilfe brauche, möchte ich darum bitten. Du musst mich nicht mit Hilfe überschütten, es reicht, wenn ich dich fragen kann.	P verhindert logischen Disput durch Klarstellen ihrerseits.
M:	Aber natürlich kannst du das.	
T:	*(An P gewandt:)* Was wäre denn aus Ihrer Sicht für Sie beide eine gute Lösung?	
P:	Ich würde mich gerne einmal in der Woche mit meiner Mutter treffen, um Kaffee zu trinken und ein bisschen zu quatschen. Und wenn ich Hilfe brauchen sollte, melde ich mich, das ist ja problemlos per Telefon möglich.	
T:	*(An die Mutter gewandt:)* Wie fänden Sie diese Lösung?	
M:	Na, erst einmal schwer. Im Moment sehen wir uns fast täglich. Aber ich denke, ich könnte wieder häufiger meine Freundinnen treffen und mich um meine Hobbys kümmern, die habe ich ja in letzter Zeit sehr vernachlässigt. Und ein bisschen Ausruhen wäre auch nicht verkehrt. Für den Anfang fände ich aber gut, wenn wir alle zwei Tage kurz telefonieren könnten, damit ich weiß, dass es dir gut geht.	M beginnt, Vorteile für sich zu entdecken.
P:	Ja, das wäre für mich auch in Ordnung, aber nur kurz, ich werde ja viel zu tun haben … *(Lächelt.)*	
M:	Das glaube ich auch. *(Lächelt ebenfalls.)*	
T:	Das klingt doch vernünftig. Ich wünsche Ihnen beiden viel Erfolg beim Umsetzen dieses Plans. Und falls Sie Unterstützung brauchen, können wir gerne ein weiteres Gespräch führen.	

Bei der erfolgreichen Gratwanderung zwischen notwendigem Unterstützen und sinnvollem Rückzug sollten den Angehörigen im Idealfall auch über einen längeren Zeitraum Gespräche mit den behandelnden Therapeut*innen ermöglicht werden.

In einem noch stärkeren Maß als körperlich gesunde IKVT-Patient*innen sind neurologische Patient*innen darauf angewiesen, beim Umsetzen der in der Therapie erarbeiteten Ziele von ihren Angehörigen unterstützt zu werden. Daher ist es wenig zielführend, mit den Patient*innen Ziele und Strategien zu erarbeiten, die von den Angehörigen boykottiert werden. Vielmehr sollten die Angehörigen in die Zielplanung einbezogen werden, um sie dann gegebenenfalls auch in die Pflicht nehmen zu können.

Gespräch mit einer Ehefrau eines SHT-Patienten über notwendiges Unterstützen

Im folgenden Beispiel hält sich die Ehefrau des Patienten nicht an eine im letzten Angehörigengespräch getroffene Vereinbarung. Der Patient hat einen Arbeitsunfall erlitten, bei dem er sich ein Schädel-Hirn-Trauma mit Gesichtsfrakturen zugezogen hat. Aktuell leidet er unter Doppelbildern, Kopfschmerzen und kognitiven Defiziten.

Dialog (T: Therapeutin, S: Ehefrau)		**Kommentar**
T:	Frau S., ich hatte um das Gespräch gebeten, weil ich den Eindruck habe, dass Sie seit dem Unfall sehr große Angst um Ihren Mann haben.	
S:	Ja, das kann man so sagen.	
T:	Ihr Mann hat mit mir in der Therapie einige Zwischenziele erarbeitet, deren Umsetzung sich nun als schwierig herausstellt.	
S:	Und was hat das mit mir zu tun!	
T:	Nun ja, wir hatten z. B. in der Therapie erarbeitet, dass Ihr Mann am Freitagabend allein zu seinem Stammtisch gehen soll. Er berichtete mir aber bei unserem letzten Termin, dass Sie ihn, zehn Minuten nachdem er das Haus verlassen hatte, weinend auf dem Handy angerufen hätten und ihn darum gebeten hätten, wieder zurückzukommen.	
S:	Ja, das stimmt. Ich habe ein Martinshorn gehört und gedacht, dass er wieder einen Unfall hatte.	
T:	Für wie wahrscheinlich halten Sie es, dass Ihr Mann auf dem Weg zum Stammtisch als Fußgänger einen Unfall hat?	Empirischer Disput

S:	Das ist nicht so wahrscheinlich. Aber ich denke das immer, wenn ich einen Krankenwagen höre.	
T:	Wir *(der Patient, die Ehefrau und die Therapeutin)* haben beim letzten Mal besprochen, dass es für Sie und Ihren Mann problematisch ist, dass er nur wenig Selbstständigkeit zeigt. Daraufhin haben wir vereinbart, daran zu arbeiten, dass er wieder selbstständiger wird. Für wie wahrscheinlich halten Sie es, dass er auf diese Weise selbstständiger wird?	T wiederholt die bei einem vorhergehenden Termin mit S und P erarbeiteten Ziele und Vereinbarungen. Empirischer Disput
S:	Das mag sein, dass er dadurch nicht selbstständiger wird. Aber ich habe nun mal diese Angst und die kann ich nicht aushalten.	
T:	Das Thema hatten wir auch schon in der letzten Sitzung. Damals haben Sie sich vorgenommen, Ihre Angst auszuhalten, um es Ihrem Mann zu ermöglichen, allein einen kurzen Weg zu bewältigen und dadurch wieder Zutrauen in die eigene Leistungsfähigkeit zu entwickeln. Sie haben mir zugesagt, dass Sie versuchen, sich abzulenken und zu warten, bis er Sie von sich aus anruft.	Wie zuvor
S:	Das hatte ich auch vor. Aber dann kam die Angst …	
T:	Verstehe ich Sie richtig? Sie müssen sich entscheiden, was Ihnen wichtiger ist: Entweder unterstützen Sie Ihren Mann dabei, selbstständiger zu werden, und ertragen die damit verbundene Angst, oder Sie versagen Ihrem Mann Ihre Unterstützung, um sich nicht zu ängstigen?	Zuspitzendes Darstellen der beiden Handlungsalternativen
S:	Das klingt schrecklich, oder?	
T:	Wie meinen Sie das?	T zeigt eine neutrale Position.
S:	Das klingt ganz furchtbar. Als würde ich meinen Mann schlecht behandeln, damit es mir gut geht.	
T:	Im aktuellen Fall haben Sie sich entschieden, dass Ihr Mann seine Interessen zurückstellen soll, damit Sie sich nicht ängstigen.	Wie zuvor
S:	Ja, das stimmt.	

T:	Wie möchten Sie in Zukunft mit ähnlichen Situationen umgehen?	Betonung der Eigenverantwortung von S
S:	Ich muss ihn gehen lassen, das ist klar. Klar ist aber auch, dass ich diese Angst nicht ertragen kann. Ich brauche wohl professionelle Unterstützung, um die Angst in Schach zu halten.	
T:	Das ist eine gute Idee. Wenn Sie möchten, kann ich Ihnen bei der Suche nach einem Therapieplatz behilflich sein.	Verstärken

In diesem Beispiel ist die Angst der Ehefrau derart ausgeprägt, dass sie durch die Angehörigengespräche nicht umfassend „behandelt" werden kann. Daher erscheint eine eigene Psychotherapie für die Ehefrau erfolgversprechender.

6.5 Umgang mit veränderten Rollen

Ein verbreitetes „Angehörigenproblem" ist der Umgang mit einer krankheitsbedingten Rollenveränderung. Beispielsweise tragen erwachsene Kinder plötzlich Verantwortung für einen Elternteil, der sich bisher stets um seine Belange selbst gekümmert hat. Oder Eltern erwachsener Kinder müssen sich plötzlich erneut um ihre Kinder kümmern, die vor ihrem Schädel-Hirn-Trauma erfolgreich „auf eigenen Füßen" gestanden haben. Oder in der Partnerschaft muss der gesunde Partner Verantwortung übernehmen, die früher wie selbstverständlich von der jetzt kranken Partnerin übernommen wurde.

Häufig vermissen Angehörige auch ihre „alten" Partner*innen, die zwar die Erkrankung grundsätzlich überlebt haben und insofern noch präsent sind, die nun aber krankheitsbedingt vollkommen verändert erscheinen und „nicht mehr der Mann, in den ich mich mal verliebt habe" oder „die Frau, die ich geheiratet habe" sind. Typische Themen sind in diesem Zusammenhang Schuldzuweisungen und ein „schlechtes Gewissen". Hierzu gehört auch die Frage, ob Angehörige eigene Interessen verfolgen „dürfen", die möglicherweise den Interessen der Patient*innen zuwiderlaufen.

Zum Beantworten solcher Fragen bedienen sich die Therapeut*innen in der Regel der Sokratischen Gesprächsführung, um damit mithilfe normativer Dialoge zu Fragen wie „Darf ich das: meinen kranken Partner verlassen?" und funktionaler Dialoge zu Fragen wie „Soll ich das: einen anderen Partner suchen?" Lösungen erarbeiten zu lassen.

IKVT-Therapeut*innen achten hierbei insbesondere darauf, den Entscheidungsprozess zu begleiten und zu strukturieren, ohne inhaltlich Einfluss darauf zu nehmen und die verschiedenen Ebenen bzw. Fragen nicht miteinander zu vermischen (zur Anwendung und Struktur der unterschiedlichen Sokratischen Dialogformen s. Stavemann, 2015).

Besonders bei Patient*innen mit ausgeprägten Wesensänderungen und aggressiven Impulsdurchbrüchen erscheint eine Trennung aus Sicht der Partner*innen häufig unausweichlich, z. B. auch, um Kinder vor verbalen und körperlichen Übergriffen zu schützen. Hier bedarf es des psychotherapeutischen Begleitens, um individuelle Entscheidungen zu treffen, die sich an den eigenen und im therapeutischen Dialog geprüften Normen und Zielen orientieren und nicht an vermeintlich allgemeingültigen Normen, die festlegen, „was sich gehört" und „was man darf und was nicht".

Gespräch mit der Ehefrau eines Patienten mit schwerer Hirnschädigung über eine Trennung

Beim im Folgenden dargestellten Fallbeispiel führt die Therapeutin ein Gespräch mit der Ehefrau eines 38-jährigen Patienten, der aufgrund einer schweren Hirnschädigung mit bifrontalen Blutungen nicht in der Lage ist, Krankheitseinsicht bzw. Störungsbewusstsein zu entwickeln. Er kann Emotionen bei anderen Menschen nicht erkennen und zeigt demzufolge keinerlei Empathie. Es ist ihm unmöglich, sich in andere hineinzuversetzen bzw. einen Perspektivwechsel vorzunehmen. Sexuelle Impulse setzt er in der Regel ohne Rücksicht auf die Bedürfnisse seiner Ehefrau um; diese hat bisher, nach eigenen Angaben aus Pflichtbewusstsein, den sexuellen Wünschen ihres Mannes entsprochen, zumal er nur am Wochenende aus der Reha-Klinik nach Hause kam. In einigen Tagen ist seine Entlassung geplant.

Dialog (T: Therapeutin, X: Ehefrau)	**Kommentar**
T: Frau X., wir hatten ja schon ein Gespräch gemeinsam mit Ihrem Mann geführt. Sie haben mich jetzt um ein Gespräch ohne Ihren Mann gebeten …	
X: Ja, mein Mann soll ja bald entlassen werden und ich mache mir große Sorgen darüber, wie es dann weitergeht. Ich lebe zurzeit zusammen mit unserer dreijährigen Tochter bei meinen Eltern. Ich brauche diese Unterstützung, weil ich auch berufstätig bin.	
T: Ihr Mann war doch auch zu den Wochenendurlauben bei Ihren Eltern, oder?	

X:	Ja, genau. Genau da ist das Problem. Mein Mann besteht darauf, wieder in unsere eigene Wohnung zurückzukehren.	
T:	Und Sie möchten das nicht?	Explorationsfrage
X:	Nein! Auf keinen Fall! Das geht nicht. Seit seinem Unfall hat er sich total verändert. Er sitzt nur noch rum, tut eigentlich nur etwas, wenn man ihm sagt, was zu tun ist. Letztens ist unsere Tochter gefallen und hat geweint. Er hat nichts getan, hat sie nicht getröstet oder gefragt, was passiert ist. Eiskalt, als würde ihn das alles nichts angehen. Auf der anderen Seite wird er aggressiv, wenn ihm etwas nicht passt. Dann schreit er rum und haut auch Dinge kaputt. Da bekommt man es mit der Angst zu tun.	
T:	Und wenn Sie bei Ihren Eltern wohnen ...	
X:	Da kann er sich nicht alles erlauben. Meine Eltern können, zumindest im Rahmen ihrer Möglichkeiten, auf uns aufpassen.	
T:	Sie möchten also bei Ihren Eltern wohnen, damit Sie beim Betreuen Ihrer Tochter Unterstützung erfahren und um sich und Ihre Tochter vor den Aggressionsausbrüchen Ihres Mannes zu schützen?	T fasst die Sichtweise von X zusammen.
X:	Ja genau, aber mein Mann möchte das nicht. Er will wieder in die alte Wohnung. Ich glaube, er versteht gar nicht, dass er sich verändert hat. Er möchte einfach, dass alles so ist wie vor dem Unfall.	
T:	Und wenn Sie sich weigern, mit ihm in die alte Wohnung zu ziehen?	Explorationsfrage
X:	Dann müsste ich mich von ihm trennen. Er hat klar gesagt, dass er nicht bereit ist, bei meinen Eltern zu leben.	
T:	Dann steht Ihre Entscheidung doch fest, oder?	Schlussfolgernde Frage
X:	Nein, nicht ganz. Ich kann mich doch nicht von ihm trennen, er ist doch krank.	Hinweis auf das kognitive Konzept: Man darf seinen kranken Ehemann nicht verlassen.

T:	Wollen Sie damit sagen, dass man kranke Ehemänner grundsätzlich nicht verlassen darf, egal, wie die Umstände sind?	Normativer Disput
X:	Ja, es heißt doch: in guten wie in schlechten Zeiten. Jetzt geht es ihm richtig schlecht – da kann ich ihn doch nicht hängen lassen.	Wie zuvor
T:	Das heißt also, dass Sie insbesondere in schlechten Zeiten tun sollten, was Ihr Mann möchte, auch wenn dies nicht dem entspricht, was Sie selbst für richtig halten?	Wie zuvor
X:	Ja, irgendwie schon.	
T:	Na, dann ist ja eigentlich alles klar.	T zeigt indirekt die Konsequenzen dieser Sichtweise auf.
X:	*(Schaut zu Boden.)*	
T:	Aber Sie haben mich um ein Gespräch zu dieser Frage gebeten. Heißt das, dass doch noch etwas unklar ist?	T gibt X erneut Gelegenheit, ihre Sichtweise zu prüfen.
X:	Ja, schon. *(Zögert.)* Ich kann ihn doch nicht sehenden Auges ins Verderben rennen lassen. Er macht grundsätzlich nichts, wenn man ihn nicht antreibt, er sitzt nur rum. Gleichzeitig stört ihn das kein bisschen. Er sieht gar nicht meine Situation. Ich muss alles alleine schaffen. Gleichzeitig verhält er sich unserer Tochter gegenüber vollkommen gefühllos, über mich fällt er bei jeder sich bietenden Gelegenheit her und in regelmäßigen Abständen regt er sich vollkommen unberechenbar über Kleinigkeiten auf und wirft mit Tassen und Tellern um sich. Das kann doch nicht unser Leben sein!	
T:	Wenn Sie dabei bleiben wollen, dass Sie tun sollten, was Ihr Mann möchte, weil Sie in guten und in schlechten Tagen eine gute Ehefrau sein wollen, wüsste ich nicht, wie Sie das verhindern könnten.	T betont die Eigenverantwortung von X im Hinblick auf die zu treffende Entscheidung.
X:	Ich hatte gehofft, dass Sie mir sagen, dass ich nicht mit meinem Mann zusammenziehen soll.	
T:	Sie wollten, dass ich für Sie entscheide und die Verantwortung übernehme?	Wie zuvor

X: *(Lächelt.)* Das wäre doch schön für mich, oder?

T: Das kann schon sein. Sie werden sicher verstehen, dass ich nicht Ihre Entscheidungen treffen kann.

X: Ja, leider. Eigentlich habe ich mich längst entschieden. Mein Mann hat sich so verändert, dass ich ihn überhaupt nicht mehr liebe. Ich will nur noch weg von ihm, er ist wie ein Zombie, gefühllos und rücksichtslos. Das kann niemand aushalten. Ich habe auch eine Verantwortung für unsere Tochter. Sie soll in Frieden aufwachsen können. Soll mein Mann doch ohne uns in unsere alte Wohnung zurückkehren. Wir bleiben bei meinen Eltern. Das ist besser für uns alle.

T: Und wenn die Leute über Sie reden und Sie eine schlechte Ehefrau nennen?

X: Dann muss ich das wohl ertragen.

Für Frau X. wäre eine ambulante Psychotherapie zu empfehlen, um mehr Stabilität im Umgang mit ihrem Ehemann zu erreichen. Dabei kann sie bisherige Normen, Werte und Moralvorstellungen mit der hierfür notwendigen Gründlichkeit überprüfen, um zu lernen, zu ihren Entscheidungen zu stehen und diese gegenüber Dritten zu vertreten, sofern es sich um Personen handelt, die ihr wichtig sind (Angehörige, Freund*innen).

6.6 „Wie viel Reha braucht der Mensch?“

Gelegentlich ist zu beobachten, dass Patient*innen sich mit vorhandenen Restdefiziten arrangieren und eine alternative Lebensgestaltung, z. B. neue Hobbys und neue Lebensziele, entwickeln. Für eine funktionierende Partnerschaft erscheint es unverzichtbar, dass der/die Partner*in diese Veränderungen unterstützt oder zumindest toleriert. Häufig ist in solchen Fällen zu beobachten, dass gesunde Partner*innen darauf pochen, dass noch Fortschritte zu erzielen sein müssen, dass der/die Patient*in sich unbedingt noch weiter anstrengen müsse, um wieder „wie früher“ zu werden. Dies birgt ein hohes Konfliktpotenzial und kann Beziehungen gefährden.

In solchen Fällen geht es darum, in der Angehörigenberatung zu erarbeiten, dass der/die Patient*in eine eigenverantwortliche Person ist, die das Recht hat, über ihre Lebensgestaltung frei zu entscheiden. Dies impliziert selbstverständlich auch, entscheiden zu dürfen, wann sie genug von ständigen Therapien und Anwendungen hat, sich stattdessen lieber mit den begrenzteren Möglichkeiten arrangiert und sich dem neuen „normalen“ Leben zuwendet, um das Beste daraus zu machen. Natürlich trägt man dann auch die Konsequenzen für diese Entscheidung. Die Partner*innen müssen diese weder akzeptieren noch tolerieren und sind frei, diese neu eingeschlagene Richtung abzulehnen und deswegen die Beziehung zu beenden. Sie sollten aber nicht „für die Patient*innen“ entscheiden.

Gespräch mit einer Hirntumor-Patientin und ihrem Ehemann über das Maß notwendiger Therapien

Dialog (T: Therapeut, P: Patientin, A: Ehemann)		**Kommentar**
T:	Frau M., Sie haben um ein Gespräch zusammen mit Ihrem Mann gebeten?	
P:	Ja, ich habe Schwierigkeiten, meinem Mann zu verdeutlichen, dass ich im Moment genug von den Therapien habe und stattdessen leben möchte, so gut es geht.	
T:	Herr M., was sagen Sie dazu?	T versucht, Partner und Partnerin ins Gespräch zu bringen.
A:	Ich bin vollkommen d'accord. Ich möchte auch, dass meine Frau lebt, so gut es geht. Dafür muss sie aber erst mal gesund werden.	
T:	Was verstehen Sie unter „gesund“?	
A:	Natürlich die Abwesenheit von Krankheit.	
T:	Ist das im Falle Ihrer Frau möglich?	Empirischer Disput
P:	Ich möchte mich da gerne einschalten: Es ist eben nicht möglich. Ich werde nie mehr gesund in dem Sinne, wie du es meinst. Ich habe einen Hirntumor, der nicht wirklich heilbar ist. Er ist jetzt, so weit möglich, rausoperiert, aber er lauert weiter.	P schildert Fakten.
A:	Wie kannst du so etwas sagen?	A meidet das Gespräch über die tatsächliche Situation.
P:	Ich kann das sagen, weil es mein Kopf ist und weil es die Wahrheit ist.	

A:	*(Fängt an zu weinen.)* Aber du musst doch alles tun, um wieder so gesund wie möglich zu werden. Das bist du dir selbst und den Kindern und mir doch schuldig.	Dysfunktionale Norm von A
T:	Das verstehe ich noch nicht ganz. Könnten Sie mir das genauer erklären?	
A:	Ich meine, dass meine Frau kämpfen muss, um möglichst lange ein lebenswertes Leben zu führen. Dazu gehört, dass sie sich operieren lässt, wenn es nötig ist. Dazu gehört aber auch, dass sie ihre Therapien diszipliniert absolviert. Sie darf doch nicht aufgeben.	Wie zuvor
P:	Ich habe nichts von Aufgeben gesagt. Ich möchte bestimmen, womit ich mein restliches Leben verbringe. Und ich bin mir ganz sicher, dass ich nicht den Rest meines Lebens mit z. T. ätzend nervtötenden, wenig lustvollen Therapien verbringen möchte.	P stellt klar, was sie möchte.
A:	Sondern?	
P:	Ich möchte Dinge tun, die mir Spaß machen: Zeit mit dir und den Kindern verbringen, Freunde treffen, Urlaub machen, vielleicht auch wieder in den Beruf reinfinden. Ich schaffe es nicht, so wie früher zu werden. Das muss aber auch nicht sein. Ich möchte leben. Ich möchte Spaß und Genuss. Ich wünsche mir von dir dabei Unterstützung.	P äußert differenzierte Lebensziele. Appell an den Partner
A:	Ich weiß nicht, ob ich das kann.	A formuliert Zweifel.
T:	Ich denke, dass Sie Zeit brauchen, um in Ruhe darüber nachzudenken.	T betont die Eigenverantwortlichkeit von A.
A:	Das sehe ich auch so.	

6.7 „Mein Partner/meine Partnerin zieht sich aus dem Freundeskreis zurück“

Bei neurologischen Erkrankungen kommt es häufig zu einer Minderbelastbarkeit in Kombination mit Einschränkungen der Aufmerksamkeitsselektivität (s. o.). Dies führt dazu, dass Patient*innen sich in größeren Gesellschaften, oft begleitet von lauter Musik und „Durcheinanderreden“, unwohl fühlen und sie deshalb irgendwann meiden. Während es vielen Patient*innen gelingt, diese Situation als gegeben hinzunehmen („Das ist jetzt eben so“), fällt es den gesunden Partner*innen oft schwer, diesen Rückzug zu akzeptieren und nicht als persönliche Kränkung aufzufassen. Geburtstagsfeiern, Hochzeiten etc. müssen sie jetzt allein aufsuchen, obwohl sie doch eigentlich in einer Partnerschaft leben.

Die Aufgabe der Neuropsycholog*innen besteht dann darin, mit den Partner*innen zu erarbeiten, dass die Entscheidung der Patient*innen, solche Veranstaltungen zu meiden, den Folgen der hirnorganischen Erkrankung geschuldet ist und dass es nicht in ihrer Macht steht, diese für besondere Anlässe gewissermaßen „abzuschalten“.

Zudem ist dieses neue Verhalten sinnvoll, da die Beschwerden, die die Patient*innen beim Besuch der Feier befürchten, nicht nachlassen, wenn sie sich der Situation immer wieder aussetzen. Das unterscheidet dieses Verhalten vom Vermeidungsverhalten, das bei neurotischen Erkrankungen zu beobachten ist. Wenn neurologische Patient*innen der Teilnahme am „großen geselligen Beisammensein“ nichts mehr abgewinnen können, geht es in der Beratung darum, sinnvolle Alternativen zu finden, z. B. indem man sich in kleiner Runde trifft und auf Großveranstaltungen verzichtet, um die Ressourcen der Patient*innen zu schonen.

Eine weitere Möglichkeit besteht darin, dass der/die gesunde Partner*in größere Veranstaltungen alleine aufsucht. Hier wird von therapeutischer Seite darauf zu achten sein, ob die Angehörigen möglicherweise vermeintlich „allgemeingültigen“ Normen anhängen, die so etwas als „nicht angemessen“ oder als „nicht in Ordnung“ verbieten. In solchen Fällen ist dann auf die bereits oben beschriebene Weise psychotherapeutisch zu arbeiten.

Gespräch mit einem Schlaganfallpatienten und seiner Ehefrau über ein Treffen mit den alten Freunden auf einem größeren Fest

Dialog (T: Therapeutin, P: Patient, A: Ehefrau)		**Kommentar**
T:	Frau A., Sie hatten um das Gespräch gebeten, weil Sie unzufrieden mit Ihrer Freizeitgestaltung sind?	Explorationsfrage
A:	Ja, genau. Ich hatte so sehr gehofft, dass wir wieder zurück in unser altes Leben finden. Aber ich muss leider feststellen, dass ich auf jedem Fest alleine sitze. Ich komme mir vor wie eine Witwe.	A spricht enttäuschte Erwartungen an.
T:	Wie meinen Sie das, Sie sitzen alleine auf jedem Fest?	Wie zuvor

A:	Na, ich meine, dass ich verheiratet bin und doch alleine überall hingehen muss. Das ist für mich ziemlich unangenehm.	
T:	Was genau ist für Sie unangenehm?	
A:	Unser Freundeskreis besteht seit Jahrzehnten aus Pärchen. Da ist es einfach blöd, allein dazusitzen. Die anderen fragen auch immer wieder nach meinem Mann. Ich weiß schon gar nicht mehr, was ich antworten soll. Andererseits würde es mich auch kränken, wenn sie nicht mehr fragen würden.	Hinweis auf dysfunktionale Norm von A, die zu einem späteren Zeitpunkt noch genauer zu explorieren ist.
T:	Was genau finden Sie blöd daran, wenn Sie allein ein Fest besuchen?	
A:	Ich vermisse meinen Mann. Ich würde gerne wie früher mit ihm tanzen und mit ihm und unseren Freunden Gespräche führen.	Hinweis auf Trauer als Folge eines Verlusts
T:	Was meinen Sie dazu, Herr A.?	T versucht, P mit einzubeziehen.
P:	Ich kann meine Frau gut verstehen. Andererseits finde ich es allmählich ganz schön nervig, dass ich immer wieder dieselbe Diskussion führen muss.	
A:	Da haben wir es wieder, jetzt wirst du beleidigend.	Unlogisches Schlussfolgern
T:	Inwiefern ist Ihr Mann beleidigend?	
A:	Sie haben es doch selbst gehört.	
T:	Ja, genau deshalb frage ich Sie, was Sie aus Ihrer Sicht beleidigend finden.	
A:	Na, dass ich nervig bin.	
P:	Nicht du bist nervig, sondern dass du immer wieder diese Diskussion beginnst.	P stellt selbst klar, was er gemeint hat.
A:	Ja, aber es belastet mich eben und egal, wie oft ich mit dir darüber spreche, du änderst nichts.	A stellt unlogische Kausalität her.
T:	Hat Ihr Mann es in der Hand, etwas zu ändern?	Logischer Disput
A:	Natürlich, er könnte doch mitkommen, einfach einen Fuß vor den anderen setzen und mitkommen.	Wie zuvor
P:	Was soll ich dazu noch sagen, sie versteht mich einfach nicht.	
T:	Vielleicht versuchen Sie es jetzt und hier noch einmal?	

P:	Na gut. Ich halte Feierlichkeiten in großer Runde nicht aus, weil es dort laut ist und alle durcheinanderreden. Ich kann mich dann nicht konzentrieren, den Gesprächen nicht folgen und sitze nach wenigen Minuten vollkommen genervt und mit Kopfschmerzen in der Ecke. Du kannst dir sicher vorstellen, dass das für meine Stimmung und mein Selbstbewusstsein ziemlich mies ist.	Beschwerdeschilderung aus P's Sicht
T:	Was haben Sie jetzt gehört?	
A:	Na, dass er Konzentrationsstörungen hat und dass ihm Feiern nicht gefallen.	Fehlinterpretation von Ursache und Wirkung
T:	Ich denke, das trifft es noch nicht ganz. Es ist keine Frage des Geschmacks. Wenn mir etwas nicht gefällt, z. B. Theaterbesuche, kann ich trotzdem, um meinem Partner einen Gefallen zu tun, ab und zu mit ihm zusammen ins Theater gehen. Bei Ihrem Mann geht es um schwerwiegende gesundheitliche Folgen einer Erkrankung. Er kann die Situation, die auf großen Feierlichkeiten entsteht, aus gesundheitlichen Gründen nicht aushalten. Wenn Sie von ihm verlangen, in diesem Punkt über seinen Schatten zu springen, dann ist das so, als würde er von Ihnen verlangen, beim nächsten Hamburg-Marathon mitzulaufen.	Richtigstellen aus fachlicher Sicht – Zuhilfenahme einer Analogie zum besseren Verständnis
A:	Das könnte ich ja gar nicht schaffen.	
P:	Ich kann auch nicht schaffen, was du da verlangst. Du könntest beim Marathon zweifellos starten, aber niemals gesund ankommen. So ist das mit der Feier für mich. Natürlich könnte ich grundsätzlich teilnehmen. Aber es würde kein gutes Ende nehmen. Mir ginge es schlecht und damit wäre dir auch nicht geholfen.	P greift Analogie auf und nutzt sie, um seiner Frau die eigene Situation zu verdeutlichen.
T:	Verstehen Sie Ihren Mann jetzt etwas besser?	
A:	Ich vermisse trotzdem die alten Zeiten. *(Weint.)*	
T:	Das kann ich gut verstehen und natürlich sind Sie deswegen traurig. Ihr Mann vermisst wahrscheinlich auch die alten Zeiten.	

P:	Ja klar, aber ich möchte nicht immer nur den alten Zeiten nachtrauern. Ich möchte nach vorne sehen. Ich kann auch ohne Feiern leben. Ich treffe mich jetzt lieber in kleiner Runde, so mit zwei oder drei Pärchen. Das reicht. Mehr schaffe ich nicht.	P bringt seine neue, funktionale Sichtweise vor.
A:	Ja, das genieße ich auch sehr. In letzter Zeit haben wir uns öfter in kleiner Runde getroffen, das war sehr schön. Aber das Problem mit den großen Feiern bleibt.	A greift Argumentation von P zunächst auf, um dann aber wieder zu klagen.
P:	Ja, das wird auch so bleiben. Entweder du findest dich damit ab oder du wirst weiter traurig sein.	P zeigt die beiden Alternativen auf, zwischen denen A zu entscheiden hat.
T:	Haben Sie eine Idee, was Ihr Mann damit meint?	
A:	Ja, das klingt sehr danach, was er bei Ihnen gelernt hat. Das hat er mir schon öfter erklärt. Ich bin traurig, weil ich die Situation so bewerte, wie ich das eben beschrieben habe. Mein Mann sagt, dass ich lernen soll, anders über die Situation zu denken, damit ich nicht mehr so traurig bin. Ich hab' mir aber gedacht, dass mein Mann sich ändern kann, damit es mir besser geht. Dann bräuchte ich keine andere Bewertung.	SKR-Modell, Prozess des kognitiven Umstrukturierens Hinweis auf geringe Frustrationstoleranz von A
T:	Es sieht ja nun ganz danach aus, dass Sie sich da geirrt haben, oder?	
A:	Ja, leider. *(An P gewandt:)* Welche Bewertung schlägst du denn vor?	A beginnt, sich auf kognitive Umstrukturierung einzulassen.
P:	Ich schlage vor, dass du allein zu den Feiern gehst und wenn du traurig wirst, könntest du denken: Mein Mann ist, Gott sei Dank, wieder so fit, dass wir viel zusammen unternehmen können. Solche Feiern gehören zu den wenigen Dingen, die er wegen der schweren Erkrankung nicht mehr schafft. Aber die meisten Dinge funktionieren wieder ganz gut. Glück im Unglück gehabt!	
A:	Denkst du das wirklich selbst?	
P:	Ja, das denke ich. Ich kann prima ohne große Feiern leben. Mir sind jetzt andere Dinge wichtig.	

Die Therapeutin prüft noch, ob ein Teil des Problems darin begründet liegt, dass die Ehefrau sich schämt, weil sie gegen vermeintlich allgemein anerkannte Normen verstößt wie: „Einen kranken Mann darf man nicht allein zu Hause lassen". Sollte dies der Fall sein, könnte sie prüfen, ob die Ehefrau bei dieser dysfunktionalen Sichtweise bleiben möchte.

6.8 „Mein Partner/meine Partnerin setzt nicht die richtigen Prioritäten"

Manche Patient*innen legen großen Wert auf eine erfolgreiche Rückkehr in den Beruf. Dafür sind sie auch bereit, „Opfer zu bringen". Konkret bedeutet dies, dass Schädel-Hirn-verletzte Patient*innen in der Regel im Anschluss an die Arbeit ausgesprochen erschöpft sind und häufig keine Kapazitäten mehr aufbringen, um sich der Partnerschaft zu widmen, sich mit Freund*innen zu treffen oder Hobbys nachzugehen. Stattdessen suchen sie Ruhe. Dies führt häufig zu Konflikten in der Partnerschaft, wenn dieses Verhalten den Bedürfnissen der Partner*innen nach gemeinsamen Unternehmungen und Sozialkontakten entgegensteht.

In der Beratung kann es darum gehen, Verständnis dafür zu wecken, dass die Patient*innen gewissermaßen gezwungen sind, mit ihren Ressourcen zu haushalten.

Andererseits nutzen sie das Recht, für sich selbst und eigenverantwortlich zu entscheiden, wo sie Abstriche machen und welche Lebensbereiche sie nach Möglichkeit gegenüber dem prämorbiden Zustand unverändert „weiterleben" möchten. Solche Entscheidungen müssen die Partner*innen nicht als „krankheitsbedingt" akzeptieren.

Gespräch mit einem neurologischen Patienten und seiner Ehefrau über notwendige und nicht notwendige Konsequenzen seiner Erkrankung

Dialog (T: Therapeut, B: Ehefrau, P: Patient)		**Kommentar**
T:	Frau B., Sie hatten um ein Gespräch gebeten. Was ist Ihr Anliegen?	
B:	Sie behandeln meinen Mann ja seit Längerem und ich bin sehr unzufrieden darüber, dass er sich hartnäckig weigert, die Rente einzureichen.	
T:	Sie sind der Meinung, Ihr Mann sollte die Rente einreichen? Warum sollte er das tun?	Explorationsfrage; indirektes Betonen der Eigenverantwortung von P

B:	Weil er nach der Arbeit immer total erschöpft ist. Er lebt von montags bis freitags nur für die Arbeit. Das ist doch kein Leben.	
T:	Sondern?	Wie zuvor
B:	Na, Sie wissen schon, was ich meine. Wir könnten es so schön haben. Wenn mein Mann nicht Vollzeit arbeiten würde, wäre er nicht immer so erschöpft und könnte viel besser auf mich und meine Bedürfnisse eingehen, jetzt, wo die Kinder aus dem Haus sind.	
T:	Sie möchten, dass Ihr Mann besser auf Ihre Bedürfnisse eingeht?	Wie zuvor
B:	Ja natürlich, weshalb ist man denn sonst verheiratet? Ich weiß nicht, ob mein Mann Ihnen erzählt hat, dass ich meinen dementen Vater bei uns im Haus pflege. Mein Mann hält sich da vollkommen raus. Wenn er in Rente gehen würde, könnte er mich da auch besser unterstützen.	
T:	Inwiefern könnte Ihr Mann Sie da besser unterstützen?	Wie zuvor
B:	Na, er könnte sich auch um meinen Vater kümmern, dann bliebe nicht alles an mir hängen.	
T:	Verstehe ich Sie richtig, Sie möchten, dass Ihr Mann in Rente geht, um Sie bei der Pflege Ihres demenzkranken Vaters zu unterstützen?	Zuspitzende Zusammenfassung der Sichtweise von B
B:	Nein, wie klingt das denn? So ist es auch wieder nicht. Ich meine, dass er in Rente gehen sollte, weil er nur für die Arbeit lebt. Er schafft nichts anderes. Um seinen Job zu schaffen, muss er alles andere zurückstellen. Seine Neurologin ist auch der Meinung, dass es ihm viel besser ginge, wenn er in Rente ginge.	B beschreibt die Situation aus ihrer Sicht und beruft sich auf die Meinung Dritter.
T:	Herr B., wir reden hier über Sie und Sie schweigen die ganze Zeit.	T versucht, P ins Gespräch einzubeziehen.
P:	Was soll ich dazu sagen?	
T:	Wie ist denn Ihre Sicht der Dinge?	Wie zuvor
P:	Also erstens: Dass meine Frau ihren Vater bei uns im Haus pflegt, habe ich nie befürwortet. Ich war von Anfang an dafür, ihn in ein Heim in der Nähe unseres Hauses zu geben.	

	Das kann ja niemand auf die Dauer aushalten. Klar ist meine Frau am Ende ihrer Kräfte. Aber dass ich deswegen meinen Beruf aufgeben soll, ist ja wohl ein Witz! Ich liebe meinen Beruf!	
B:	Ja genau, du liebst deinen Beruf mehr als mich.	Hinweis auf enttäuschte Erwartungen der Ehefrau
P:	*(An T gewandt:)* Und da fragen Sie, warum ich schweige. Was soll man denn da noch sagen?	
T:	Vielleicht versuchen Sie noch einmal, Ihre Sichtweise zu erklären.	Wie zuvor
P:	Na gut. Also: Die Pflege meines demenzkranken Schwiegervaters in unserem Privathaushalt habe ich von Anfang an für einen Fehler gehalten. Aber meine Frau hat sich über meine Einwände hinweggesetzt. Jetzt soll sie auch selbst mit den Konsequenzen klarkommen.	
B:	Du bist so herzlos. Du kannst auch von heute auf morgen ein Pflegefall werden.	Wie zuvor
P:	Eben drum werde ich meine wahrscheinlich sehr begrenzte Lebenszeit nicht mit einem dementen alten Mann verbringen, der sowieso nichts mehr mitkriegt.	
B:	Da schuftest du dich lieber in deinem Job zu Tode.	
P:	Wenn du das so sehen möchtest. Meinen Job habe ich mir ausgesucht. Ich bin Abteilungsleiter und kann entscheiden, wie die Dinge zu laufen haben. Ich kann meine Mitarbeiter und den Betrieb täglich weiterbringen. Natürlich ist das anstrengend. Aber ich selbst entscheide Tag für Tag, dass ich diese Anstrengung auf mich nehmen will.	
B:	Ja genau, auf Kosten deiner Frau.	Unlogische Schlussfolgerung
P:	Wieso das?	
B:	Weil du gar keine Energie mehr für mich hast.	
P:	Eben weil ich einen Schlaganfall hatte, bin ich nach einem anstrengenden Tag erschöpft.	
B:	Ja das sage ich doch die ganze Zeit, du solltest nicht mehr arbeiten, dann kämest du auch wieder zu Kräften.	

P: Du verstehst es einfach nicht. Durch die Folgen des Schlaganfalls bin ich weniger belastbar.

B: Das sag ich doch die ganze Zeit.

P: Also bin ich nach einem anstrengenden Arbeitstag erschöpft. Ich habe aber diesen Weg für mich gewählt. Meine Arbeit ist so klasse, dass ich sie nicht missen möchte. Ich nehme in Kauf, dass ich abends platt bin. Das ist okay für mich.

B: Für mich ist es nicht okay.

P: Das tut mir leid für dich, aber ich gebe meinen Beruf nicht auf, nur damit du Ruhe gibst. Die Lösung deiner Probleme liegt bei dir und nicht bei mir.

B: Ich weiß nicht, ob ich unter diesen Umständen weiterhin mit dir zusammenleben kann. Wir haben ja sowieso keine Gemeinsamkeiten.

P: Wenn du das so siehst, tut es mir leid.

Ein Lösungsansatz für die Partnerin könnte sein, ohne Begleitung durch ihren Partner Freund*innen zu treffen oder etwas zu unternehmen. Als Kompromiss ist es häufig auch berufstätigen Schädel-Hirn-verletzten Menschen möglich, am Wochenende etwas mit dem Partner/der Partnerin zu unternehmen.

Zusammenfassung

- Der Schwerpunkt der Angehörigenberatung im Bereich Neuropsychologie liegt im Informieren über die Erkrankung und deren Folgen im Alltag sowie über die durchgeführten Therapien.
- Weitere Themen sind zielführendes sowie ungünstiges Angehörigenverhalten z. B. beim Einüben von Kompensationsstrategien.
- Schließlich beraten die behandelnden Neuropsycholog*innen auch in partnerschaftlichen Konfliktsituationen. Zu prüfen ist in diesem Zusammenhang immer, ob dem/der belasteten Angehörigen eine eigene psychotherapeutische Behandlung zu empfehlen ist.
- IKVT-Anteile in diesem Beratungsprozess sind einerseits, die Angehörigen zu ermuntern, ihre Normen und Werte zu überprüfen und zu hinterfragen und anderer-

seits eigenverantwortlich Entscheidungen zu Fragen zu treffen wie „Darf ich meine Tochter zur Pflege in fremde Hände geben?“ oder „Soll ich meinen wesensgeänderten, zu Gewaltausbrüchen neigenden Ehemann verlassen, obwohl er krank ist?“.

- Den Angehörigen soll deutlich werden, dass die Patient*innen ihrerseits trotz ihrer Erkrankung eigenständig Entscheidungen treffen können und dass ihre Weltsicht sich nach der Erkrankung wahrscheinlich noch deutlicher als vor der Erkrankung von der ihrer Mitmenschen unterscheidet. Daraus ergibt sich eine Vielzahl von Möglichkeiten, Prioritäten und Ziele zu setzen, sich mit verschiedenen Menschen zu umgeben, verschiedenen Tätigkeiten nachzugehen etc.
- Nur in den allerseltensten Fällen werden Patient*innen nach einer in der Regel lebensbedrohlichen Erkrankung „wie früher“ und verhalten sich gegenüber ihren Angehörigen so, wie sie es von ihnen kennen.

Selbstverständlich setzen Angehörigengespräche voraus, dass die Patient*innen die behandelnden Neuropsycholog*innen von der auch gegenüber Angehörigen geltenden Schweigepflicht entbinden.

Literatur

Aster, M. von, Neubauer, A. & Horn, R. (Hrsg.). (2006). *Wechsler Intelligenztest für Erwachsene (WIE).* Frankfurt a. M.: Pearson Assessment.

AWMF-Leitlinie (2022). *S2k-Leitlinie Schädel-Hirn-Trauma im Kindes- und Jugendalter.* https://register.awmf.org/de/leitlinien/detail/024-018

Beyer, A. & Lohaus, A. (2018). *Stressbewältigung im Jugendalter – ein Trainingsprogramm.* Göttingen: Hogrefe.

Bundesministerium für Gesundheit (Bundesanzeiger Nr. 31) (2012). *Bekanntmachung eines Beschlusses des Gemeinsamen Bundesausschusses über eine Änderung der Richtlinie Methoden vertragsärztlicher Versorgung.* Neuropsychologische Therapie (S. 747ff.). Berlin.

De Wit, L., Putman, K., Baert, I. & Lincoln, N. B. (2008). Anxiety and depression in the first six months after stroke. A longitudinal multicentre study. *Disability and Rehabilitation, 30* (24), 1858–1866.

Ellis, A. (2003). Discomfort Anxiety: A new cognitive-behavioral construct (Part I + II). *Journal of Rational Emotive and Cognitive Behavior Therapy, 21* (3–4), 183–202.

Epiktet (2009). *Wege zum glücklichen Handeln* (W. Capelle, Übers.). Frankfurt a. M.: Insel Verlag.

Epiktet (2021). *Handbuch vom geglückten Leben* (C. P. Conz & C. Hilty, Übers.). N. N.: Aura Books (E-Book).

Fann, J. R., Burington, B., Leonetti, A., Jaffe, K., Katon, W. J. & Thompson, R. S. (2004). Psychiatric illness following traumatic brain injury in an adult health maintenance organization population. *Archives of General Psychiatry, 61* (1), 53–61.

Gesellschaft für Neuropsychologie (GNP, 2005). Leitlinien der Gesellschaft für Neuropsychologie für neuropsychologische Diagnostik und Therapie; Stand: November 2005. *Zeitschrift für Neuropsychologie, 16* (4), 175–199.

Hautzinger, M. (2021). *Kognitive Verhaltenstherapie bei Depressionen* (8. Aufl.). Weinheim: Beltz.

Heubrock, D. & Petermann, F. (2000). *Lehrbuch der Klinischen Kinderneuropsychologie.* Göttingen: Hogrefe.

Lauth, G. W. & Linderkamp, F. (2018). *Verhaltenstherapie mit Kindern und Jugendlichen: Praxishandbuch* (4. Aufl.). Weinheim: Beltz.

Lidzba, K., Everts, R. & Reuner, G. (2019). *Neuropsychologie bei Kindern und Jugendlichen* (Fortschritte der Neuropsychologie). Göttingen: Hogrefe.

Luppen, A. & Stavemann, H. H. (2022). *Und plötzlich aus der Spur … Leben nach Schlaganfall, Schädel-Hirn-Trauma und anderen neurologischen Erkrankungen* (2. Aufl.). Weinheim: Beltz.

Mead, G. H. (1969). *Geist, Identität und Gesellschaft.* Frankfurt a. M.: Suhrkamp.

Petermann, F. (Hrsg.). (2012). *WAIS-IV.* Wechsler Adult Intelligence Scale – Fourth Edition. Deutschsprachige Adaptation der WAIS-IV von D. Wechsler. Frankfurt a. M.: Pearson Assessment.

Pletschko, T., Leiss, U., Pal-Handl, K., Proksch, K. & Weiler-Wichtl, L. J. (Hrsg.). (2020). *Neuropsychologische Therapie mit Kindern und Jugendlichen: Praktische Behandlungskonzepte bei neurokognitiven Funktionsstörungen.* Berlin: Springer.

Prigatano, G. P. (2004). *Neuropsychologische Rehabilitation.* Berlin: Springer.

Ryle, G. (2015). *Der Begriff des Geistes.* Stuttgart: Reclam.

Schlarb, A. A. (2008). Der junge Patient: KVT mit Kindern und Jugendlichen. In H. H. Stavemann (Hrsg.), *KVT-Praxis. Strategien und Leitfäden für die Kognitive Verhaltenstherapie* (2. Aufl., S. 368–396). Weinheim: Beltz.

Schlarb, A. A. & Stavemann, H. H. (2019). *Einführung in die KVT mit Kindern und Jugendlichen* (2. Aufl.). Weinheim: Beltz.

Schneider, W. & Lindenberger, U. (Hrsg.). (2018). *Entwicklungspsychologie* (8. Aufl.). Weinheim: Beltz.

Stavemann, H. H. (2015). *Sokratische Gesprächsführung in Therapie und Beratung* (3. Aufl.). Weinheim: Beltz.

Stavemann, H. H. (2017). *Lebensziele in Therapie und Beratung: Sinn- und Wertefragen klären, Handlungsziele bestimmen* (2. Aufl.). Weinheim: Beltz.

Stavemann, H. H. (2018). *Weitblicker und Zielverfolger. Eigene Lebensziele bestimmen und erfolgreich umsetzen.* Weinheim: Beltz.

Stavemann, H. H. (2020). *… und ständig tickt die Selbstwertbombe. Selbstwertprobleme erkennen und lösen* (2. Aufl.). Weinheim: Beltz.

Stavemann, H. H. (2021). *Frustkiller & Schweinehundbesieger. Geringe Frustrationstoleranz und Aufschieberitis loswerden* (2. Aufl.). Weinheim: Beltz.

Stavemann, H. H. (2022a). *Unerschrocken weiterleben. Todesangst und existenzielle Probleme erkennen und bewältigen.* Weinheim: Beltz.

Stavemann, H. H. (2022b). Sokratische Gesprächsführung. In M. Linden & M. Hautzinger (Hrsg.), *Verhaltenstherapiemanual* (9. Aufl., S. 287–296). Berlin: Springer.

Stavemann, H. H. (2022c). Das Konzept der Problemorientierten Kognitiven Psychodiagnostik (PKP). In H. H. Stavemann & Y. Hülsner, *Der Blick hinter das Symptom. Problemorientierte Kognitive Psychodiagnostik (PKP) und abgeleitete Behandlungspläne* (2. Aufl., S. 17–34). Tübingen: dgvt-Verlag.

Stavemann, H. H. (2023a). *Integrative KVT* (6. Aufl.). Weinheim: Beltz.

Stavemann, H. H. (2023b). *Im Gefühlsdschungel. Emotionale Krisen verstehen und bewältigen* (5. Aufl.). Weinheim: Beltz.

Stavemann, H. H. & Bergmann, W. (2019). *Auf ins Leben! Wie Kinder selbstsicher, motiviert und zuversichtlich werden.* Tübingen: dgvt-Verlag.

Stavemann, H. H. & Hülsner, Y. (2016). *Integrative KVT bei Frustrationsintoleranz: Ärgerstörungen und Prokrastination.* Weinheim: Beltz.

Stavemann, H. H. & Hülsner, Y. (2019). *Integrative KVT bei existenziellen Problemen. Umgang mit der eigenen Endlichkeit und Todesangst.* Weinheim: Beltz.

Stavemann, H. H., Scholz, A. & Scholz, K. (2020). *Integrative KVT bei Selbstwertproblemen.* Weinheim: Beltz.

Sturm, J. W., Herrmann, M. & Münte, T. F. (2009). *Lehrbuch der klinischen Neuropsychologie. Grundlagen, Methoden, Diagnostik und Therapie.* Heidelberg: Spektrum Akademischer Verlag.

Zu den Autor*innen

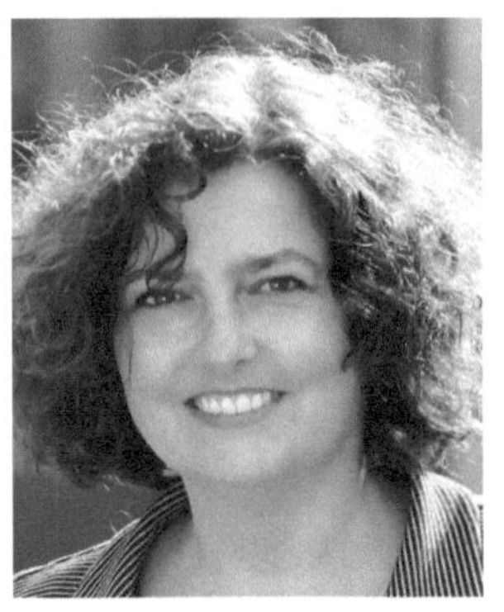

Angela Luppen, Dipl.-Psych., Psychologische Psychotherapeutin, Klinische Neuropsychologin GNP und Kammer. Von 1992 bis 2022 als Angestellte und Freiberuflerin in der neurologischen Rehabilitation tätig, seit 2008 Weiterbildungsbefugnis im Bereich klinische Neuropsychologie für die Weiterbildungsteile Theorie und Supervision. Fortbildung in Kognitiver Verhaltenstherapie (KVT) am Institut für Integrative Verhaltenstherapie (IVT). Dozentin am IVT und anderen Fort- und Weiterbildungsinstituten zum Thema „Kognitive Verhaltenstherapie in der Neuropsychologie". Seit 2013 liegt der berufliche Schwerpunkt auf der eigenen Praxis mit Kassenzulassung für Neuropsychologie.

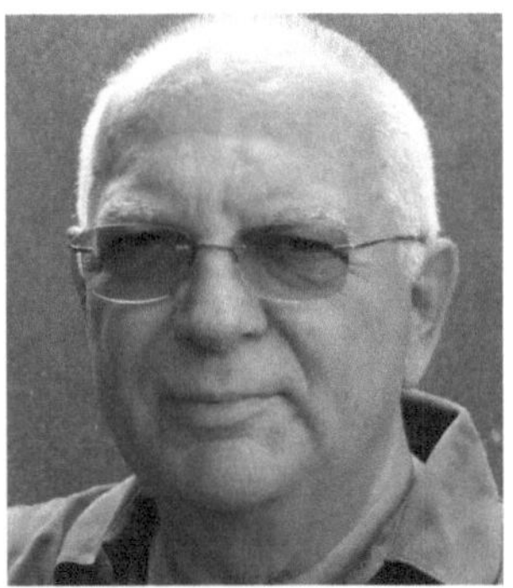

Harlich H. Stavemann, Dr. rer. soc., Dipl.-Psych., Dipl.-Kfm., Ausbildung in VT, GT, KVT, RET; Psychotherapeut seit 1979, Approbation für Kinder, Jugendliche und Erwachsene in Einzel- und Gruppenbehandlung. Kognitiver Therapeut, Kognitiver Verhaltenstherapeut, Associate Fellow of the Institute for Rational Therapy. Seit 1984 Fortbildungsleiter, Lehrtherapeut und Supervisor für VT/KVT und für die Approbation in VT in diversen Instituten; diverse Publikationen zur KVT. Mitbegründer und Leitung des IVT seit 1986.